76-37 Etr.

H. DUFOUR

74/11

Manuel de Pathologie à l'usage des Sages Femmes et des Mères

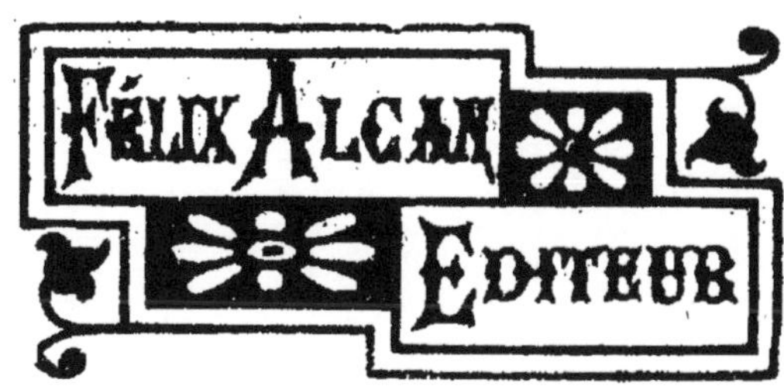

Librairie Félix Alcan, 108, boulevard Saint-Germain, PARIS (6e).

GUIDE PRATIQUE DE PUÉRICULTURE

à l'usage des Docteurs en Médecine et des Sages-Femmes

Par le Dr DELÉARDE

Un vol. in-12 cartonné à l'anglaise . . . . 4 fr.

PUÉRICULTURE ET HYGIÈNE INFANTILE

Conférences faites pour l'Enseignement des Jeunes Filles

SOUS LA PRÉSIDENCE DE MM.

Georges LYON, Recteur de l'Académie de Lille.

Th. BARROIS, Professeur à la Faculté de Médecine de l'Université de Lille.

par MM. BUÉ, DELÉARDE, GAUDIER, LAMBLING, OUI

Professeurs à la Faculté de Médecine de l'Université de Lille

V. DUBRON

Président du Comité du Nord de l'Alliance d'Hygiène sociale.

Un volume in-12. . . . . 2 fr.

L'ALIMENTATION A BON MARCHÉ

SAINE ET RATIONNELLE

Par Jean LAHOR (Dr CAZALIS) et le Dr Lucien GRAUX

1 vol. in-12, 2e *édition*. . . . . 3 fr. 50

HYGIÈNE DE L'EXERCICE

CHEZ LES ENFANTS ET LES JEUNES GENS

Par le Dr F. LAGRANGE

Lauréat de l'Institut.

1 vol. in-12, 9e *édition*, cart. . . . . 4 fr.

PETIT COMPENDIUM MÉDICAL

QUINTESSENCE DE PATHOLOGIE

THÉRAPEUTIQUE ET MÉDECINE USUELLE

Par le Dr Antonin BOSSU

1 vol. in-32, cartonné, 6e *édition* . . . . 1 fr. 25

Librairie Félix Alcan, 108, boulevard Saint-Germain, PARIS (6e).

TRAITÉ MÉDICO-CHIRURGICAL
DE GYNÉCOLOGIE

PAR LES DOCTEURS

F. LABADIE-LAGRAVE
Médecin
des Hôpitaux de Paris.

F. LEGUEU
Profess. agrégé à la Faculté de Médecine
de Paris. Chirurgien des hôpitaux.

Troisième édition, revue et augmentée.

Un fort vol. grand in-8°, avec 378 gravures, cart. à l'anglaise. **25 fr.**

L'HYGIÈNE SEXUELLE ET SES CONSÉQUENCES MORALES

Par le Dr SEVED RIBBING
Professeur à l'Université de Lund (Suède).

Un volume in-16, *3e édition*, cartonné à l'anglaise . . . . . . 4 fr.

ESSAI SUR LA PUBERTÉ CHEZ LA FEMME

PSYCHOLOGIE — PHYSIOLOGIE — PATHOLOGIE

Par Mme le Dr Marthe FRANCILLON
Ancien interne des Hôpitaux de Paris.

Un volume in-16, cartonné à l'anglaise. . . . . 4 fr.

E. BOUCHUT
Médecin
de l'Hôpital des Enfants-Malades

Armand DESPRÈS
Chirurgien
de l'Hôpital de la Charité.

Professeurs agrégés à la Faculté de Médecine de Paris.

DICTIONNAIRE DE MÉDECINE & DE THÉRAPEUTIQUE
MÉDICALE ET CHIRURGICALE

Comprenant le résumé de toute la Médecine et de toute la Chirurgie, les indications thérapeutiques de chaque Maladie, la Médecine opératoire, les Accouchements, l'Oculistique, l'Odontotechnie, l'Électrisation, la Matière médicale, les Eaux minérales.

UN FORMULAIRE SPÉCIAL POUR CHAQUE MALADIE

ET UN APPENDICE SUR LA THÉRAPEUTIQUE AU XIXe SIÈCLE

Avec 1097 gravures d'anatomie pathologique, de bactériologie, de médecine opératoire, d'appareils chirurgicaux, d'obstétrique, de botanique, etc.

SEPTIÈME ÉDITION

MISE AU COURANT DE LA SCIENCE

PAR LES DOCTEURS

G. MARION et Fernand BOUCHUT

Profess. agrégé à la Faculté de Médecine
de Paris. Chirurgien des Hôpitaux.

Un magnifique vol. in-4° de 1575 pages, imprimées sur deux colonnes avec 1097 grav. dans le texte. PRIX : br., **25 fr.**; rel., **30 fr.**

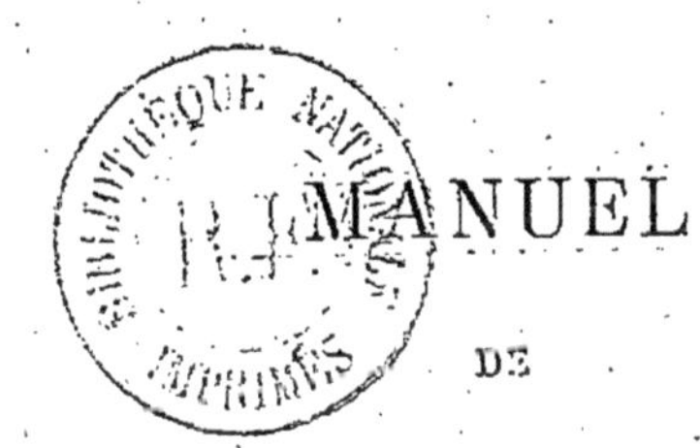

MANUEL

DE

PATHOLOGIE

8 Td 34 901

LIBRAIRIE FÉLIX ALCAN

BIBLIOTHÈQUE DE LA SAGE-FEMME

MANUEL
DE
PRATIQUE OBSTÉTRICALE
PAR
E. PAQUY
Ancien chef de laboratoire,
Ancien chef de clinique d'accouchement à la Faculté de Médecine de Paris.

Un vol. in-16 avec 107 gravures dans le texte, cart. à l'angl.. 4 fr.

En Préparation :

ANATOMIE ET PHYSIOLOGIE GÉNITALE
ET OBSTÉTRICALE
PAR
E. PAQUY
Ancien chef de clinique d'accouchement à la Faculté de Médecine de Paris.
M. POTTET
Chef de Clinique adjoint à Faculté de Médecine de Paris.

Un volume in-16 avec gravures dans le texte, cartonné à l'anglaise

AUTRE OUVRAGE DE M. H. DUFOUR

SÉMÉIOLOGIE
DES
MALADIES DU SYSTÈME NERVEUX
NEUROLOGIE — PSYCHIATRIE
Un volume in-16 (O. Doin, éditeur.)

BIBLIOTHÈQUE DE LA SAGE-FEMME

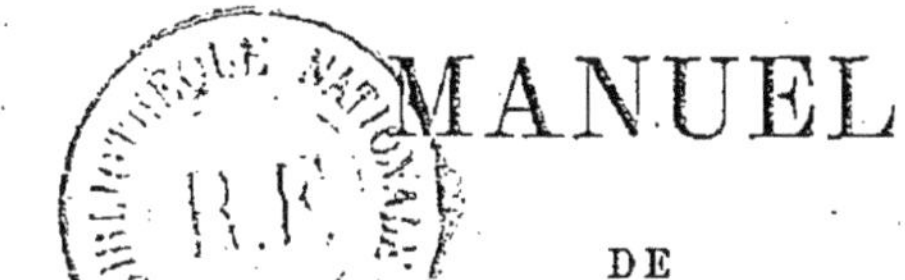

MANUEL DE PATHOLOGIE

A L'USAGE

DES SAGES-FEMMES ET DES MÈRES

PAR

H. DUFOUR
Médecin de l'Hôpital de la Maternité.

Avec 53 gravures dans le texte
ET XIV PLANCHES EN COULEURS

PARIS
LIBRAIRIE FÉLIX ALCAN
ANCIENNE LIBRAIRIE GERMER BAILLIÈRE ET Cie
108, BOULEVARD SAINT-GERMAIN, 108

1911

Tous droits de traduction et de reproduction réservés.

AVANT-PROPOS

Appelé comme chef du service médical de l'Hôpital de la Maternité, à faire chaque année des leçons élémentaires de pathologie, j'ai résumé dans ce petit livre les connaissances pratiques pouvant être utilisées par la sage-femme. En tant qu'aide du médecin et sous son contrôle, la sage-femme doit dans certains cas remplir les fonctions de soignante ou si l'on préfère d'infirmière éclairée. Comme femme la maternité lui est dévolue. Aussi ce livre peut-il être profitable, je l'espère, à toute femme, qui, sans connaître la pratique des accouchements, voudra acquérir quelques notions sur le rôle qui incombe à l'infirmière et à la mère soucieuse de la santé des siens.

MANUEL DE PATHOLOGIE

A L'USAGE DES SAGES-FEMMES
DES INFIRMIÈRES ET DES MÈRES

LIVRE PREMIER

LES MICROBES

CHAPITRE PREMIER

LES MICROBES, LEUR ROLE DANS LES MALADIES

La plupart des maladies, dont sont atteintes les femmes en état puerpéral et les enfants du premier âge, sont produites par des *microbes*. Il est donc de toute nécessité avant d'entreprendre l'étude de ces maladies de parler quelque peu des microbes et de leur mode d'action sur l'organisme.

Définition du microbe.

Un microbe est un être vivant, infiniment petit, ce qui exige pour le voir l'usage d'un instrument grossissant appelé microscope. Ce petit être affecte deux formes principales, l'une est arrondie, semblable à une boule, on lui donne le nom de *coccus ;* l'autre est allongée, plus longue que large, on lui donne le nom de *bacille*.

Les microbes, étant vivants, jouissent des mêmes propriétés, que tout être vivant. Ils se nourrissent, se développent, se reproduisent et meurent.

Leur existence n'est possible que dans certaines conditions, ce que l'on exprime en disant : qu'il leur faut un milieu de culture favorable.

La composition de ce milieu et sa température, varient suivant les différentes espèces de microbes.

Tout être qui se nourrit, homme ou microbe, absorbe des aliments, qui servent à son développement, et rejette hors de lui des substances, qui ne lui sont plus d'aucune utilité et qu'il a simplement transformées dans leur passage à travers son organisme.

C'est ainsi que l'homme élimine de son corps des matières fécales et de l'urine. Les microbes éliminent ou mieux sécrètent des substances, dont la composition est variable, mais qui ont reçu le nom générique, de *poisons microbiens* ou encore *de toxines*.

Nous devons à l'illustre *Pasteur* cette notion, que tout être vivant a été engendré par un organisme vivant, qui lui a donné naissance ; c'est-à-dire, en d'autres termes, que la génération spontanée n'existe pas.

Chaque fois donc qu'un ou plusieurs microbes se rencontreront quelque part, ils auront été engendrés par des microbes de même espèce, et *ces premiers microbes eux-mêmes auront été apportés de l'extérieur dans le lieu où ils se sont multipliés ultérieurement.*

Infection microbienne.

L'apport et le développement des microbes dans le corps de l'homme ou de l'animal portent le nom *d'infection ou d'inoculation.*

En pathologie humaine, on dit que l'homme ou la femme malades ont été infectés. Le terme d'inoculation indique plutôt l'introduction voulue des microbes dans l'économie pour guérir ou prévenir une maladie déterminée.

Par exemple on inocule le vaccin dans le but d'échapper à la variole.

Si pendant l'accouchement une femme reçoit des microbes apportés par les mains de l'accoucheur, de la sage-femme ou par le contact d'un objet sale, on ne dira pas que la femme a été inoculée, mais qu'elle a été *infectée.*

Rôle des microbes dans les maladies.

La surface du corps humain est recouverte d'un revêtement protecteur; *la peau*. Un microbe apporté sur une peau intacte ne pénétrera pas dans l'organisme, mais s'il est déposé sur une plaie, une écorchure, une érosion superficielle, si petite soit-elle, la pénétration aura lieu de deux façons :

1° Au niveau de la plaie, le microbe trouvera dans le suintement de sérosité, accompagnant toute plaie un milieu de culture favorable et à une température favorable, (37°), température du corps humain. Ce microbe engendrera sur place d'autres germes de même nature. Il poussera bien suivant l'expression consacrée. Il pullulera et créera ainsi une lésion ou maladie appelée *infection localisée*.

a. L'infection locale est constituée par la présence de microbes, sur une surface plus ou moins étendue. Ils se développent aux dépens des humeurs du corps et, comme nous l'avons vu, répandent sur le lieu même où ils se trouvent des sécrétions, dites poisons ou toxines.

b. Les différents tissus composant le corps humain sont formés d'un assemblage de petits éléments vivants ; visibles au microscope beaucoup plus facilement que les microbes et possédant des aspects différents suivant les tissus et organes auxquels ils appartiennent. Ces éléments vivants portent le *nom de cellules*.

Les microbes et leurs toxines irritent les cellules avec lesquelles ils se trouvent en contact.

Il s'établit entre le microbe avec sa toxine d'une part et la cellule d'autre part, une lutte, dont il serait trop long de décrire les différentes phases.

Dans cette lutte, l'organisme sortira vainqueur en tuant le microbe et en se débarrassant de sa toxine, ou bien le microbe et son poison triompheront en détruisant la cellule.

L'effort fait par les cellules dans ce combat si particulier porte le nom de réaction des tissus à l'infection.

Cette réaction et la présence des microbes constituent l'ensemble de l'infection locale.

On peut appliquer à toutes les muqueuses les considérations, que nous venons d'exposer touchant les effets des microbes sur la peau.

2° On entend par *infection généralisée* le passage des microbes dans le sang ; qui, en circulant dans les vaisseaux, va les porter dans toutes les parties du corps.

La généralisation de l'infection peut se faire de trois façons. Envisageons la première :

a. Un vaisseau, une veine, un capillaire ont été déchirés, sectionnés au niveau d'une plaie, comme par exemple dans la saignée. La lancette dont le médecin s'est servie n'avait pas été stérilisée et était chargée de microbes. En coupant la veine, elle les a déposés sur la paroi de celle-ci et les microbes ont été entraînés dans la circulation, dès que la ligature du bras a été levée. Les microbes se trouveront disséminés dans tout l'organisme et ils se développeront à la fois dans une multitude d'organes, créant une infection généralisée.

Rarement les choses se passent ainsi. Le plus souvent il y a d'abord une infection localisée semblable à celle que nous avons décrite plus haut. Cette infection localisée chez les femmes accouchées se fait au niveau de la plaie utérine résultant du décollement du placenta, ou au niveau des déchirures vulvo-périnéales. De là les microbes envahissent l'organisme par le procédé que nous allons exposer ; c'est le deuxième mode de généralisation de l'infection.

b. La surface sur laquelle se trouvent déposés les microbes, est (plaie placentaire par exemple) assez étendue, anfractueuse, en connexion avec de nombreux vaisseaux ouverts pendant plusieurs jours, ainsi qu'en témoigne l'écoulement de sang, qui persiste assez longtemps à son niveau.

Sur cette surface saignante, les microbes ont rapidement poussé ; ils ont *colonisé,* gagnant du terrain de proche en proche.

A un moment de leur développement, ils trouvent un vaisseau béant, pénètrent dans son intérieur et les voilà tout d'un coup détachés de la paroi du vaisseau par le choc du sang circulant. Ils sont jetés dans la circulation.

c. Un autre processus d'infection généralisée mérite également de nous retenir, mais pour le comprendre, il est utile d'ouvrir une parenthèse.

A côté des cellules constituant les tissus et les organes, en existent d'autres, dont une propriété principale est de pouvoir se déplacer. Elles appartiennent au groupe des globules blancs ; on les voit dans le sang, dans les vaisseaux lymphatiques et dans les sérosités entourant les cellules des tissus. La faculté qu'elles ont de se déplacer leur a fait donner le nom de *migratrices*.

Voyageant à travers les tissus, elles s'infiltrent entre les cellules, et accourent dans les endroits où se trouvent les microbes, pour entamer, elles aussi, la lutte avec eux. Leur principale tactique de combat consiste à englober les microbes dans l'intérieur de leur corps et à les tuer en les digérant si possible. Cette propriété de manger l'ennemi leur a fait donner un deuxième nom : celui de *phagocytes*.

Ces globules blancs, cellules migratrices, phagocytes, arrivent en grand nombre pour détruire les microbes là où ils se trouvent. Ils se développent, se multiplient sur place, et finissent par constituer par leur nombre une collection, qui n'est autre que le pus des abcès. Il nous est alors facile de saisir le mécanisme de l'infection généralisée par intervention des cellules migratrices.

Ces cellules se déplacent facilement ; venues sur le lieu de la lutte, elles peuvent s'en éloigner emportant en dedans d'elles le microbe ennemi qu'il s'agit de digérer. Les voilà bientôt rentrées dans les voies lymphatiques ; dans les vaisseaux sanguins, avec leur microbe. Si par hasard le microbe ne se laisse pas digérer et sort intact du corps de la cellule, il se trouve lancé dans la circulation et envahit l'organisme, produisant l'infection généralisée.

Nos défenseurs cellulaires mobiles sont donc à la fois utiles et dangereux.

Tel est simplifié le rôle des microbes dans les maladies.

De ces quelques considérations, nous devons déjà déduire une série de conseils pratiques.

I. Les microbes s'introduisent au niveau de la peau et des muqueuses par les plaies, coupures, érosions, celles-ci pouvant être si petites qu'elles passent souvent inaperçues.

II. Les microbes ne naissent pas spontanément dans les plaies.

III. A cause du danger d'infection, les mains du médecin, de la sage-femme, de l'infirmière, les instruments, les objets de pansement doivent être privés de microbes, c'est-à-dire aseptiques[1].

IV. Le pus, les plaies infectées, contenant des microbes, ne peuvent être touchés sans contamination des mains ou de l'objet toucheur. Il faut donc éviter d'y mettre les doigts et si l'on ne peut s'en passer avoir soin après de se laver minutieusement.

1. L'asepsie ou propreté médicale des mains est obtenue par un savonnage et lavage prolongé et complet y compris les espaces interdigitaux, par un rinçage à l'eau stérilisée ou bouillie, et par un bain de mains dans une solution antiseptique telle que la solution aqueuse de sublimé à 1 p. 5 000, que peut prescrire légalement la sage-femme. L'asepsie des instruments est obtenue par un flambage soigné à l'alcool ou par l'ébullition dans l'eau pendant vingt minutes. L'asepsie des objets de pansement peut être obtenue par l'ébullition ; mais pour tous les objets dont l'emploi se fait à sec, l'asepsie incombe au fournisseur de ces objets ; il faut notifier cette stérilisation dans la commande de la façon suivante : ouate, gaze, compresses, etc. STÉRILISÉES

CHAPITRE II

OU SE TROUVENT LES MICROBES ? COMMENT LES ÉVITER ?

Nous avons appris au chapitre précédent que dans les endroits où n'existaient pas de microbes, il fallait de toute nécessité en apporter, pour qu'ils puissent se développer. Où sont donc les microbes ? où ne sont-ils pas ? En dehors du corps humain, où courons-nous le risque de les rencontrer et en ayant les mains chargées de donner l'infection aux malades que nous toucherons ? La réponse à cette première question est des plus aisées.

L'eau, la terre, tous les objets quels qu'ils soient, s'ils n'ont pas été stérilisés, renferment des microbes en plus ou moins grande quantité.

Dès l'instant où les mains sont propres médicalement, c'est-à-dire aseptiques, leur contact avec un objet non stérilisé charge les doigts de microbes.

Le corps humain, les êtres vivants, ne sont pas stériles; donc normalement, ils contiennent des microbes. Où se trouvent-ils ? Sur toute l'étendue du revêtement extérieur, c'est-à-dire sur la peau, le cuir chevelu, les ongles, etc. Les muqueuses, et les cavités qu'elles tapissent, sont également très riches en microbes, puisqu'elles sont en rapport intime avec des corps non stériles venant du dehors, tels que les aliments, les poussières de l'air, etc.

Le nez, les oreilles, la bouche, le tube digestif, le vagin sont bourrés de microbes.

Il est relativement facile de se débarrasser des microbes extérieurs au corps. Il suffit de n'utiliser que des instruments ou objets de pansement stérilisés, et ceux-ci étant mis à notre disposition, de prendre deux précautions indispensables. La première est de ne pas poser directement sur une table, un instrument ou un pansement stérilisés mais de le poser sur un plateau ou sur un linge stérilisé. La deuxième précaution consiste à recouvrir les instruments ou les pièces de pansement avec un linge stérilisé, de façon à les mettre à l'abri des poussières de l'air, lesquelles en tombant apportent des microbes.

Pour supprimer les microbes de la peau et des muqueuses, le seul procédé en usage est le lavage à l'eau et au savon avec brossage plus ou moins énergique, si cela est possible, *mais en évitant toujours avec soin de créer des écorchures ou des érosions*. Ce lavage se fait avec une grande quantité de liquide (eau bouillie ou stérile) de façon à entraîner mécaniquement les microorganismes.

L'entraînement mécanique doit en effet être considéré dans la majorité des cas, comme la meilleure méthode de désinfection. Elle s'impose pour certaines muqueuses, comme celle de la bouche, où les antiseptiques ne peuvent être employés qu'à doses très faibles Elle est d'autant plus efficace qu'on fait passer plus de liquide à chaque lavage (1 ou 2 litres environ).

Il suffit donc, pour la muqueuse buccale par exemple, d'avoir à sa disposition de grandes quantités d'eau bouillie ou d'un liquide faiblement antiseptique comme l'eau boriquée.

Lorsque cela est possible, comme pour la peau et certaines muqueuses (vagin), on complète le nettoyage par l'adjonction de lavages avec des solutions aqueuses antiseptiques telles que le sublimé ou le permanganate de potasse dissous dans la proportion de 1 gramme de l'une ou l'autre de ces substances pour 5 ou 6 litres d'eau.

Au niveau de la peau seulement, on termine par un nettoyage à l'alcool à 90° et à l'éther. Ces deux liquides brûlant douloureusement les muqueuses, il faudra donc éviter avec soin de les laisser couler sur la vulve, l'anus, les yeux, les lèvres.

De plus, l'éther est inflammable et ne peut être utilisé sans danger dans une chambre où il y aura du feu, une lampe, une bougie allumée. Il faudra également se garder d'enflammer une allumette dans la chambre où l'on manipulera l'éther.

Actuellement, pour désinfecter la peau, on se contente souvent de la badigeonner avec de la teinture d'iode.

Après lavage des mains et des doigts, après un brossage soigneux des ongles, *des espaces interdigitaux (entre doigts), trop souvent peu lavés*, après rinçage et passage dans un liquide antiseptique, on peut espérer avoir des mains aseptiques.

En pratique médicale ou obstétricale, ces précautions suffisent, mais il faut savoir qu'il est presque impossible de se débarrasser de tous les microbes renfermés dans l'épiderme, et qu'un certain nombre d'entre eux se trouvent cachés dans l'intérieur des glandes de la peau où ils sont indélogeables.

Aussi l'emploi des gants de caoutchouc, qui, eux, peuvent être parfaitement stérilisés et forment à la main une enveloppe encore plus aseptique que la peau la mieux nettoyée, se répand-il de plus en plus.

Que les sages-femmes, les garde-malades sachent seulement bien se laver les mains, qu'elles apportent toute leur attention, tous leurs soins à nettoyer leurs ongles, les *espaces interdigitaux* et elles seront assurées de s'être mises à l'abri de toutes chances de contaminer leurs malades.

Cependant la notion qu'elles doivent avoir de la persistance possible de quelques microbes sur leurs mains, les amènera naturellement à suivre toujours ce conseil si important, d'éviter de toucher, autant que possible, les muqueuses ou les plaies même désinfectées, et de n'y porter les mains, même les plus propres, qu'autant qu'elles ne pourront se dispenser de le faire. C'est là un principe de préservation médicale, qu'elles doivent toujours avoir présent à l'esprit.

L'asepsie rigoureuse est absolument impossible à obtenir au niveau des muqueuses ; celles-ci sont encore plus difficiles à désinfecter que la peau. Croire que l'on peut enlever tous les microbes contenus dans le vagin est une erreur.

Faire tous ses efforts pour y arriver est un devoir strict, le plus impérieux de ceux qui s'imposent à la sage-femme.

Après les lavages du vagin, il faudra obturer la vulve avec un coton stérilisé pour empêcher les nouvelles souillures qui peuvent venir de l'extérieur.

Mais je répète que quelques précautions que l'on prenne, et il faut les prendre toutes, il restera toujours des microbes adhérents à la muqueuse vulvo-vaginale. J'insiste à dessein sur ce point pour mettre les sages-femmes en garde contre une pratique, qui leur est peut-être imposée par l'étroitesse d'une législation insuffisamment élaborée dans l'espèce, puisqu'elle incite à commettre volontairement des fautes contre l'asepsie.

Je m'explique.

Dans certaines conditions, une sage-femme peut être obligée de donner des injections intra-utérines soit immédiatement après l'accouchement, soit pendant les suites de couches. Il est d'habitude que la sage-femme, pour ces injections, introduise la canule dans l'utérus en la dirigeant à travers le vagin sur un ou deux doigts placés dans son intérieur.

Avec cette technique on ne peut empêcher le bec de la sonde de venir frotter et essuyer la muqueuse du vagin. La sonde se charge ainsi de produits de râclages, portés directement par elle dans l'utérus.

A cette pratique fort mauvaise, il faut substituer celle qui consiste à se servir du spéculum et de la vue, pour faire pénétrer la sonde dans l'utérus, sans que celle-ci touche les parois vaginales.

Quelle est donc la raison à invoquer en faveur d'une méthode condamnable au point de vue de l'asepsie ?

Il faut incriminer l'étroitesse de la législation qui régit les droits de la sage-femme. La loi interdit à celle-ci l'emploi d'instruments ; et le spéculum est un instrument.

La loi appliquée avec un rigorisme aveugle, peut considérer comme une infraction l'usage de l'instrument spéculum, qui cependant donne à l'accouchée recevant une injection intra-utérine toute garantie d'asepsie.

Il y a là matière à révision pour le bien des malades. Imbue des préceptes qui ont été énoncés dans ce chapitre, toute personne sage-femme, ou garde-malade, appelée à assister une femme en état puerpéral, ou à donner des soins à une adulte ou à un enfant malades, pourra le faire sans danger de nuire à son patient par suite d'un défaut d'asepsie. Elle se mettra ainsi en règle avec le premier principe de la médecine : *d'abord ne pas nuire.*

CHAPITRE III

I. — LES MICROBES PATHOGÈNES QU'IL FAUT CONNAITRE
II. — CONDITIONS NÉCESSAIRES POUR QUE LES MICROBES ENGENDRENT LA MALADIE

I. — De nos jours une étude, même la plus élémentaire, de la pathologie ne peut se passer de la connaissance de quelques espèces microbiennes, et de certaines notions bactériologiques. Nous les esquisserons dans ce chapitre. Les microbes sont mobiles ou immobiles. Il est facile de constater leurs mouvements, en plaçant une goutte de leur culture en milieu liquide (bouillon de bœuf par exemple) entre lame et lamelle. On les voit alors se mouvoir sous le microscope à la façon de petites anguilles (les espèces les plus mobiles rentrent dans le groupe des bacilles, c'est-à-dire des bâtonnets).

Les mouvements de ces bacilles résultent de cils très fins appendus au corps du bacille et difficiles à voir.

Les microbes peuvent être vus sans coloration dans les milieux de culture où ils ont poussé en masse. L'aspect de ces cultures variable avec chaque espèce, permet déjà de les différencier entre elles. Mais pour voir le microbe isolé de la masse à laquelle il appartient, il faut faire des examens microscopiques, colorer les préparations et les regarder à un fort grossissement.

Certaines couleurs restent adhérentes à des espèces microbiennes et non à d'autres ; c'est donc encore un moyen et des plus usités pour les différencier.

La culture et la coloration sont les deux principaux procédés employés pour cataloguer les microbes.

Dans le nombre toujours grandissant des espèces, nous n'en citerons que quelques-unes présentant un intérêt particulier pour les sages-femmes.

1° *Les Staphylocoques.* — Ce sont des cocci[1] ainsi nom-

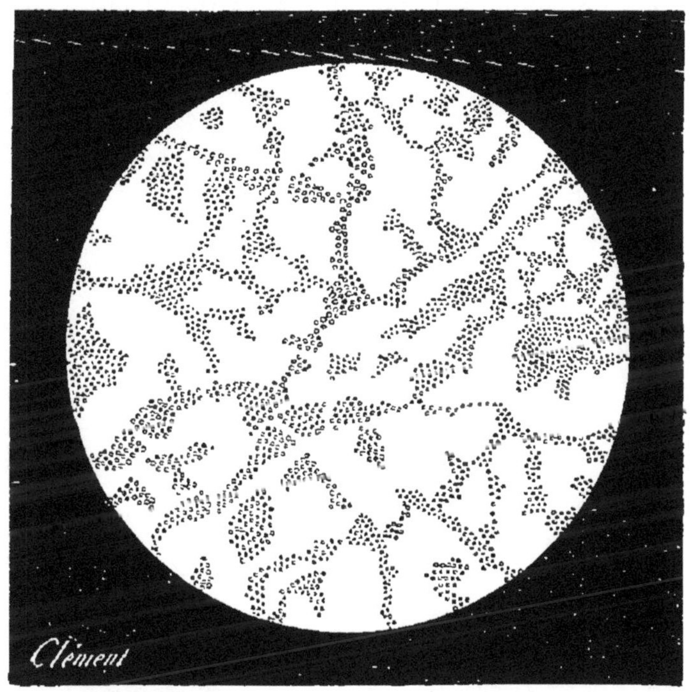

Fig. 1.
Amas de staphylocoques.

més parce qu'ils se disposent en amas semblables à des grappes de raisin. Dans les cultures ils peuvent prendre des couleurs différentes (blanche, jaune avec nuances nombreuses).

Les maladies qu'ils occasionnent le plus fréquemment sont : les furoncles, les abcès ou phlegmons, les suppurations, la gourme, les infections générales, certaines infections puerpérales (fig. 1).

1. Cocci, pluriel de coccus.

2° *Les Streptocoques.* — Ce sont des cocci, ainsi nommés parce qu'ils se disposent, dans les préparations, en longues chaînettes.

Les streptocoques sont les agents d'un grand nombre de maladies, mais surtout de l'érysipèle et de l'infection puerpérale. Chez l'enfant, ils provoquent l'impetigo. Ils

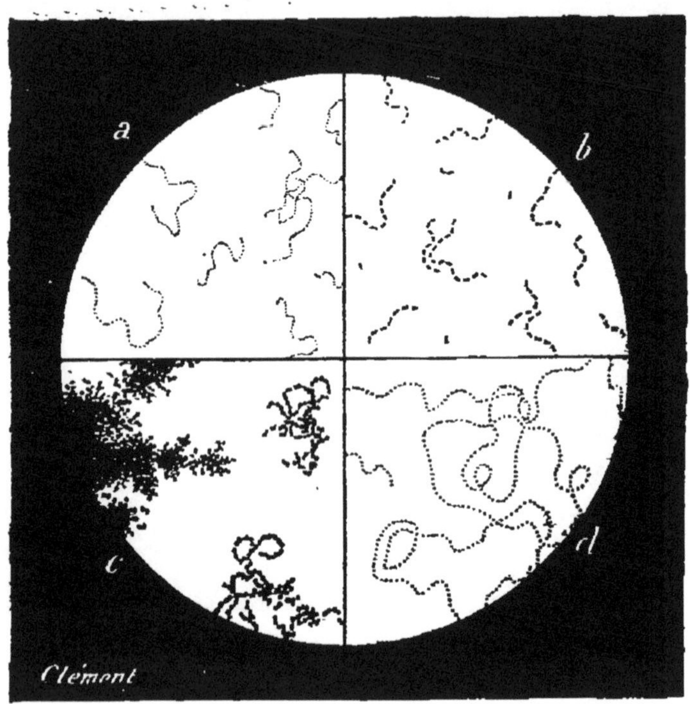

Fig. 2.
Chaînettes de streptocoques.

vivent à l'état normal dans la bouche et dans le tube digestif de l'homme en bonne santé (fig. 2).

3° *Le Gonocoque.* — C'est un coccus produisant les maladies vénériennes dénommées : blennorrhagie, chaude-pisse, vulvite, vaginite, métrite, salpingite. Il se trouve dans certaines pertes vaginales jaunes verdâtres, mais non dans toutes. Il se présente sous la forme d'un *diplocoque,* c'est-à-dire d'un coccus double, ayant ses deux grains séparés par une fente et légèrement aplatis au niveau de cette fente, ce qui lui donne l'aspect d'un grain de café (fig. 3).

4° *Le Pneumocoque.* — C'est le microbe de la pneu-

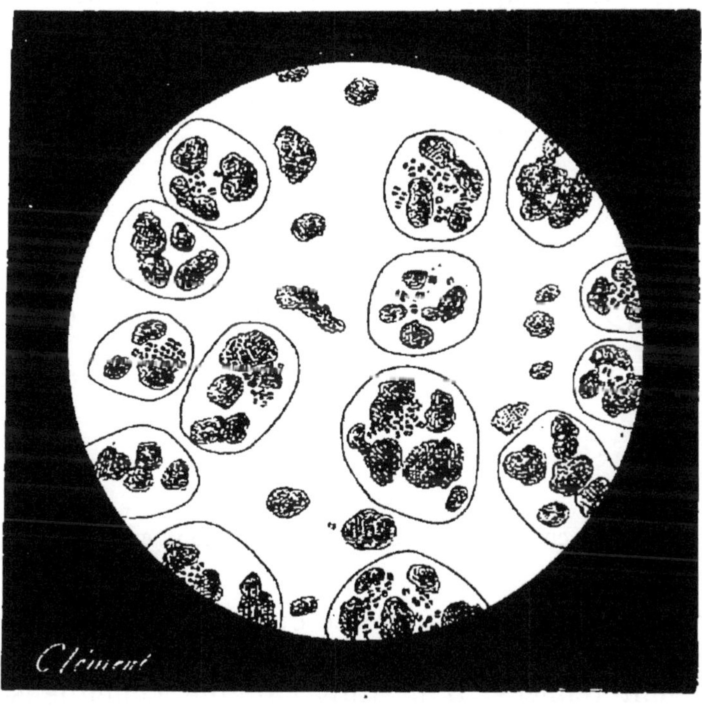

Fig. 3.

Gonocoques contenus dans des globules de pus. Les masses noires de ces globules représentent les noyaux des cellules.

monie, de la fluxion de poitrine, des congestions pulmonaires, d'un grand nombre de rhumes, d'angines, d'otites.

Il vit à l'état normal dans le nez et la bouche sans incommoder celui qui en est porteur. Mais lorsqu'il prend de la virulence, il devient un germe infectant, dangereux surtout pour les voies respiratoires. Rejeté hors de l'organisme par les éternuements, les écoulements du nez, les crachats, il se transmet facilement aux personnes de l'entourage du malade et les contamine. Il faut donc dans la mesure du possible empêcher la femme en état puerpéral et les nourrissons de rester au contact de personnes atteintes des affections énumérées plus haut.

Il revêt la forme de cocci dont les éléments sont groupés par deux (diplocoque) mais dont les grains sont un peu étirés, effilés en forme de flamme de bougie (fig. 4).

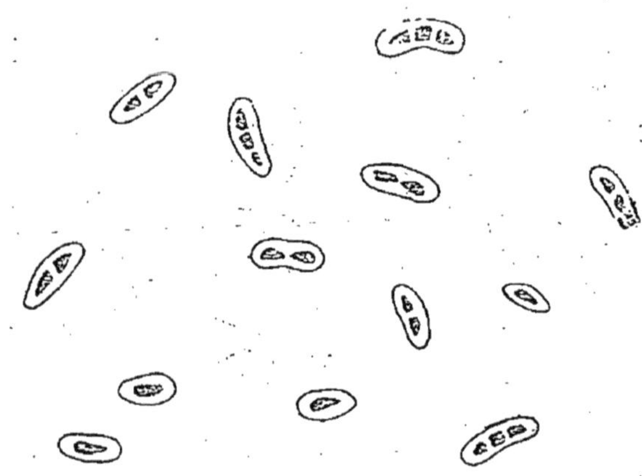

Fig. 4.
Pneumocoques. Ils sont entourés de leur capsule.

5° *Le Bacille de la Diphtérie* ou *de Lœffler*. — C'est un bâtonnet immobile, légèrement incurvé, dont les extrémités sont renflées. Il produit l'angine couenneuse, le croup (fig. 5).

6° *Le Bacille de la Fièvre typhoïde* ou *Bacille d'Eberth*. — C'est un bâtonnet plus ou moins long, animé de mouvements. Il est surtout l'agent de la fièvre typhoïde (fig. 6).

7° *Le Bacille de la Tuberculose* ou *Bacille de Koch*. — Il engendre la tuberculose sous toutes ses formes. C'est un bâtonnet produisant la bronchite tuberculeuse, la phtisie pulmonaire, la plupart des pleurésies avec épanchement, la scrofule, les adénites chroniques, les écrouelles, le lupus, certaines ostéites, les tumeurs blanches, le mal de Pott, la plupart des méningites.

Coloré de certaines manières, avec de la fuchsine par exemple, il se teint en rouge et retient énergiquement cette couleur, tandis que les autres microbes la perdent facilement dans les mêmes conditions, ce qui permet de le distinguer des autres espèces. Il abonde dans les crachats des tuberculeux, d'où la nécessité de détruire ces crachats et d'en préserver les personnes saines (fig. 7).

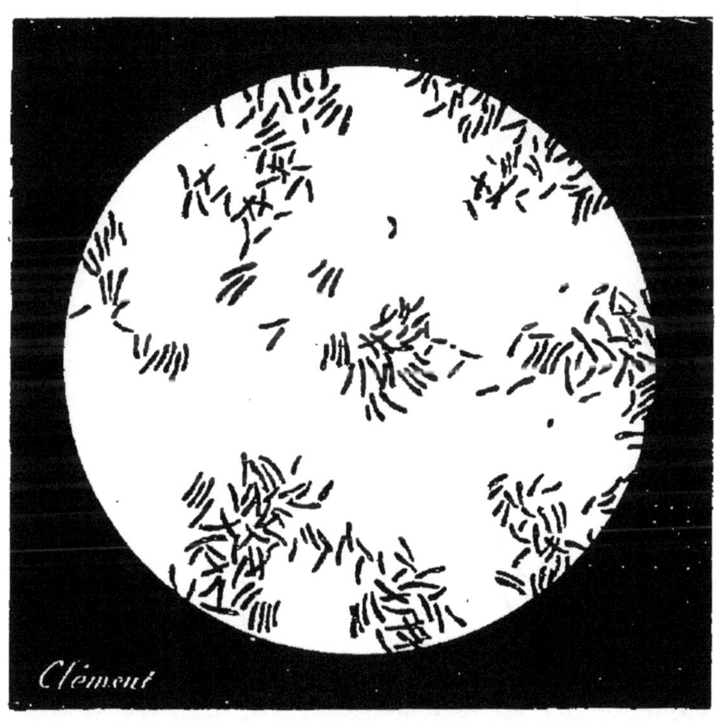

Fig. 5.
Bacilles de la diphtérie ou de Lœffler se présentant comme d'habitude enchevêtrés et en amas distants les uns des autres.

8° *Le Spirochète de la Syphilis.* — Nouvellement découvert par Schaudinn et Hoffmann (deux savants allemands) il a l'aspect d'un fil roulé en spirale ou d'une vrille. Il est animé de mouvements. C'est lui, qui, pénétrant dans l'organisme par une plaie de la peau ou plus souvent des muqueuses génitales (dans l'acte du coït) occasionne localement le chancre syphilitique, dit encore chancre induré ou infectant, premier accident de la syphilis, qui conti-

n'ont pas tous cette propriété, mais ils peuvent l'acquérir.

En voici un exemple : la bouche renferme une quantité de microbes inoffensifs. Ceux-ci peuvent devenir virulents, si, après les avoir ensemencés sur un milieu de culture, on les inocule à un animal.

Pour qu'un individu tombe malade après avoir reçu des

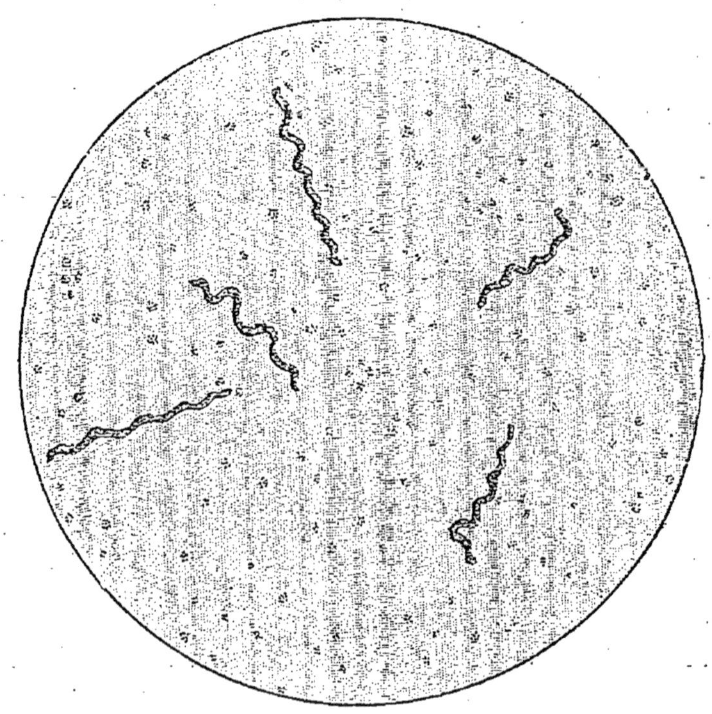

Fig. 8.
Microbe de la syphilis (spirochète de Schaudinn).

microbes en quantité suffisante et de virulence suffisante, il faut une troisième condition : celle de la *réceptivité morbide*.

Un autre exemple va encore nous permettre de comprendre ce que l'on entend par état de réceptivité morbide.

Deux enfants jouent avec un troisième atteint de rougeole.

Ces deux enfants absorbent tous deux les microbes

encore inconnus, mais sûrement existants de la rougeole.

De ces deux enfants le premier sort d'avoir la rougeole, l'autre ne l'a jamais eue. Le premier, vacciné ou immunisé, suivant l'expression adoptée, ne prendra pas la rougeole, le deuxième, non immunisé, la prendra. Le premier n'était pas en état de réceptivité morbide pour la rougeole, le deuxième au contraire se trouvait dans cet état.

Pour prendre une maladie, un certain état de l'organisme doit donc être réalisé ; et c'est en partie l'absence de réceptivité, qui prémunit beaucoup d'individus non pas contre les microbes, mais contre la maladie.

Sans avoir l'intention d'énumérer toutes les causes mettant l'individu et en particulier la puerpérale en état de réceptivité, il est bon d'en connaître un certain nombre, qu'il est d'ailleurs en notre pouvoir d'éviter.

Ce sont les fatigues, le surmenage, l'alcoolisme, l'anémie, l'insuffisance de nourriture, les chagrins. Veillez donc jalousement à écarter de la femme enceinte l'une quelconque de ces causes, car la grossesse est déjà un lourd fardeau, bien que précieux, et de ce fait la femme enceinte est plus fragile que toute autre.

LIVRE II

LES ALIMENTS. — LE LAIT
DÉVELOPPEMENT DE L'ENFANT

CHAPITRE PREMIER

LES ALIMENTS. — LES DIFFÉRENTS LAITS
LES CALORIES
ALIMENTATION RATIONNELLE DU NOURRISSON

L'alimentation des nourrissons est une chose des plus simples ou des plus difficiles à établir. Un nouveau-né en bonne santé, qui prend le sein d'une mère bien portante et bonne nourrice ne donnera pas au médecin ou à la sage-femme grande préoccupation. Mais à côté de ce bébé normal qui, hâtons-nous de le dire, est la majorité, se placent toutes les catégories d'enfants anormaux au point de vue de l'alimentation.

Parmi ceux-ci, nous citerons les débiles, les prématurés, les enfants élevés au biberon, ceux pour qui l'allaitement le plus rationnel comme celui de la mère, ne convient pas sans qu'on puisse en pénétrer la raison.

Ces enfants sont une minorité par rapport aux autres, mais ils forment néanmoins un contingent très respectable, surtout pour le médecin et la sage-femme, appelés à n'intervenir, qu'au cas où l'élevage ne marche pas à souhait.

L'avis médical, le bon conseil de la sage-femme doivent être étayés sur des connaissances, basées sur l'expérience, sur des faits d'observation ; mais la prescription éclairée, celle qui porte ses fruits dans les cas difficiles, se déduit de notions précises sur la valeur des aliments, sur la composition des différents laits, sur le mécanisme de la digestion et des fermentations intestinales, enfin sur les besoins de l'organisme.

Chez l'enfant atteint de troubles digestifs, le médicament n'est rien, l'hygiène alimentaire est tout ; aussi la sage-femme peut-elle, en se tenant strictement dans son rôle, être l'artisan de la guérison.

Aliments.

« L'alimentation, écrit Armand Gautier, a pour rôle de maintenir l'état normal des organes et d'entretenir leur fonctionnement régulier. Les aliments sont les matériaux solides, liquides, ou gazeux, aptes, lorsqu'ils sont introduits dans l'économie, à réparer ses pertes et à assurer son fonctionnement. »

Les aliments sont tirés des règnes, animal, végétal et minéral, et répartis, quelle que soit leur provenance, en quatre catégories correspondant à des groupements chimiques.

a. *Aliments d'origine minérale* . . .	*Eau.* *Sels.*
b. *Albuminoïdes* . . . . c. *Corps gras* . . . . d. *Hydrates de carbone*	*Aliments d'origine animale et végétale.*

Les substances albuminoïdes sont composées de quatre éléments principaux : Azote, Carbone, Hydrogène, Oxygène.

Il s'y ajoute une petite quantité de Soufre et quelques autres substances variables avec les différentes albumines comme, par exemple, le Phosphore, entrant dans la composition de la caséine.

Les corps gras et les hydrates de carbone ne renferment pas d'Azote, distinction fondamentale avec les substances albuminoïdes.

Ils sont seulement composés de trois éléments : Carbone, Hydrogène, Oxygène.

Ces diverses substances sont groupées dans les aliments en proportion inégale. L'eau y est toujours en très grande quantité, c'est pourquoi les aliments desséchés diminuent considérablement de volume. Les sels, par contre s'y trouvent en petite quantité. Les autres éléments prédominent dans tel et tel aliment et permettent de les classer dans une catégorie déterminée.

Exemple : la viande maigre renferme surtout des substances albuminoïdes, peu de graisse et pour ainsi dire pas d'hydrates de carbone; aussi est-elle rangée parmi les albuminoïdes.

Les pommes de terre, le riz renferment beaucoup d'hydrates de carbone par rapport aux albumines et aux graisses; ce sont des aliments hydro-carbonés.

Le jaune d'œuf pour une raison analogue est un aliment gras.

Le lait dans la composition duquel entrent des éléments albuminoïdes, gras et hydro-carbonés en quantité suffisante pour chacun d'eux est un *aliment mixte* et comme il s'y ajoute une grande quantité d'eau et une petite de sel, il est de plus un *aliment complet*.

Ces notions sont suffisantes pour comprendre la classification de quelques aliments, reposant sur l'élément prépondérant dont ils sont formés.

Albuminoïdes ou aliments azotés.	Viande maigre, rouge, blanche et noire. Charcuterie maigre. Poissons. Blanc d'œuf. Caséine du lait.

Corps gras.	Beurre. Crème du lait. Huile. Graisses d'animaux. Amandes, noix, noisettes. Cacao. Jaune d'œuf.
Hydrates de carbone.	Sucres. Lactose. Farineux (haricots, lentilles, etc.). Féculents (pommes de terre, riz, etc.). Fruits. Pâtes. Pain.

Laits.

L'aliment le plus intéressant à connaître avec quelque détail pour la sage-femme est le lait. Il sert de nourriture presque exclusive aux enfants pendant la première année. Sa composition exacte doit donc être spécifiée.

Le lait contient tous les aliments, en proportion variable suivant l'espèce animale qui le fournit. Dans une même espèce on trouve encore des différences notables dans sa composition, suivant l'individu dont il provient. Bien des facteurs entrent en jeu pour expliquer ces variations individuelles. Ce sont : l'état de santé du sujet, la période de lactation où se trouve la mère nourricière, mais surtout et avant tout la nourriture de la mère.

De nombreux auteurs ont montré en effet, que la caséine, le beurre peuvent être diminués ou augmentés dans le lait d'une personne déterminée, suivant la quantité de substances albuminoïdes ou grasses, qu'elle absorbe journellement.

Il ne faut donc pas laisser la direction alimentaire d'une nourrice, au caprice de ses goûts, mais fournir des indications rationnelles, tirées de la composition de son lait, qu'on fera analyser.

Ces précautions auront pour principal effet, de préserver la santé du nourrison.

Les analyses du lait que nous donnons plus loin sont établies sur des chiffres moyens ; ils ont été obtenus par le mélange des laits de divers individus appartenant à une même espèce.

Il ne faut pas s'attendre à ce que le lait d'une nourrice contienne exactement les proportions indiquées ici ; mais il devra s'en approcher le plus possible et un écart trop considérable, par exemple une très grande augmentation du beurre, sera une indication de restreindre chez cette nourrice la proportion des graisses entrant dans son alimentation.

COMPOSITION MOYENNE DES DIFFÉRENTS LAITS, POUR 1 000 GRAMMES

1. LAIT DE FEMME	Eau	874
	Substances albuminoïdes (caséine et albumine)	23
	Beurre	37
	Lactose	63
	Sels	3
2. LAIT DE VACHE	Eau	872
	Substances albuminoïdes (caséine et albumine)	34
	Beurre	37
	Lactose	50
	Sels	7
3. LAIT D'ANESSE	Eau	891
	Substances albuminoïdes (caséine et albumine)	19
	Beurre	25
	Lactose	60
	Sels	5
4. LAIT DE CHÈVRE	Eau	857
	Substances albuminoïdes (caséine et albumine)	49
	Beurre	45
	Lactose	40
	Sels	9

5. Lait de jument	Eau	888
	Substances albuminoïdes (caséine et albumine)	27
	Beurre	25
	Lactose	55
	Sels	5

Le lait d'ânesse se rapproche du lait de femme, mais il est moins riche que lui en albumine et en graisse.

Le lait de vache contient une trop forte proportion d'albumine par rapport au lait de femme.

Le lait de chèvre, à cause de la nourriture habituelle de ces animaux, contient beaucoup trop d'albumine.

Quant au lait de jument, il n'est pour ainsi dire pas utilisé.

Calories.

Il ne servirait de rien de connaître la nature des aliments, si l'on ne tirait parti de leur composition dans l'établissement de la ration journalière.

Cette ration calculée pour l'homme et l'enfant repose sur des statistiques nombreuses, qui offrent toutes garanties. Des chiffres fournis par ces statistiques, on a tiré cette loi que, pour entretenir les fonctions vitales chez l'adulte et l'enfant et permettre en plus le développement des tissus chez l'enfant, les aliments devaient restituer à l'organisme une quantité de chaleur déterminée.

Ceci demande une explication.

Tout mouvement développe de la chaleur ; et nos cellules sont en perpétuel mouvement. On peut facilement se rendre compte de la relation qui unit le mouvement à l'élévation de la température. Lorsque l'on contracte énergiquement et longtemps un muscle, le biceps par exemple, le thermomètre appliqué sur ce muscle à travers les téguments indique une légère élévation de température.

Il existe une autre espèce de mouvements qui se passent sans interruption dans l'intimité des cellules, et qu'on nomme les échanges, ou mutations cellulaires, indispensables à l'existence, car ces mutations sont les actes de nutrition cellulaire. Tous ces mouvements imperceptibles à nos sens produisent de la chaleur, et élèvent la température du corps. Cette chaleur disparaît rapidement par rayonnement, parce que l'air, dont le corps est entouré, est moins chaud que lui. La chaleur du corps humain est donc perdue aux dépens de l'atmosphère qui s'en empare. Il se passe en définitive des échanges de calorique, analogues à ceux qui se font entre un foyer de cheminée et l'air environnant.

A l'égal du foyer de cheminée, le corps ne peut continuer à développer de la chaleur, c'est-à-dire à vivre, sans recevoir de temps en temps de nouveaux combustibles, c'est-à-dire des aliments.

Supposons que dans une chambre où brûle un feu de bois, la température soit de 12° et qu'on veuille atteindre et entretenir une température de 20°, il faudra pour arriver à ce but brûler dans les vingt-quatre heures une certaine quantité de bois et rien ne sera plus facile que d'évaluer la quantité nécessaire pour obtenir cette augmentation de 6°. On dit que ce bois a un pouvoir calorifique de 6°, et c'est ce pouvoir calorifique qu'on rapporte à une commune mesure appelée *calorie*.

D'un accord intervenu entre les physiciens, on a décidé que l'unité de chaleur appelée *calorie* correspondait à la chaleur nécessaire pour élever d'un degré centigrade un litre d'eau.

L'homme ressemble au foyer de la cheminée ; il reçoit les aliments nécessaires à l'entretien, aux mutations vitales des cellules. Ces mutations, comme nous l'avons exposé, produisent de la chaleur, ce qui revient à dire que les aliments sont brûlés. La chaleur est absorbée par l'air extérieur et pour maintenir toujours au même degré la température du corps, il faut manger de nouveau.

Plus la vie est intense, comme par exemple au moment de la croissance, plus grande est la chaleur produite et dépensée plus par conséquent les aliments doivent être abondants ; et plus ils fourniront de calories. Après des expériences nombreuses et difficiles, on est parvenu à connaître le nombre de calories, c'est-à-dire la quantité de chaleur que devaient apporter les aliments à un homme ou à un enfant dans un espace de vingt-quatre heures.

On rapporte cette quantité de chaleur au kilogramme de poids corporel. L'adulte normal, au repos, a besoin d'une moyenne de 45 *calories par kilogramme et par vingt-quatre heures*. L'enfant, le nourrisson en état de développement très actif, a besoin d'un nombre beaucoup plus élevé : 90 *calories par kilogramme et par vingt-quatre heures*.

Les aliments se composent d'albumine, de graisses, d'hydrates de carbone. L'on sait qu'un gramme de ces substances produit un nombre fixe de calories.

1 gramme d'albumine.	fournit	4 cal., 2
1 — d'hydrate de carbone.		4 —, 1
1 — de graisse		9 —, 4

Il est assez facile avec ces chiffres d'évaluer le nombre de calories produites par 100 grammes de lait, dont nous avons vu la composition dans les tableaux précédents.

100 grammes de lait de femme correspondent à :

Albumine.	2gr,3
Lactose (hydrate de carbone)	6gr,3
Beurre (graisse).	3gr,7

Ces éléments utilisés par l'organisme fourniront :

Albumine.	2gr,3 × 4cal.,2 = 9cal.,66
Lactose.	6gr,3 × 4cal.,1 = 25cal.,83
Beurre.	3gr,6 × 9cal.,4 = 34cal.,78
	70cal.,27

100 grammes de lait donnent donc 70cal,27, chiffre insuffisant pour entretenir 1 kilogramme d'enfant. Un calcul assez simple montre que 125 grammes de lait correspondent à un peu plus de 88 calories et par conséquent suffisent à peu près à la nourriture du kilogramme d'enfant. *En moyenne, il faudra s'arrêter à cette dose facile à*

retenir de 125 grammes de lait par vingt-quatre heures et par kilogramme ou deux livres du poids de l'enfant.

Un enfant de 6 kilogrammes recevra six fois 125 grammes, c'est-à-dire 750 grammes de lait par vingt-quatre heures.

Ce chiffre de 125 grammes est une moyenne. Il est peut-être un peu faible pour les six premiers mois et un peu fort pour les quatre derniers de la première année.

Pendant les six premiers mois, en effet, l'enfant croît proportionnellement beaucoup plus que pendant les quatre derniers.

Ces données seront toujours présentes à l'esprit, lorsqu'il s'agira de régler un nourrisson. Elles permettront d'établir la quantité d'eau et de sucre à ajouter au lait de vache pour obtenir une composition ayant le même pouvoir calorifique que le lait de femme. En nous y conformant, nous avons rédigé sous forme d'instruction imprimée des prescriptions distribuées aux mères dans le but de leur indiquer la manière rationnelle de nourrir leur enfant.

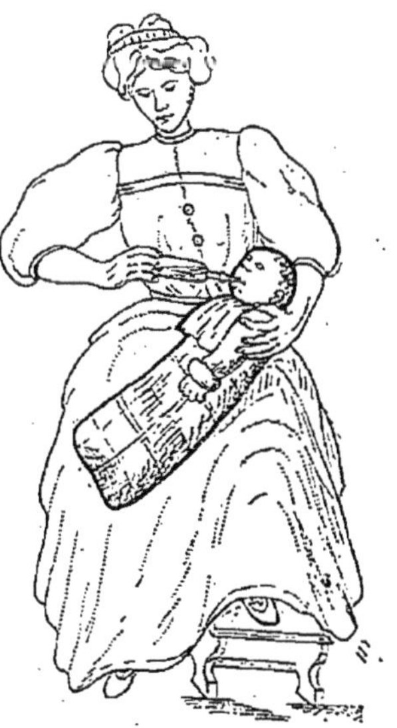

Fig. 9.
Position à donner à l'enfant, qui prendra le biberon.

Alimentation rationnelle du nourrisson. — Prescriptions générales.

Enfant nourri au sein. — Les deux premiers mois, 9 tétées dans les vingt-quatre heures : 7 tétées le jour, 2 la nuit *à heures fixes*, toutes les deux heures le jour.

Les quatre mois suivants (3e 4e, 5e, 6e), 7 tétées dans les vingt-quatre heures : 5 le jour, et 2 la nuit *à heures fixes* ; toutes les trois heures le jour.

Les six mois suivants (7e au 12e), 6 tétées dans les vingt-

fait tiédir au bain-marie, les autres seront conservés au frais.

Après chaque tétée, la tétine sera soigneusement lavée à l'eau bouillante et conservée entre chaque tétée dans un vase ébouillanté et fermé. Les biberons seront chaque jour passés à l'eau bouillante (fig. 12 et 13).

DOSE DE LAIT COUPÉ D'EAU SUCRÉE OU PUR

à prendre par vingt-quatre heures, suivant l'âge de l'enfant.

(Le premier chiffre indique la quantité au début du mois considéré ; le deuxième, la quantité à la fin de ce même mois).

Pendant les huit premiers jours, la dose va de 50 grammes de lait, le lendemain de la naissance à 375 grammes qui sont atteints progressivement.

1° Du 8e jour après la naissance à 1 mois.	375 gr.	500 gr.
2° De 1 mois à 2 mois.	500	550
3° De 2 — à 3 —	550	600
4° De 3 — à 4 —	600	650
5° De 4 — à 5 —	650	700
6° De 5 — à 6 —	700	750
7° De 6 — à 7 —	750	800
8° De 7 — à 9 —	800	850
9° De 9 — à 11 —	850	900
10° De 11 — à 12 —	900	1 litre.

CHAPITRE II

DIFFICULTÉS DE L'ALLAITEMENT PROVENANT DE LA NOURRICE. — ENFANTS DÉBILES

Difficultés de l'allaitement provenant de la nourrice.

La nourrice peut avoir du lait en quantité suffisante, mais le mamelon mal formé ne se prête pas à la succion ou encore la têtée est douloureuse. Dans ce cas on adapte sur le mamelon un appareil en forme de cloche surmonté d'un bout de caoutchouc.

L'ensemble porte le nom de bout de sein (fig. 14).

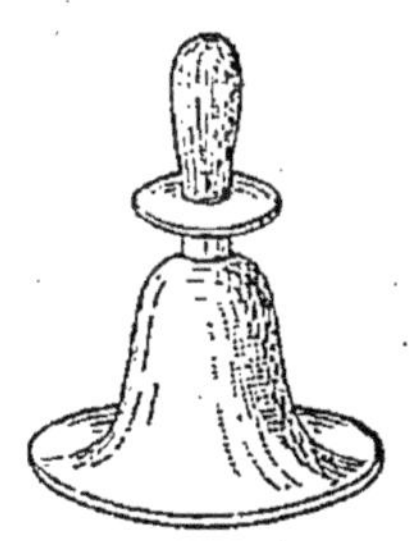

Fig. 14.
Bout de sein.

Dans d'autres cas la sécrétion lactée est insuffisante, d'une façon définitive ou passagère. On se rappellera qu'on a toujours intérêt pour l'enfant à garder le lait de la mère, à moins que la santé de celle-ci ne soit en jeu.

On supplée donc à l'insuffisance du lait maternel par l'allaitement mixte.

L'allaitement mixte est compris de deux façons. Ou bien après avoir pesé la tétée (en posant l'enfant sur la balance avant et après qu'il a tété) on complète avec le biberon ; ou bien on décide que l'enfant prendra une tétée sur deux, une tétée sur trois au sein et recevra exclusivement le biberon aux repas intercalaires.

Pour augmenter la sécrétion lactée, on a préconisé diverses substances médicamenteuses ou alimentaires.

On a recommandé de donner 1 à 4 grammes par jour de poudre de graines d'anis, ou bien l'extrait d'ortie.

Extrait d'ortie	200 gr.
Sirop simple.	1 litre.

4 à 5 cuillerées à bouche par jour.

la *somatose* (extrait de viande) à la dose de 1 à 2 cuillerées à entremets par jour.

On prescrit également les pilules composées suivantes :

Extrait de galega	ãã 0gr,05
Extrait d'ortie blanche.	
Extrait d'ergot.	
Hypophosphite de chaux.	
Essence de cumin	Q. s. pour une pilule.

2 à 6 pilules par jour au moment des repas.

Enfants débiles.

Les enfants naissant prématurément depuis 6 mois 1/2 jusqu'à 8 mois 1/2 sont non seulement prématurés mais en général débiles, c'est-à-dire insuffisamment développés pour supporter facilement l'entrée dans l'existence avec ses nécessités organiques.

Certains enfants, nés à terme, mais de poids inférieur à la normale, c'est-à-dire pesant au-dessous de 2.500 grammes (la moyenne se trouvant être aux environs de 3.000 grammes) sont également rangés parmi les débiles.

Ces enfants prématurés débiles ou simplement débiles nécessitent un maximum de précautions destinées : 1° à entretenir chez eux une température compatible avec l'existence ; 2° à leur faire prendre la quantité de lait voulue, qu'ils sont souvent incapables de tirer eux-mêmes ; la succion étant encore au-dessus de leurs forces.

A. La cause essentielle de l'abaissement de la température chez le débile, comme chez tout enfant, est la perte de chaleur par rayonnement extérieur. La masse d'air qui environne le débile, lui prend sa chaleur qu'il est incapable de maintenir par le peu d'intensité de ses fonctions de nutrition.

Pour remédier à cet inconvénient, on a pensé depuis de nombreuses années à placer ces enfants dans une atmos-

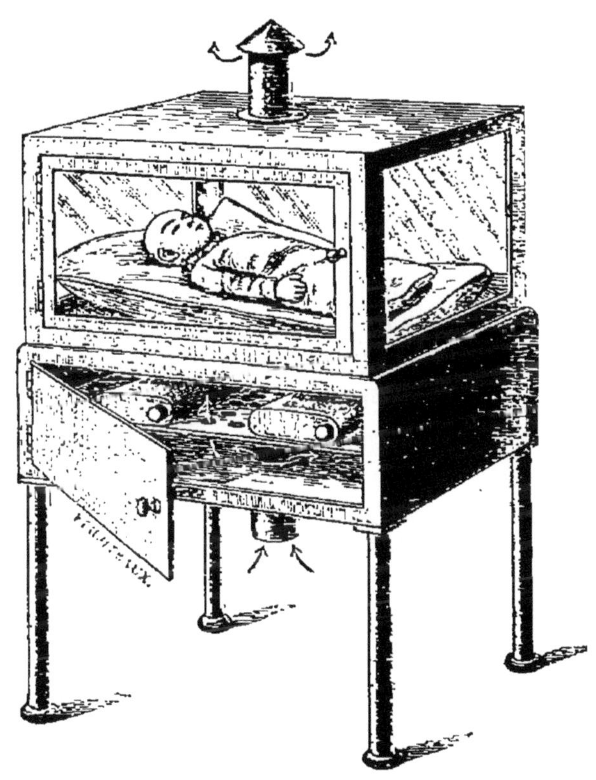

Fig. 15.
Modèle de couveuse à bouillottes d'eau chaude pour enfants débiles.

phère surchauffée à température constante de 28 à 32° ; on les met dans une couveuse (fig. 15).

La couveuse a de multiples inconvénients et bien souvent elle est impuissante à donner ce qu'on en attendait, enfin elle n'est pas à la portée de tout le monde surtout des pauvres gens.

Depuis longtemps je les ai supprimées dans mon service où il passe chaque année un grand nombre de prématurés et de débiles, dont les températures atteignent parfois 31° ou moins.

Voici comment on procède :

L'enfant étant langé et habillé comme de coutume, ou encore entouré d'une couche d'ouate placée à même la peau, est enveloppé, sauf la tête, dans une grande feuille de taffetas gommé (fig. 16).

Il en est sorti pour être nettoyé ; mais il séjourne dans son taffetas vingt-quatre heures par jour ou douze heures suivant les besoins de sa température.

Dans le taffetas, la température monte allant quelquefois, mais rarement, au delà du degré normal.

Sous le taffetas, la peau est légèrement humide, il suffit de l'essuyer, mais jamais je n'ai vu survenir de complications cutanées par suite de la moiteur de la peau.

On peut mitiger l'enveloppement, en perforant le taffetas de place en place, de façon à donner un certain degré d'aération.

Si le débile se cyanose, il faut lui donner un grand bain chaud à 38° répété plusieurs fois dans les vingt-quatre heures.

B. Pour alimenter le débile, la ration alimentaire étant établie pour vingt-quatre heures ; toutes les deux heures, s'il ne peut téter, on sera forcé de lui ingurgiter son lait.

La nourrice avec sa main exprime son lait dans un verre chauffé.

La nourrice peut encore tirer son lait d'autre facon à l'aide d'une téterelle, composée d'une cloche de verre réservoir, adaptée sur le sein, et surmontée d'un tube de caoutchouc dont l'extrémité mise dans la bouche de la nourrice servira à pratiquer l'aspiration du lait (fig. 17).

Au moment de la tétée, le lait est versé dans la bouche de l'enfant directement à l'aide d'un verre à pied muni d'un bec pour l'écoulement du liquide. On peut aussi placer dans la bouche de l'enfant l'extrémité en caoutchouc d'un bout de sein et verser le lait dans la capsule en verre formant ainsi entonnoir.

Dans d'autres cas, il faut procéder au gavage en introduisant une sonde dans l'estomac (voir ailleurs la manière

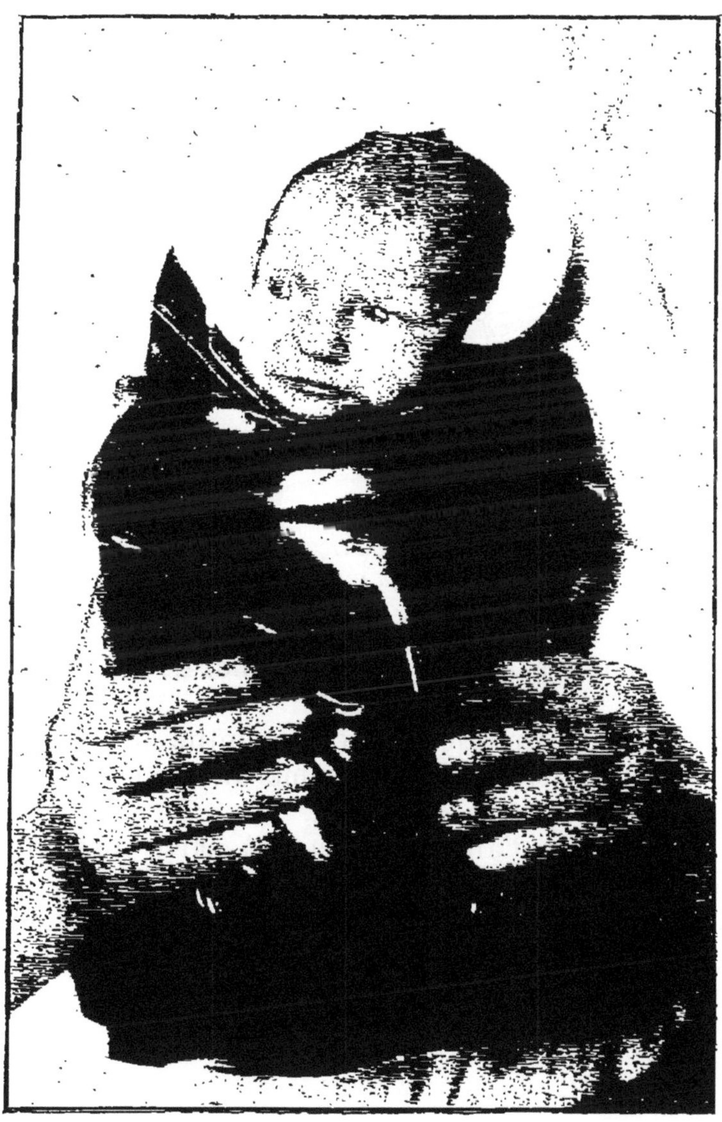

Fig. 16.
Aspect d'un débile réchauffé par enveloppement dans le taffetas gommé. La tête seule émerge du taffetas enveloppé d'ouate. Les parties blanches du taffetas correspondent à des échancrures destinées à donner un certain degré d'aération.

de procéder au gavage même technique que pour le lavage de l'estomac).

Si l'enfant pousse bien, il a droit à une ration alimen-

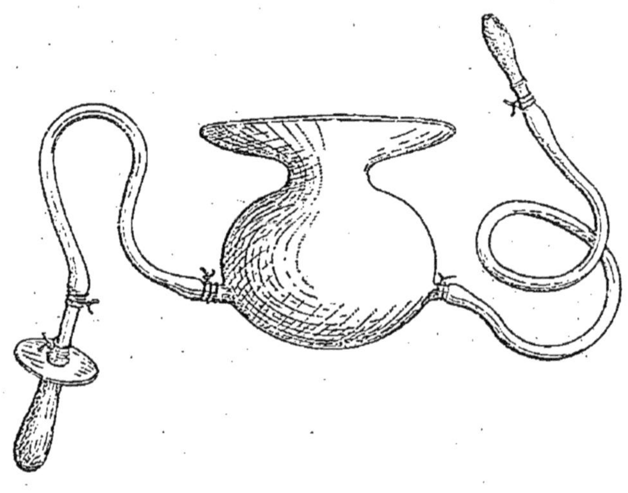

Fig. 17.
Modèle de téterelle.

taire supérieure à celle qui correspondrait à son poids corporel.

Pour le débile, on calcule que la quantité de lait nécessaire est équivalente au cinquième du poids corporel, mais ce n'est là qu'une indication.

Ce chiffre n'est d'ailleurs exact qu'à partir du dixième jour après la naissance.

Dans les dix premiers jours, il faut faire varier les doses de lait entre 60 grammes de lait et 380 grammes par jour suivant le poids de l'enfant.

CHAPITRE III

A. — QUELQUES RÉACTIONS DU LAIT. *B.* DIGESTION DU LAIT. — *C.* PREMIÈRES INDICATIONS THÉRAPEUTIQUES FOURNIES PAR LA MAUVAISE DIGESTION DU LAIT

A. — Réactions du lait.

1° Par le repos, il se forme dans les parties superficielles du lait une couche opaque qui est la crème. En l'enlevant, on obtient un lait maigre, auquel on a soustrait sa graisse.

2° Lorsque, dans un verre à expérience, on additionne le lait de *présure*, substance extraite de l'estomac du veau (caillette de veau), on détermine au bout d'un certain temps une coagulation dans ce lait maintenu à une température de 30° à 40°.

Il se forme un caillot blanc, solide, qui se rétracte, laissant transsuder un liquide clair. Cette coagulation dépend de la présence dans la présure d'un ferment spécial : le *ferment-lab*.

Le caillot est alors formé de caséine englobant la graisse. Quant à la graisse, emprisonnée par le caillot, elle est constituée par de très fins globules appelés globules gras du lait.

Le liquide, surnageant au-dessus du caillot, est *le lacto-sérum* ou vulgairement *petit-lait*. Il est de couleur jaunâtre et dans sa composition entrent l'eau, les sels, la lactose, une très petite quantité d'albumine et des gaz en dissolution.

3° Si au lieu de présure, on ajoute au lait un acide quelconque, la coagulation se fera macroscopiquement comme avec la présure. C'est de cette façon que le lait abandonné à l'air, se coagule spontanément au bout de quelque temps. Sur ce lait, l'air dépose ses poussières et avec elles des microbes. Ceux-ci se développent aux dépens du sucre de lait, en en transformant une partie en acide lactique. Cet acide lactique acidifie le lait et le coagule ; on dit qu'il a tourné.

4° Par l'ébullition, le lait se recouvre d'une pellicule, qui est une substance albumineuse, différente de la caséine, puisqu'elle se coagule par la chaleur, ce que ne fait pas la caséine.

B. — Digestion du lait.

a. **Digestion gastrique.** — L'expérience de la coagulation du lait par la présure est l'image de la digestion gastrique.

Le lait, dégluti, arrive dans l'estomac de l'enfant avec la salive sécrétée pendant l'acte de téter. Dans l'estomac, il se mêle à la sécrétion de cet organe : *le suc gastrique.*

Dans le suc gastrique existent deux substances principales :

1° Le ferment-lab.

2° Une petite quantité d'acide chlorhydrique.

D'après ce que nous avons vu sur l'action de la présure et des acides sur le lait, on comprend aisément qu'il y a dans l'estomac les éléments nécessaires pour le coaguler.

Il faut cependant ajouter une condition très importante pour que la coagulation se produise : le lait doit apporter avec lui, au nombre des sels qu'il tient en dissolution, une certaine quantité de *phosphate de chaux.*

b. **Vomissements par mauvaise digestion gastrique et leur traitement.** — Les notions précédentes sont déjà suffisantes pour apprécier dans une certaine mesure la faculté digestive de l'estomac du nourrisson, en se basant sur l'examen du vomissement, et permettent de remédier en partie à la mauvaise qualité de la sécrétion gastrique.

Voici comment :

Si un enfant vomit un lait coagulé, on peut en inférer que le premier temps de la digestion se fait convenablement puisqu'il y a coagulation. Mais si, après un séjour suffisamment prolongé dans l'estomac, la plus grande partie du lait est rejetée liquide, on est autorisé à incriminer l'insuffisance d'action du suc gastrique, c'est-à-dire une diminution notable du ferment-lab. Il pourra donc suffire de fournir ce ferment à l'estomac au moment de la tétée pour voir cesser dans un certain nombre de cas les vomissements. La médication proposée pour remédier au défaut de sécrétion gastrique est la suivante :

On trouve dans le commerce, sous forme de poudre, une préparation de présure et de ferment incorporés à d'autres substances suivant les pharmaciens. Cette drogue porte en général le nom de poudre de lab-lacto-ferment.

Pour l'utiliser, on verse 1 à 2 cuillerées à café de poudre dans 3 cuillerées à soupe d'eau bouillie. Ce mélange sera consommé dans les vingt-quatre heures. On le fera prendre par cuillerée à café au milieu de chaque tétée.

Bien plus fréquents sont les vomissements de lait caillé en grumeaux plus ou moins gros, gros surtout s'il s'agit de lait de vache.

Il s'agit d'un nourrisson, qui, bien portant d'autre part, rend son lait caillé, parce que vraisemblablement les caillots ne sont pas tolérés par l'estomac.

S'il était possible, chez ces nourrissons, de modifier la coagulation du lait, peut-être rendrait-on leur estomac plus tolérant. Or nous avons vu que le phénomène de la coagulation ne se faisait qu'à la faveur de sels de chaux.

En modifiant ces sels de chaux, on peut donc changer la coagulation. Nous connaissons un médicament doué de la propriété d'agir sur les sels de chaux du lait, c'est le citrate de soude.

Si l'enfant vomit caillé, c'est à ce médicament qu'il faudra recourir de la façon suivante.

Avant chaque tétée, on prescrira de donner une cuiller

à dessert ou une cuillerée à soupe de la solution suivante :

Citrate de soude fraîchement préparé. . .	5 gr.
Eau distillée.	300 —

c. **Digestion intestinale.** — Continuons les différentes phases de la digestion lactée.

Le lait, une fois coagulé dans l'estomac, laisse écouler dans l'intestin : l'eau, les sels qu'il contient, le sucre de lait.

Dans l'estomac, le coagulum de caséine, renfermant la graisse, commencera à subir un début de transformation ; mais c'est surtout dans l'intestin à la faveur du suc pancréatique et de la bile que s'achève la digestion.

Avant d'être définitivement absorbée par la muqueuse instestinale, l'albumine du lait passera par différents états trop spéciaux pour être indiqués ici. La graisse séparée du caillot, lors de sa désagrégation digestive, est rendue libre. Sous l'influence de la bile et du suc pancréatique, elle se trouve émulsionnée avant d'être assimilée. De plus, pendant le passage du lait dans l'intestin, la bile le colore et donne la teinte jaune dorée ou œuf brouillé, qu'auront les selles normales de l'enfant.

d. **Aspect des selles lorsque le lait est mal digéré.** — Si la digestion intestinale du lait se fait mal, on en trouvera la preuve, non plus dans les vomissements, mais dans l'aspect des garde-robes. Aussi est-ce une règle absolue pour la sage-femme d'exiger qu'on lui montre les couches du nourrisson.

Des selles contenant en grande abondance du lait caillé en grumeaux, indiquent que le suc pancréatique est insuffisant pour assurer la digestion de la caséine. On sera donc autorisé à aider l'action de ce suc par un médicament, *la pancréatine*, tirée du pancréas d'animaux et renfermant les ferments fournis par cette glande. On prescrira la pancréatine à la dose de 0gr,04 de poudre, prise dans un peu de lait après chaque tétée.

La décoloration des selles, qui seront blanches ou grisâtres, indiquera l'absence de sécrétion biliaire; le foie fonctionnant mal, les graisses ne seront pas assimilées. De plus, la bile jouant le rôle de désinfectant du tube digestif, son défaut de sécrétion se manifestera par la fétidité des garde-robes.

Pour obvier à ces multiples inconvénients et exciter la sécrétion biliaire, la sage-femme aura à sa disposition un remède facilement maniable, le bicarbonate de soude.

Une cuillerée à café à deux, d'eau de Vals (Saint-Jean), ou d'eau de Vichy (Célestins) au milieu de chaque tétée, continuée pendant quelques jours, sera la dose à prescrire dans les cas ordinaires.

On ordonnera également, si le premier moyen ne suffit pas, un tiers à une demi-cuillerée d'huile de ricin prise en une seule fois plusieurs jours de suite. Cette huile a trois avantages :

1° Elle excite la sécrétion biliaire.

2° Elle combat la constipation, fréquente lorsque la bile manque.

3° Elle balaie l'intestin par la diarrhée qu'elle provoque, et chasse ainsi mécaniquement les microbes enfermés dans l'intestin.

e. **Digestion du sucre de lait, de l'eau, des sels. Déductions thérapeutiques.** — Le sucre de lait ou lactose, est absorbé en partie sans subir de transformation ; mais la plus grande quantité de la lactose est légèrement modifiée pour constituer une autre espèce de sucre.

Les sels et l'eau sont directement absorbés dans le petit intestin. L'eau entre aussi dans l'organisme au niveau de la muqueuse du gros intestin.

L'examen des selles montrera jusqu'à un certain point le trouble pouvant accompagner ces derniers actes digestifs.

Des selles jaunes, mais très abondantes et liquides, se verront chez un nourrisson qui n'assimile pas la partie aqueuse du lait, vraisemblablement parce que le lait ne séjourne pas assez longtemps dans le gros intestin. L'eau du lait s'en allant avec les selles, les urines seront diminuées comme quantité ; les tissus seront plus secs et le poids baissera.

On aura à sa disposition deux moyens pour lutter contre cette perte de liquide. Le premier consistera à provoquer une légère constipation avec de l'eau de chaux (une cuillerée à café 4 à 6 fois par jour au milieu des tétées). Le deuxième moyen employé dans les cas plus graves sera de rendre directement de l'eau aux tissus en pratiquant des injections de sérum artificiel à 7 p. 1000, légèrement chauffé, 10 à 50 centimètres cubes par vingt-quatre heures. (Injecter le sérum dans la fesse ou au niveau du bord interne de l'omoplate.)

Au lieu d'avoir des selles abondantes et liquides, le nourrisson gardant longtemps ses matières dans le gros intestin, aura de la constipation, et l'eau étant absorbée en grande quantité, ses selles seront sèches et dures. En même temps, il urinera beaucoup. Un peu d'huile de ricin, ou un petit suppositoire (ovule à la glycérine) ou un petit lavement de 50 centimètres cubes d'eau bouillie, donné avec une poire en caoutchouc, réveilleront les contractions de l'intestin et feront évacuer plus rapidement les résidus de la digestion.

On se trouvera bien également des sirops pharmaceutiques composés, en général à base de manne.

Telles sont les connaissances et les déductions pratiques nésessaires à se rappeler pour bien conduire l'alimentation d'un nourrisson, atteint de troubles digestifs par assimilation imparfaite du lait, en dehors de toute gastro-entérite.

Mais en se conformant aux préceptes indiqués dans ce chapitre, on peut échouer. C'est que le lait, aliment vivant, contient encore autre chose que les différentes substances, dont on a pu faire l'analyse chimique et dont nous avons montré la transformation et l'assimilation dans l'organisme.

L'enfant de son côté n'est pas seulement un laboratoire,

où s'élaborent des réactions chimiques. Entre ces deux éléments vivants, le lait et l'enfant, se passent des phénomènes biologiques que nous ne savons pas toujours démêler et dont les effets déroutent souvent les calculs les plus scientifiquement et les plus rationnellement établis.

Aussi voit-on le même lait bien toléré par certains enfants, être mal supporté par d'autres, quoi qu'on fasse pour le rendre plus assimilable en se conformant aux prescriptions précédentes.

Dans ce cas il ne faut pas s'entêter, ce lait ne convient pas, il faut le changer, qu'il s'agisse du lait de la mère, d'une nourrice ou d'un animal.

Il faut passer de l'un à l'autre, ou faire subir au lait telle préparation jugée convenable ou bien encore ajouter tel médicament, qui semble indiqué par certains symptômes constatés.

C'est l'étude de ces différentes méthodes que nous entreprendrons dans le chapitre suivant.

CHAPITRE IV

LE LAIT ALIMENT VIVANT. — SCORBUT INFANTILE. LAITS MODIFIÉS. — INTOLÉRANCE ABSOLUE POUR TOUTE ESPÈCE DE LAIT.

Le lait, sécrété par la glande mammaire, est un aliment vivant.

Lorsqu'il est porté à une température élevée, 100° ou plus, il perd ce quelque chose, qui constitue une des qualités du lait, et que certains auteurs désignent du nom de *ferments du lait*.

Il ressemble, en cela, à nombre de liquides, qui, soumis à une chaleur élevée, ne gardent pas les mêmes propriétés qu'avant le chauffage [1].

Depuis de nombreuses années, on s'est aperçu des inconvénients de la stérilisation du lait, mais il y a une telle disproportion entre les dangers inhérents à l'emploi du lait stérilisé et ceux résultant de l'usage du lait cru, qu'il n'y a pas d'hésitation à recourir systématiquement à la stérilisation du lait de vache.

Le lait cru, recueilli par la traite sans propreté rigoureuse, apporte avec lui des microbes et en particulier celui de la tuberculose, s'il provient d'animaux atteints de cette affection.

1. Pour reconnaître le lait cru et le différencier du lait bouilli, on utilise la réaction suivante : on met dans un tube à essai du lait, auquel on ajoute 2 centimètres cubes de solution de gaïacol à 2 p. 100, en ayant soin de bien mélanger. On verse ensuite une seule goutte d'eau oxygénée sans remuer le liquide. Au bout de quelques minutes, si le lait est cru, on obtient une coloration rouge chaudron. S'il a subi l'ébullition, on n'obtient aucune modification de coloration.

Il ne peut donc être recommandé qu'avec les réserves suivantes :

a. Ce lait doit être fourni par une ou plusieurs vaches placées dans une étable saine, et isolées des autres animaux.

b. Les vaches examinées par un vétérinaire auront subi l'épreuve dite de la tuberculine et auront été déclarées par la suite indemnes de tuberculose.

c. La personne chargée de la traite prendra des soins de propreté minutieux. Les pis de l'animal, les mains seront lavés avant chaque traite. Le récipient où tombe le lait aura été passé à l'eau bouillante.

Sauf exception, cette série de précautions est à peu près impraticable; aussi, le lait cru est-il généralement inutilisé pour l'alimentation des nourrissons.

Dans la presque unanimité des cas, le lait stérilisé à de hautes températures n'amène aucun trouble sérieux dans l'organisme, s'il est bien toléré par les voies digestives. Cependant, il peut arriver que l'absence prolongée d'aliment frais ou vivant entraîne à sa suite une perturbation profonde de l'économie. Cette affection, d'origine purement alimentaire, porte le nom de *maladie de Barlow* ou *scorbut infantile*.

Maladie de Barlow ou scorbut infantile. — L'enfant élevé au sein n'en est jamais atteint. En général, elle se déclare dans la deuxième moitié de la première année ou encore avant dix-huit mois.

Souvent, les enfants ont absorbé des laits concentrés, ou encore des conserves, des farines alimentaires dont l'emploi doit toujours être fait avec discernement.

SYMPTÔMES. — L'anémie est le premier signe évident. Le teint du nourrisson est blafard, la peau blanche, les muqueuses décolorées. L'enfant toujours maussade a un aspect souffreteux. C'est le premier degré de la maladie et celui qu'on observe le plus fréquemment; le médecin intervenant en temps utile pourra empêcher l'aggravation de se produire.

Si au contraire la maladie se confirme, des douleurs apparaissent. Elles siègent d'abord au niveau des membres inférieurs, aux jambes plus qu'aux cuisses et au voisinage des articulations de préférence.

Les membres supérieurs peuvent être également intéressés, mais à un bien moindre degré.

Si l'on touche les régions douloureuses, l'enfant crie ; s'il avait déjà commencé à marcher, il ne peut continuer et se laisse choir ; si l'on fait mouvoir les articulations, on détermine de la souffrance. Les jambes, les cuisses présentent bientôt sur toute leur longueur, ou au niveau de leurs extrémités, des gonflements. On les constate également sur les côtes à leur union avec les cartilages costaux. Ces gonflements sont produits par du sang épanché entre le périoste et l'os et résultent de fractures spontanées des os.

Les signes de l'anémie sont de plus en plus manifestes. L'enfant prostré, dépérit. La température peut monter à 38°, 39°. Enfin, complétant le tableau morbide, dans les cas les plus graves surviennent des hémorragies : 1° au niveau de la peau sous forme d'ecchymoses ; 2° par les gencives (seulement au cas où l'enfant a des dents) ; 3° par l'intestin ; 4° par le rein (sang dans les urines).

Si l'alimentation continue à être donnée dans les mêmes conditions, la situation s'aggrave et la mort peut survenir soit par broncho-pneumonie, soit avec des convulsions. Heureusement, la connaissance exacte des causes qui provoquent la maladie, c'est-à-dire le défaut d'aliment frais ou vivant, indique le remède.

Traitement. — Donner du lait cru ; supprimer les farines, les conserves et les remplacer par une purée de pommes de terre.

Faire prendre chaque jour à l'enfant 2 cuillerées à café de jus de viande de mouton fraîchement exprimé, n'ayant pas subi la cuisson ; ou mieux 2 à 3 cuillerées à café de jus d'orange, de jus de raisin ; ou à leur défaut 1 cuillerée à café du jus de citron dans 1 cuillerée à soupe d'eau en plusieurs prises.

Très rapidement, l'enfant s'améliorera et guérira en quelques semaines.

Ces quelques considérations sur le scorbut infantile, ses causes et son traitement, sur l'inconvénient des aliments non vivants, m'ont conduit depuis longtemps à aller au-devant du mal en conseillant aux mères, dont l'enfant reçoit journellement des aliments stérilisés, ou encore des farines préparées dans le commerce, en conseillant, dis-je, à ces mères de faire prendre tous les deux jours 1 cuillerée à café de jus d'orange ou de jus de raisin, mélangée à un peu d'eau.

Laits modifiés.

L'expérience médicale a démontré depuis longtemps que le lait de vache stérilisé, coupé ou pur, le lait d'ânesse, voire même dans certains cas très exceptionnels le lait de femme, étaient mal supportés par certains enfants.

Pour remédier à ces inconvénients, on a imaginé soit de modifier le lait de vache en le rapprochant de la composition du lait de femme et en rendant la caséine plus digestive, soit de transformer l'état physique du lait.

Lait maternisé ou humanisé. — Pour materniser ou humaniser le lait de vache, et c'est toujours celui-là que nous envisagerons, il y a deux procédés.

a) Le premier, le plus simple, est à la portée de toutes les familles. Il consiste avant tout dans un coupage.

Si l'on veut bien se reporter au tableau de composition des différents laits ; on verra que, si à 100 grammes de lait de vache, on ajoute 50 grammes d'eau, c'est-à-dire si on fait un coupage au tiers, on aura pour 150 grammes de liquide, $3^{gr},4$ de caséine, c'est-à-dire une dose égale à celle de 150 grammes de lait de femme.

Mais le lait de vache renferme même quantité de crème que celui de femme; son coupage avec de l'eau diminue donc sa richesse en beurre. Pour rétablir l'équilibre, il faudra ajouter environ 2 grammes de crème aux 150 grammes (2 grammes de crème représentent une cuillerée à café à peine remplie).

Le coupage sera trop pauvre en lactose d'environ 5 grammes pour 150 grammes. Enfin, les sels se trouveront à peu près en proportion normale par le fait du coupage.

En résumé, si à 100 grammes de lait de vache on ajoute :

Eau	50	grammes.
Crème	2	—
Lactose	5	—

on aura un mélange de 150 grammes de liquide équivalent à 150 grammes de lait de femme.

b. Le deuxième procédé pour materniser le lait est plus compliqué. Il n'est pas facile à exécuter à domicile, mais on trouve ce lait tout préparé dans le commerce sous le nom de *lait humanisé de Backhaus*. On produit dans le lait une précipitation de la caséine avec de la présure et un ferment pancréatique, *la trypsine*. On calcule la dose de ces ferments pour ne coaguler qu'une partie de la caséine; la portion restante de caséine est de plus modifiée par les ferments et rendue plus digestive. On filtre le lait pour le débarrasser des caillots de caséine, et l'on ajoute de la crème et de la lactose comme plus haut.

Il est aisé de comprendre qu'on peut obtenir de cette façon des laits plus ou moins riches en caséine; celui qui en contient le moins porte le n° 1, celui qui en renferme davantage le n° 2.

Voici un exemple de l'utilisation de ces laits : un enfant normal, débile ou prématuré, sans nourrice, ne peut supporter le lait de vache, on essaie de le materniser par le premier procédé.

Le résultat obtenu est-il défavorable? on donne le lait

humanisé Backhaus n° 1. Quand le nourrisson se développe convenablement on passe au n° 2.

Ces laits Backhaus sont vendus stérilisés prêts à être consommés.

Lait homogénéisé. — Si l'on a recours à certains laits vendus en flacons tout stérilisés, on remarque que sur la partie supérieure du lait se trouve amassée une épaisse couche de crème. Cette crème, même après agitation du flacon, se mélange difficilement au reste du lait et il en résulte une digestibilité difficile du liquide.

On remédie à cet inconvénient en se servant de laits, dits homogénéisés, c'est-à-dire ayant perdu la faculté de se séparer en plusieurs couches (Lait Lepelletier).

Ces laits ne crèment plus et sont plus facilement digérés. On y aura recours en cas de difficultés dans l'allaitement.

Laits fermentés par des microbes. — Nous avons vu que le lait soumis à l'action de la présure, du ferment pancréatique, était plus digestif.

On peut obtenir un résultat analogue, sinon semblable en introduisant dans le lait, des ferments microbiens qui présentent trois avantages pour la consommation :

1° Les ferments microbiens transforment la caséine et la rendent plus assimilable ;

2° Ces ferments en poussant dans le lait forment de l'acide lactique aux dépens de la lactose. Or, cet acide est un excellent désinfectant de l'intestin ;

3° Les microbes contenus dans le lait et transportés avec lui dans le tube digestif continuent à y vivre, comme ils le feraient dans un tube de culture. Leur abondant développement empêche d'autres microbes de mauvaise nature, c'est-à-dire pathogènes, de pousser dans l'intestin.

Un des laits fermentés, le plus répandu, est le *képhir*.

Il y a trois sortes de képhir : n° 1, 2, 3. Celui qu'il faut conseiller est le n° 2. On le substituera complètement au lait ordinaire, ou encore on le fera prendre à une tétée sur deux, à la même dose que le lait.

On l'utilisera de préférence contre des vomissements, qui auraient résisté aux autres traitements, et surtout contre des entérites prolongées, se traduisant soit par une constipation tenace, soit par une diarrhée parfois fétide, souvent glaireuse, soit par des alternatives de l'une et de l'autre.

Intolérance absolue pour toute espèce de lait.

Dans des cas rares, il est vrai, on peut trouver des nourrissons incapables de digérer toute espèce de lait, soit pur, soit incorporé à des farines.

J'ai vu récemment un exemple remarquable de cette intolérance ; dans ce cas, l'enfant a été nourri exclusivement et avec succès à l'aide de bouillies composées de farine et d'eau à chaque tétée. A la faveur de ce régime d'exception, on peut voir reprendre des enfants que la prolongation du régime lacté, pur ou non, conduit à l'athrepsie.

CHAPITRE V

NOTIONS DE PHYSIOLOGIE DU NOURRISSON
SOINS A DONNER AUX NOUVEAU-NÉS. — VÊTEMENTS
BAINS. — SOMMEIL. — SORTIES. — SEVRAGE
ALIMENTATION DU 10e AU 15e MOIS
PRÉCAUTIONS A PRENDRE POUR LA NOURRICE
AU MOMENT DU SEVRAGE

Physiologie du nourrisson.

Respiration. — A la naissance, le nombre des respirations est de 30 à 50 en moyenne par minute ; à un an, il est aux environs de 25.

Circulation. — Le pouls à la naissance bat 140 fois par minute et tombe progressivement à 120 à la fin de la première année.

Température. — Beaucoup d'enfants bien portants ont pendant les six premiers mois une température centrale fréquemment peu élevée 36°5, 36°.

Elle oscille en général autour de 37°.

Excrétions. — Elles se font un peu *par le nez.* Celui-ci laisse échapper une certaine quantité de mucosités, qu'il faut essuyer.

Le nourrisson éternue assez souvent sans pour cela être enrhumé et l'on a dit, justement, que c'était sa manière de se moucher.

Par la bouche s'écoule souvent pendant la première année une certaine quantité de salive.

Urines. — Comme chez l'adulte c'est par l'urine que se fait la majeure partie des excrétions ; l'enfant urine souvent et la quantité rendue est en rapport avec le volume d'eau absorbée avec le lait. L'urine normale est jaune claire.

Garde-robes. — Dès la naissance, l'enfant rend des matières vertes noires, qui portent le nom de *méconium*. Le méconium représente de simples débris d'épithélium intestinal et est constitué par des liquides sécrétés par les glandes annexes du tube digestif, foie, pancréas.

Lorsqu'au bout de quinze jours le régime des selles est bien établi, elles sont formées, en plus des éléments précédents, par les résidus de la digestion. Les garde robes sont alors jaunes ressemblant comme couleur et consistance à des œufs brouillés ; il y en a une ou deux par vingt-quatre heures.

Peau. — A la naissance, l'épiderme de l'enfant desquame ; chez le nouveau-né la fonction des glandes sudoripares est peu marquée ; mais cependant il est indispensable de tenir la surface tégumentaire en état d'extrême propreté pour la mettre à l'abri des germes infectieux.

SOINS A DONNER AUX NOUVEAU-NÉS

Nous avons dit ailleurs quelles quantités de lait convenaient aux nourrissons. Ici nous rappellerons seulement la conduite à tenir dès les dix premiers jours après la naissance.

L'enfant le premier jour ne recevra qu'un peu d'eau sucrée ; le deuxième jour 30 à 50 grammes de lait ; le troisième jour 60 grammes ; les jours suivants on augmentera de 50 grammes ou un peu plus de façon à atteindre vers le huitième jour la ration correspondant à son poids.

Vêtements.

Pour la poitrine, ils consistent dans : 1° une chemise de toile appliquée sur la peau, se fermant dans le dos; 2° une brassière de laine ou de tricot ; 3° une brassière de piqué, ces deux vêtements se croisant par derrière. Ces trois pièces descendent aux environs de l'ombilic légèrement au-dessus.

Pour l'abdomen et les membres inférieurs, on dispose une couche de toile carrée ou triangulaire, qui par sa partie supérieure entoure l'abdomen et le dos, recouvrant légèrement l'extrémité inférieure des vêtements du thorax et venant joindre en avant.

La couche est repliée le long des jambes, les entourant séparément si elle est carrée ou remontant par sa pointe entre les jambes si elle est triangulaire.

Un lange carré en laine est appliqué par-dessus la couche de façon que la partie inférieure, dépassant de la moitié de sa longueur l'extrémité des jambes, puisse être repliée jusque sous les bras de l'enfant et là disposée en éventail, se trouve fixée par des épingles de nourrice. Les jambes de l'enfant sont ainsi emprisonnées dans une espèce de sac.

Rapidement, il convient de substituer au lange carré, un lange en coton triangulaire, culotte anglaise munie de boutons et de boutonnières, permettant d'envelopper chaque cuisse séparément.

On garantit les jambes et les pieds avec des bas et des chaussons de laine.

Pour sortir seulement, la tête de l'enfant sera couverte d'un bonnet et on ajoutera une robe plus chaude et un manteau au besoin.

Il faut toujours veiller à ce que les enfants ne soient pas trop couverts.

Bains. — Soins de propreté.

L'enfant dont la couche est salie doit être nettoyé, changé, séché et poudré avec de la poudre de talc.

Tous les jours, il sera nettoyé des pieds à la tête dans un grand bain et savonné légèrement.

La durée du bain sera de cinq à six minutes. Sa température sera de 34° en hiver, de 33° en été.

Sommeil.

Au début de l'existence l'enfant dort jour et nuit, ne s'éveillant que pour téter. Peu à peu il reste éveillé plus longtemps et vers un an il s'endort deux fois dans la journée, une fois dans la matinée, une fois l'après-midi, de façon à retrouver trois à quatre heures de sommeil supplémentaire dans la période de veille.

Il y a de ce côté de grandes différences individuelles, certains bébés dorment peu, d'autres beaucoup ; il faut les accepter comme ils sont.

Sorties.

En été, l'enfant sortira dès le dixième jour après sa naissance. En hiver, il faudra attendre le vingtième jour.

Pour l'exposer à l'air, il faut choisir des journées et le moment des journées où la température est supérieure à 5° au-dessus de 0.

Plus tard, on pourra atteindre des températures plus basses, quand il sera aguerri au froid et aura six mois.

La longueur des sorties dépend de la température extérieure.

Sevrage.

Lorsque le lait est bien toléré par l'enfant, il doit être donné jusqu'à la fin du douzième mois, c'est-à-dire jusqu'à un an révolu et il ne doit rien lui être ajouté.

Souvent cependant, on est consulté pour savoir si l'enfant pourra être mis à un autre régime avant cette date et de quelle façon ce régime doit être institué.

Evidemment, dès le dixième mois, on peut modifier l'alimentation de l'enfant sans grand dommage, si on a une raison valable pour le faire, mais cette date est l'extrême concession où l'on puisse aller.

Le terme de *sevrage* n'indique vraiment qu'une chose c'est la suppression de l'allaitement maternel, ou pour mieux dire la perte de l'habitude qu'a l'enfant de prendre le sein. Le changement apporté à un besoin, acquis pendant de longs mois par la répétition d'un même acte, crée souvent chez l'enfant des troubles nerveux se traduisant par des colères, de l'insomnie qui rendent le sevrage difficile.

Un enfant élevé au biberon auquel on donne à un certain moment des bouillies ne passe pas par les difficultés du sevrage, il tolère plus ou moins bien sa nouvelle alimentation et c'est tout. Inversement, un enfant qui a gardé l'habitude de téter sa mère jusqu'à dix-huit mois, bien qu'on ajoute depuis un certain temps déjà à cette alimentation du lait de vache ou un potage, par exemple, est un enfant qui n'est pas sevré, et qui au moment du sevrage, présentera peut-être un certain nombre de manifestations complexes, imputables à la suppression du lait maternel.

On voit donc combien le terme de sevrage doit être restreint. Il ne doit impliquer qu'une chose c'est la suppression de la tétée au sein et les manifestations d'ordre plutôt nerveux qui en résultent.

Contre celles-ci il faut tenir bon, en ce sens que jamais plus le sein ne doit être repris. Si l'enfant est trop énervé on le calme par des bains chauds de tilleul (200 grammes pour une baignoire d'enfant, infusés une heure dans de l'eau bouillante) ; et au besoin par des préparations bromurées calmantes. La seule grosse difficulté du sevrage réside dans le fait que l'enfant, élevé exclusivement au lait de nourrice, refuse systématiquement de prendre une autre nourriture. Ce n'est pas que telle alimentation lui déplaise plutôt que telle autre, c'est une habitude qu'il a prise et qu'il entend garder.

Il faut alors user de patience, revenir journellement à la charge, sucrer, saler les aliments, les varier de façon à flatter le goût de l'enfant. Mais si l'on a dépassé le treizième mois et qu'on se heurte à un refus obstiné de la part de l'enfant, il faut brusquer les choses et supprimer complètement la tétée.

Cette règle ne supporte que deux exceptions, c'est l'état de santé dans lequel se trouve le bébé. Il faut patienter jusqu'à quinze à seize mois s'il est chétif ou souffrant. Il faut aussi s'arranger pour ne pas procéder à un sevrage brusque au moment des grandes chaleurs de l'été.

Rations de lait et de farines à donner à un enfant entre dix mois et quinze mois.

On a décidé d'ajouter soit au lait de la mère, soit à l'allaitement mixte mère et biberon, des bouillies pendant les dixième, onzième, douzième mois, et l'enfant consent à les prendre ; comment devra-t-on procéder ?

Sur le tableau d'allaitement on verra que pendant ces trois mois l'enfant reçoit de 900 grammes à 1 litre de lait par vingt-quatre heures en six tétées ; cinq le jour, une la nuit.

On supprimera une des tétées pendant les dixième et onzième mois et l'on donnera à sa place 1 à 2 cuillerées à café d'une farine (orge, blé, riz, avoine, maïs, maltées ou non), délayées dans moitié de la quantité de lait d'une tétée, complétée d'autant d'eau, légèrement sucrée et salée.

Pendant le douzième mois on pourra remplacer deux tétées par deux bouillies semblables.

Dans les trois mois qui vont suivre, c'est-à-dire treizième, quatorzième, quinzième mois, la conduite sera différente.

La quantité de lait donnée dans les vingt-quatre heures sera de 1 litre, sur lequel on prélèvera deux fois 200 grammes pour donner deux bouillies de une cuillerée à soupe de farine chaque.

Une de ces bouillies pourra être préparée avec l'une des farines spéciales appelées racahout, phosphatine, arrowroot, farine lactée (la farine lacté contenant déjà du lait sera délayée dans de l'eau).

A cet âge, l'enfant ne prend aucune alimentation dans

a nuit et l'on répartit en trois le lait restant du litre, ce qui fera cinq repas par vingt-quatre heures ainsi réglés :

7 heures du matin, 200 grammes de lait.

10 heures du matin, bouillie : 200 grammes de lait, une cuillerée à soupe de phosphatine ou autre farine.

1 heure 1/2 après-midi, 200 grammes de lait.

4 heures après-midi, bouillie : 200 grammes de lait, une cuillerée à soupe de farine.

7 heures soir, 200 grammes de lait.

Si l'enfant tète encore, ce régime correspondra à trois prises de sein et deux bouillies. Il y a dans le passage de l'alimentation lactée aux bouillies, grand intérêt à aller progressivement si on le peut, substituant d'abord un biberon à une tétée, puis deux biberons et ainsi de suite, avant d'en arriver à l'usage des farines.

Précautions à prendre pour la nourrice.

La femme qui cesse son allaitement doit faire passer son lait. Il existe trois procédés à utiliser dans l'ordre suivant et à ajouter les uns aux autres, si cela est nécessaire :

1° Compression des seins. Appliquer au devant des seins une couche d'ouate épaisse, qu'on maintient serrée fortement contre la poitrine à l'aide d'un bandage de corps ;

2° Purgations répétées ;

3° Adjoindre la prise d'un gramme d'antipyrine par jour pendant cinq à six jours.

Si les seins restent gros, tendus et deviennent douloureux pendant les premiers jours, on les videra par expression manuelle proprement et doucement faite.

CHAPITRE VI

ALIMENTATION DES ENFANTS DU DEUXIÈME AGE. DENTITION. — MARCHE.

Au chapitre précédent, nous avons indiqué la manière de nourrir l'enfant jusqu'au début du seizième mois.

Pendant les huit mois qui précèdent la deuxième année, on apportera quelques changements importants.

Seizième, dix-septième, dix-huitième mois, cinq repas comme plus haut, en ajoutant un jaune d'œuf, puis deux par vingt-quatre heures incorporé aux bouillies. A l'une de ces bouillies, on pourra substituer une panade légère, ou une purée de pommes de terre, ou un tapioca au lait de façon à varier un peu l'alimentation.

Ne pas dépasser 1 litre de lait, dans les vingt-quatre heures. Si l'enfant semblait mal le supporter, il faudrait le remplacer par des bouillies à l'eau sucrée et salée. Il est utile, à cette période, de donner de temps en temps un aliment frais, sous forme de jus d'oranges mélangé d'eau sucrée, 1 cuillerée à café tous les deux jours.

Bien avoir présent à l'esprit que certains eczémas, certains états d'excitation ou d'insomnie peuvent provenir de la présence du cacao dans quelques-unes des farines employées. Il faudrait alors suspendre leur usage.

Entre un an et demi et deux ans quatre repas par jour suffiront, trois repas et le goûter.

Petit déjeuner. — 200 grammes de lait avec une cuillerée à soupe de farine.

Midi. — Un œuf avec un peu de mie de pain et un peu d'eau bouillie à boire, ou 150 grammes de lait.

Quatre heures. — 200 grammes de lait avec un biscuit ou gâteau sec.

Six heures et demie à sept heures. — Soupe de 250 grammes de lait faite avec panade ou farine ou purée de pommes de terre avec un jaune d'œuf.

Alimentation au delà de la deuxième année.

Quatre repas : on ne donnera plus de lait qu'au goûter 200 grammes et un biscuit ou plus tard un petit morceau de chocolat.

Petit déjeuner. — Panade, ou tapioca léger, au gras, ou farines à l'eau et lait, ou soupe avec pommes de terre.

Midi. — Un œuf, ou un peu de poisson léger, sole, merlan, limande, bouilli et écrasé ou un peu de côtelette pulpée, ou un peu de cervelle, ou un peu de riz de veau (en moyenne 40 à 50 grammes de chaque). Une purée de pommes de terre, ou de marrons, ou de lentilles, ou quelquefois légumes verts très cuits hachés et passés, 100 grammes environ. Un peu de pain, croûte bien mâchée. Une compote de pommes ou un peu de confiture ou un biscuit. De l'eau bouillie comme boisson.

Six heures et demie. — Un potage un peu épais avec un jaune d'œuf, un peu de pain et de l'eau bouillie en boisson.

Les doses pourront être augmentées jusque vers trois ans et demi.

A partir de cet âge, on étendra peu à peu la liste des mets, qui pourront être donnés à l'enfant en les rapprochant de ceux qui seront servis à la table des parents.

Plus tard les enfants goûteront au vin, mieux cela vaudra; il faut tenir la main à ce qu'ils n'en fassent pas du tout usage avant la sixième ou septième année.

Il faut également apprendre de bonne heure à l'enfant à bien mastiquer ses aliments.

L'écrasement des aliments par les dents est nécessaire à leur digestibilité, et tant que l'enfant, par absence de dents ou par retard de dentition, n'a pas ce qu'il faut pour mâcher, il est de toute nécessité de s'abstenir de lui donner des aliments solides.

Dentition.

Le travail de la dentition se fait sans encombre chez certains enfants ; il s'accompagne au contraire chez d'autres de troubles variés, nerveux, dyspeptiques, respiratoires,

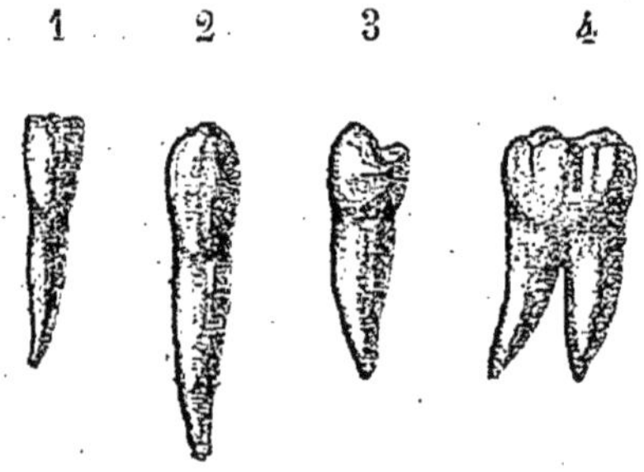

Fig. 18.
1, incisive. — 2, canine. — 3, prémolaire. — 4, molaire.

qui, lorsqu'ils apparaissent, doivent éveiller l'attention de la sage-femme du côté de la poussée dentaire.

La première dentition est formée de 20 dents dites de lait toutes temporaires destinées à tomber (fig. 18).

Dates d'apparition des dents de lait :

6ᵉ au 8ᵉ mois. — Les 2 incisives médianes inférieures ;

8ᵉ au 9ᵉ mois. — Les 2 incisives médianes supérieures ;

10ᵉ au 12ᵉ mois. — Les 2 incisives latérales supérieures, puis les 2 incisives médianes inférieures.

Total : 8 incisives à la fin de la première année.

12ᵉ au 14ᵉ mois. — Les 4 premières petites molaires inférieures et supérieures, une de chaque côté, laissant ainsi entre elles et les incisives un vide passager.

14ᵉ au 20ᵉ mois. — Les 4 canines inférieures et supérieures.

Puis aux environs de la deuxième année commençant un peu avant, finissant quelquefois plusieurs mois après le 24ᵉ mois apparaissent en haut et en bas de chaque côté les 4 deuxièmes petites molaires, ce qui porte à 20 le nombre des dents de lait (fig. 19).

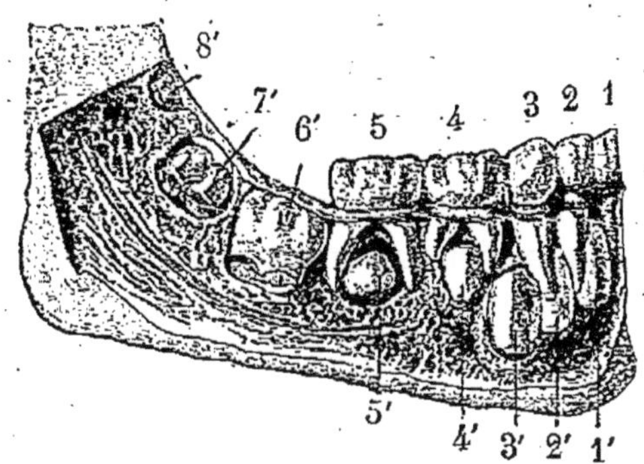

Fig. 19.

1, 2, 3, 4, 5, dents de lait ou temporaires ou 1re dentition.
1', 2', 3', 4', 5', 6', 7', 8', dents permanentes, qui se substitueront aux premières.

L'éruption des dents ne suit pas toujours cet ordre immuable. Elle peut être retardée, arrêtée passagèrement, irrégulière.

L'enfant, au moment de la poussée dentaire, a de l'agacement des gencives, de la salivation. Il porte à la bouche ses mains, ou les objets qu'il a à sa disposition. Il n'est pas mauvais de frictionner légèrement les gencives avec un linge mouillé propre, cette habitude très répandue amène un soulagement certain.

Chez quelques sujets plus nerveux on voit apparaître des convulsions.

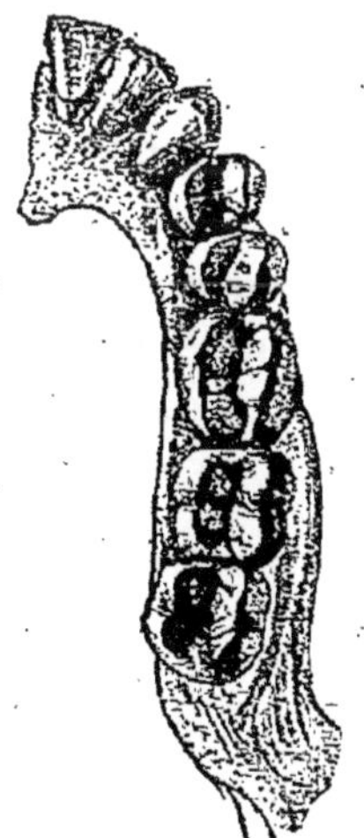

Fig. 20.

Dentition terminée. 8 dents pour chaque moitié de mâchoire.

La deuxième dentition comprend une nouvelle poussée dentaire permanente, la chute des dents de lait et leur remplacement par des dents permanentes. La nouvelle poussée dentaire se fait de cinq à six ans. A ce moment apparaît de chaque côté en haut et en bas la première grosse molaire. Celle-ci ne tombera pas; l'enfant a alors 24 dents.

A douze ans sortent les 4 deuxièmes grosses molaires, ce qui porte le nombre des dents à 28.

Beaucoup plus tard, entre dix-huit et trente ans, se montrent les 4 dernières grosses molaires ou dents de sagesse.

Total : 32 dents (fig. 20).

Les dents de lait tombent pendant la période de la deuxième dentition pour être remplacées par les dents définitives. Cette substitution se fait normalement dans l'ordre de la première dentition ; commencée à sept ans, elle s'achève aux environs de la douzième année.

Soins à donner aux dents. — Les soins à donner aux dents des enfants sont de même nature que ceux à prescrire aux adultes. Les dents doivent être frottées avec un linge fin, ou brossées avec une brosse plus ou moins dure.

La meilleure pâte est encore le savon, qui utilisé sous forme de crème de savon, nettoie bien les surfaces dentaires et antiseptise suffisamment la bouche.

Il est utile d'obturer ou tout au moins de rendre très propre les caries dentaires des dents de lait. On évitera ainsi que les anfractuosités deviennent le réceptacle de microbes variés et ne recèlent dans leur intérieur des espèces dangereuses telles que celle de la tuberculose.

Marche.

L'enfant commence à marcher en moyenne vers un an ou quatorze mois, il se perfectionne peu à peu.

Dès qu'il se meut seul, il tombe souvent et passe une partie de son temps les mains sur le sol de la chambre. Il porte fréquemment les mains à la bouche, aussi faudra-t-il surveiller la propreté du sol. Le mieux est d'avoir un plancher lavable, ou recouvert d'un linoléum également lavable.

Dans les premières années, l'enfant sera chaussé de petits souliers ou bottines en cuir souple sans talons.

Il arrive fréquemment chez l'enfant de trois à quatre ans

une légère difformité du genou dépendant de facteurs multiples, au nombre desquels il faut placer la croissance, et un certain degré de laxité des muscles et ligaments appelés à soutenir la plante du pied.

Cette petite difformité consiste en une légère déviation d'un ou des deux genoux en dedans (genu valgum), que l'on constate très bien dans la marche.

Cette déviation, qui effraie beaucoup certaines mères, est des plus faciles à corriger dans les cas légers que nous avons en vue.

Elle tient non pas à une malformation siégeant au niveau du genou, mais à un léger affaissement de la voûte du pied, affaissement qui rapproche le pied de l'attitude que l'on décrit sous le nom de pied plat.

Si l'on a soin de changer les bottines de l'enfant, de garnir les tiges d'un léger contrefort de cuir, de renforcer légèrement la semelle et d'ajouter de petits talons; si d'autre part on glisse dans la chaussure une semelle, dont le bord interne est légèrement bombé et rigide de façon à maintenir la voûte plantaire et à l'empêcher de s'affaisser dans la marche, on observera très rapidement, la disparition de la déviation du genou. On gardera ainsi en bonne position, pendant le moment d'activité de la croissance la statique des extrémités articulaires des os du genou.

CHAPITRE VII

POIDS. — CROISSANCE. — DÉVELOPPEMENT DU THORAX EXERCICES DESTINÉS A AUGMENTER LE PÉRIMÈTRE THORACIQUE

A la naissance, l'enfant pèse en moyenne 3 kilogrammes à 3kg,500.

Pendant les trois à quatre premiers jours l'enfant perd de son poids et ne regagne son poids initial que vers le huitième jour.

A partir de ce moment, il continue à progresser régulièrement augmentant de 25 à 30 grammes par jour pendant les quatre premiers mois.

Les mois suivants, le gain journalier n'est plus que de 20 à 15 grammes.

Les derniers mois l'augmentation varie entre 10 et 12 grammes par jour (fig. 21).

On a coutume de dire et avec raison qu'à six mois l'enfant doit avoir doublé son poids de naissance et à un an l'avoir triplé. Cette formule cependant n'est vraie que si on envisage un enfant normal.

Si en effet, on se trouve en face d'un débile pesant peu à sa naissance, 2.000 grammes par exemple, il ne serait pas satisfaisant qu'à l'âge de un an il n'atteignît que 6 kilogrammes. Le débile a besoin de faire à un moment donné un effort plus considérable que les autres pour rentrer dans la règle.

Au delà de un an les poids moyens sont les suivants :

18 mois	10kg,500
2 ans.	11kg,400
3 —	13 kg.

4 ans	14^{kg},200
5 —	15^{kg},400
6 —	17 kg.
7 —	19 kg.
8 —	20^{kg},500
9 —	22^{kg},500
10 —	24^{kg},500
12 —	30 kg.
15 —	43^{kg},500
17 —	52^{kg},500
20 —	60 kg.

Ces chiffres ne sont que des moyennes; en général, les filles restent comme poids au-dessous des garçons.

Le nourrisson doit être pesé régulièrement, pour pouvoir suivre son développement (fig. 22).

S'il a l'air en bonne santé et qu'aucune difficulté ne se présente dans l'allaitement, il suffira de le peser tous les huit jours.

Si l'enfant va mal, ou mieux si l'on veut suivre sa nourriture d'un peu près, pour bien se rendre compte du bénéfice qu'il en tire, on le pèsera journellement.

Si l'on craint une insuffisance de lait de la part de la nourrice, on pèsera l'enfant avant et après chaque tétée, et de cette façon on jugera s'il reçoit la quantité de lait nécessaire. On notera également le temps qu'il met à prendre la quantité de lait qui convient à son âge et on règlera le temps de mise au sein sur une donnée absolument précise.

Il ne faut pas ignorer, cependant, que les prises de lait de sein sont assez variables suivant les tétées, et qu'un enfant, dans le même temps, pourra aussi bien tirer 125 grammes de lait que 90 grammes à deux tétées différentes.

Dans l'élevage au biberon toutes les irrégularités disparaissent naturellement.

Au cours des maladies, le nourrisson cesse d'augmenter, sa courbe subit un arrêt, ou souvent décroît notablement. On note des diminutions de poids lorsque la nourrice est souffrante, ou encore pendant ses règles.

Les débiles, les prématurés restent bien au-dessous du poids normal, il en est de même de cette catégorie d'enfants que M. Variot a appelés des hypotrophiques, enfants

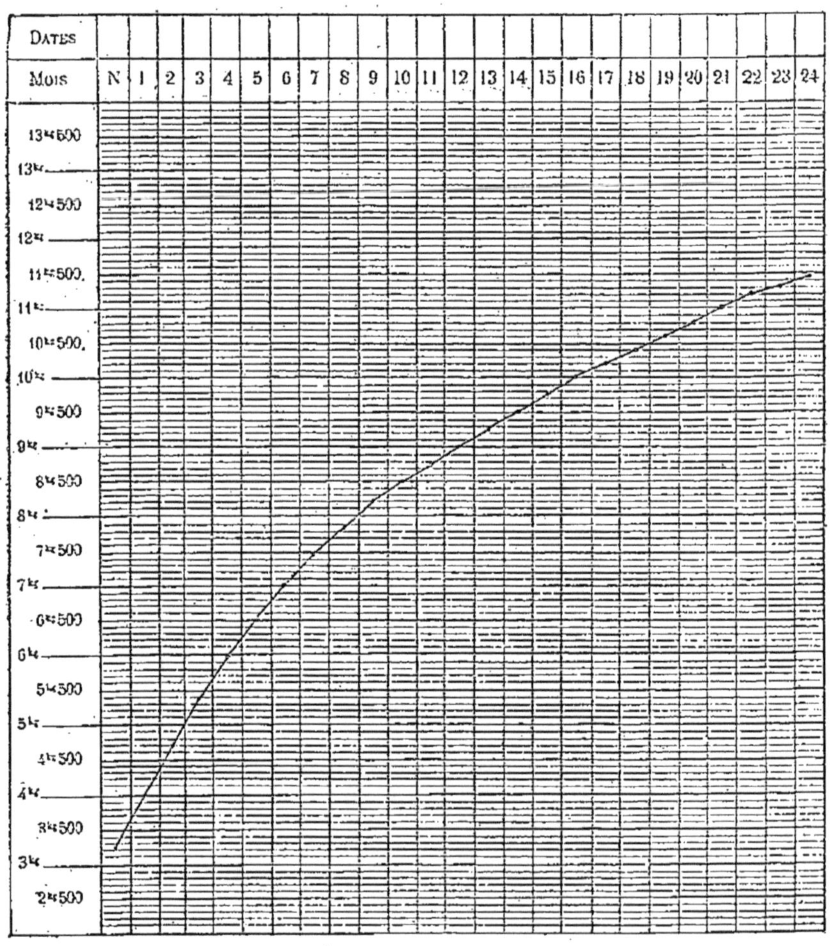

Fig. 21.
Courbe de l'augmentation normale du poids d'un enfant jusqu'à deux ans.

chez lesquels l'augmentation de poids est considérablement ralentie. On doit se tenir pour satisfait si chez eux la courbe de poids progresse régulièrement, bien que d'une façon insuffisante.

Cette hypotrophie dépend de causes multiples, naissance avant terme, naissance dans de mauvaises conditions, maladies de la mère pendant la grossesse, maladies du père au moment de la conception, hérédo-syphilis, hérédo-tuberculose, hérédo-alcoolisme, nourriture qui ne convient pas à l'enfant telle que certains laits, ou encore telle que le lait lui-même. Aussi y a-t-il nécessité pour le médecin à modifier l'alimentation et à établir un

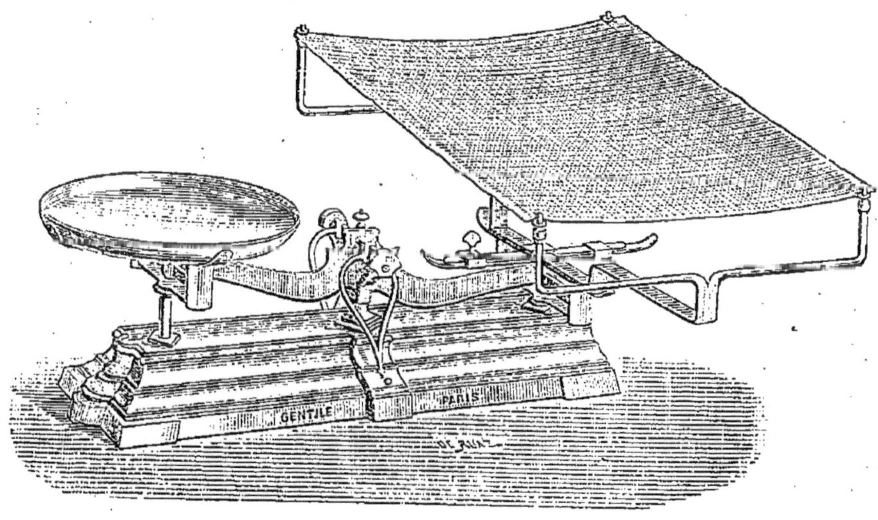

Fig. 22.
Modèle courant de balance pèse-bébé.

régime plus convenable, en usant des ressources alimentaires que nous avons mentionnées dans d'autres paragraphes.

L'air de la campagne, du bord de la mer, stimulera souvent la nutrition et pourra transformer complètement un enfant, qui, gardé à la ville, prenait un poids insuffisant.

Les frictions alcoolisées (eau de Cologne coupée de moitié d'eau) une fois par jour, les bains de cinq minutes légèrement salés, 200 grammes pour une baignoire d'enfant, rendront également de grands services.

Les nourrissons qui n'augmentent pas, sont à suivre de très près.

Il en est qui, s'alimentant à peu près normalement, n'ayant pas de diarrhée, restent cependant stationnaires. Si cet état se prolonge, si après avoir examiné soigneusement l'enfant on n'en trouve pas la raison, il faut toujours penser à la possibilité d'une évolution latente de la tuberculose, dont c'est une façon de se manifester pendant le cours de la première année. On ne tarde pas à être renseigné, car à cet âge cette maladie prend vite une allure rapide.

Croissance. — Taille.

L'accroissement de la taille est continu depuis la naissance jusqu'à un âge plus ou moins avancé : vingt-quatre ans environ.

A la naissance l'enfant mesure en moyenne 0m,50.

A 6 mois	0m,65
1 an	0m,70
2 —	0m,80
3 —	0m,86
5 —	1 m.
7 —	1m,10
10 —	1m,30
13 —	1m,45
16 —	1m,60
20 —	1m,67

Il semble tout à fait superflu d'insister sur ce que ces chiffres ont d'approximatif surtout à partir de dix ans; l'hérédité joue certainement un grand rôle. En général, l'enfant double sa taille depuis la naissance jusqu'à cinq ans et la triple à quinze ans. La taille subit des augmentations considérables pendant les maladies.

L'infection vient, comme un excitant physiologique, déterminer au niveau des os une irritation, laquelle se traduit par la croissance exagérée. C'est ainsi qu'il faut comprendre les fièvres de croissance. La croissance procède d'un léger état fébrile provoqué par une petite infection ;

le développement des os est suractivé, il fatigue l'enfant, qui devient un peu languissant.

Certaines maladies arrêtent la croissance. Ce sont celles dont l'action se fait surtout sentir sur une glande très utile à l'économie placée au devant du cou, glande dénommée corps thyroïde[1]; et celles qui amènent une transformation prématurée des extrémités des os en supprimant avant le moment voulu, la zone cartilagineuse se trouvant à ce niveau, zone aux dépens de laquelle se fait l'accroissement ces os en longueur.

Dernièrement, M. Variot a attiré l'attention sur le fait suivant touchant la taille des débiles ou plutôt leur accroissement statural.

Lorsqu'un enfant, malgré tous les soins voulus, se développe mal et reste débile, on note une dissociation entre l'accroissement pondéral et l'accroissement statural, ce dernier continuant à progresser alors que le poids augmente peu.

Le pronostic serait même particulièrement grave, si, la taille continuant à augmenter, le poids restait stationnaire.

Développement du thorax. — Exercices respiratoires.

Les chiffres du périmètre thoracique que nous pourrions donner pour les nourrissons et les enfants du premier âge ne seraient pas de très grande utilité; car dans le premier âge la graisse du thorax est assez considérable, et sa présence gêne beaucoup l'estimation exacte de la circonférence de la poitrine.

Dès la deuxième enfance, il n'en est plus de même et l'on peut facilement juger du degré de développement des poumons par un simple examen de la cage thoracique.

L'insuffisance respiratoire a naturellement un grand retentissement sur tout l'organisme, et il est absolument nécessaire d'y remédier. La première recherche à faire

1. L'hypertrophie de cette glande produit la difformité connue sous le nom de goitre.

sera de s'assurer que l'air pénètre facilement dans les poumons, autrement dit qu'il n'y a pas d'obstacle à cette pénétration, obstacle siégeant soit au niveau du nez, de l'arrière-nez ou des voies respiratoires supérieures (voir plus loin).

Ceci fait, et le remède nécessaire ayant été apporté à un obstacle existant, il convient, pour apporter une amélioration dans la fonction respiratoire et aider au développement du thorax, d'instituer les exercices d'une gymnastique un peu spéciale, dite gymnastique respiratoire.

Mouvements de gymnastique respiratoire à faire exécuter aux enfants du deuxième âge et au-dessus, à thorax étroit; dès qu'ils seront capables de comprendre ce qu'on veut obtenir d'eux.

Expliquer que la respiration ne doit se faire que par le nez. L'enfant pendant les exercices devra donc fermer la bouche.

1° *Premier exercice.* — L'enfant est couché sur le dos sur un plan résistant, les mains relevées derrière la tête pour dégager la poitrine. Faire exécuter lentement, dans cette position, 5 à 6 respirations complètes (inspiration et expiration). Augmenter chaque jour le nombre de ces respirations de façon à aller jusqu'à 10 à 15 au plus.

Avoir soin de laisser un repos toutes les 5 respirations, car lorsque celles-ci sont faites lentement et largement, il s'ensuit une fatigue rapide.

2° *Deuxième exercice.* — Dans la même séance que l'exercice précédent et après lui, l'enfant est debout, les talons réunis, les mains tombant le long du corps.

Au moment où l'on commandera de faire une inspiration par le nez, toujours lentement, on fera élever les bras transversalement et horizontalement.

Cette position sera gardée quelques secondes, trois à quatre, en même temps que la respiration sera suspendue en inspiration forcée, puis on laissera tomber les bras le long du corps pendant que l'enfant chassera toujours lentement, t toujours par le nez, l'air qu'il a emmagasiné dans sa poitrine. Ce même exercice pourra être répété quatre à cinq fois le suite et l'on n'arrivera que progressivement au chiffre le 15 exercices semblables entrecoupés de temps d'arrêt.

3° *Troisième exercice.* — Il est le même que le précédent

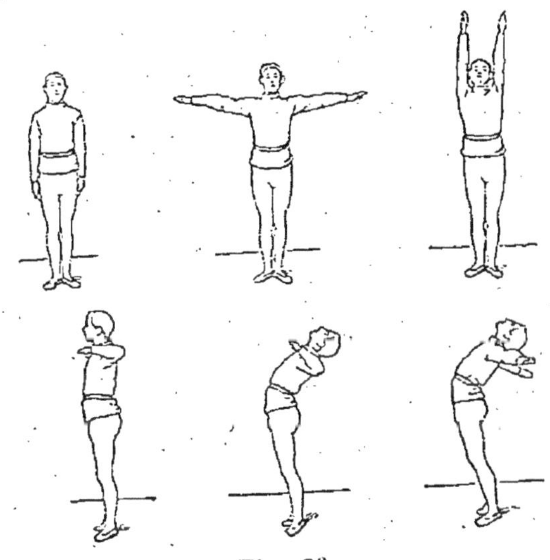

Fig. 23.

Représentation des deux principales modalités des mouvements de gymnastique respiratoire.

avec cette différence qu'on portera les bras non seulement dans la position horizontale, mais qu'on les élèvera dans la position verticale au-dessus de la tête.

Le maximum de leur course correspondra à la fin de l'inspiration. Sans donner de temps d'arrêt, on les ramènera lentement dans leur position initiale, ce deuxième temps correspondra à l'expiration.

4° *Quatrième exercice.* — Les mains placées aux hanches, la colonne vertébrale sera cambrée, et creusée, en même temps que la tête sera portée en haut et en arrière, la poitrine bombant en avant. Le premier temps de l'exercice correspondra à l'inspiration ; le retour à la position primitive accompagnera l'expiration : les mouvements seront toujours exécutés lentement et la respiration sera exclusivement nasale.

5° *Cinquième exercice.* — L'enfant fléchira les genoux le buste restant droit; les bras s'élevant transversalement et horizontalement. Pendant le premier temps se fait l'inspiration. Le retour à la position initiale correspond à l'expiration (fig. 23).

Cette gymnastique respiratoire sera quotidienne. On y consacrera de dix minutes à une demi-heure suivant l'âge de l'enfant et sa résistance. Après une série de cinq exercices, il sera nécessaire de donner un repos d'une à deux minutes.

Il ne faut pas oublier en effet que ces exercices modifient complètement le rythme respiratoire et par conséquent le travail du cœur. Pour en donner une idée, il suffit de savoir que si par exemple les mouvements d'inspiration sont de 15 à la minute, les exercices les feront tomber au chiffre de 8, c'est-à-dire les diminueront de moitié.

Dans ces conditions le cœur travaille de façon différente, aussi sans avis médical ne faut-il pas soumettre à ces exercices tous les enfants.

Bien entendu, le tour de poitrine sera mensuré au début et au cours de ces exercices pour bien noter les progrès réalisés dans l'accroissement du périmètre thoracique.

La mensuration est pratiquée au moyen d'un ruban métrique passé sous les bras à la hauteur des seins. On pratiquera la mensuration sur la peau dans deux conditions différentes : *a.* la poitrine étant gonflée d'air au maximum par une forte inspiration ; *b.* la poitrine étant dégonflée par une forte expiration.

Les deux chiffres doivent augmenter l'un et l'autre, mais celui qui doit surtout croître c'est la différence existant entre les deux chiffres, car cette différence est évidemment proportionnelle à la capacité respiratoire du sujet.

A l'aide d'un ruban métrique, on peut également noter des différences de développement existant entre les deux côtés de la poitrine, on y remédiera en ayant soin de ne faire exécuter les mouvements de bras, accompagnant les mouvements respiratoires, que du côté où le thorax est le moins développé.

LIVRE III

MALADIES DU TUBE DIGESTIF ET DE SES ANNEXES

CHAPITRE PREMIER

GASTRO-ENTÉRITES DES NOURRISSONS ET DES ENFANTS DU PREMIER AGE LEURS TRAITEMENTS LAVAGES DU TUBE DIGESTIF

Dans ce chapitre, nous grouperons quatre états morbides différents, qui ont cependant de nombreux points de contact.

Le terme de gastro-entérite doit être considéré comme une appellation générique, que complète un qualificatif indiquant le type clinique auquel ressortit la maladie.

Il existe :

1° Une gastro-entérite dans laquelle dominent les signes d'une digestion insuffisante avec un minimum de symptômes inflammatoires du côté de la muqueuse gastro-intestinale. Il s'agit surtout alors de *dyspepsie gastro-intestinale* ;

2° Une gastro-entérite aiguë accidentelle commençant par de la simple dyspepsie, mais avec un état infectieux ;

3° Une gastro-entérite à forme grave, spéciale aux nourrissons, sévissant sous forme épidémique pendant les chaleurs ;

4° Une entérite subaiguë prolongée avec rejet de glaires et de membranes, plus spéciale à l'enfance au delà de dix-huit mois ; on la trouve fréquemment aussi chez l'adulte. Elle est plus particulièrement connue sous le nom d'entérite muco-membraneuse.

A. — Gastro-entérite avec prédominance de la dyspepsie. Traitement.

Première variété. — Un excès d'alimentation, une nourriture mal choisie pour l'âge de l'enfant, fatiguent l'estomac et l'intestin. Le premier de ces organes rejette son contenu par vomissement et le deuxième sous forme de diarrhée ; c'est le simple embarras gastrique, dans lequel la température s'élève peu ou beaucoup, mais pendant une durée assez courte, une journée à deux au plus.

Le mauvais état de l'enfant se traduit par des cris, de l'agitation chez les tout-petits, des plaintes, des maux de tête, des pleurs chez l'enfant plus âgé.

Le traitement est simple. Mettre le tube digestif au repos en instituant pour vingt-quatre heures la diète hydrique (eau sucrée).

Chez les nourrissons, on remplace chaque tétée par un biberon d'eau bouillie sucrée (5 à 6 grammes de sucre pour 100 d'eau), qu'on donne en quantité égale à celle d'une tétée.

On reprend prudemment l'alimentation, en donnant le lait le deuxième jour, à la dose d'une tétée sur deux, la deuxième tétée étant encore de l'eau sucrée. Le troisième jour, lait à chaque tétée. Chez les enfants plus âgés, de cinq à six ans, il y a avantage à suspendre l'alimentation lactée de deux à huit jours et à lui substituer des bouillies avec moitié eau et moitié lait, sucrées et légèrement salées, faites avec des fécules de pommes de terre, ou des farines de froment ou de riz, d'orge ou d'avoine (une cuillerée à café à une cuillerée à soupe de ces farines dans 200 grammes du mélange à parties égales d'eau et de lait deux à trois fois par jour).

Le mode de préparation de ces farines est le suivant :

Délayer une cuillerée à café ou à soupe de farine dans trois cuillerées du liquide froid ; ajouter en remuant le restant du liquide bouillant et cuire une dizaine de minutes en remuant le mélange.

Deuxième variété. — Dans un certain nombre de cas, dyspepsie et à sa suite gastro-entérite évoluent différemment. Chez les nourrissons, il s'agit d'enfants vomissant fréquemment leur lait, caillé, et ayant communément des selles abondantes, ou par intervalles, rares et épaisses. Ces selles sont de coloration changeante, jaunes, ou mélangées de grumeaux, ou vertes, panachées dit-on. A certains moments les matières sont décolorées, blanches, de très mauvaise odeur, glaireuses souvent.

Chez les enfants plus âgés, on retrouve dans les garde-robes des aliments non digérés. L'état général est peu satisfaisant et s'il se prolonge, on note de l'amaigrissement ; les chairs sont flasques, le teint pâle, blafard. La température monte à certaines heures de la journée. Si l'on examine le ventre, on le trouvera ballonné, surtout au niveau de l'estomac (dilatation), ou aplati principalement chez le nourrisson, l'intestin donnant une sensation de mollesse particulière et semblant se mouvoir dans un ventre, dont la paroi est trop grande pour le contenir.

Lorsque cet état maladif persiste sans qu'on y prête une attention suffisante (les symptômes se trouvant peu marqués), on est frappé du mauvais développement du système osseux, qui présente les caractères du rachitisme.

Les fesses, les jambes sont souvent envahies par un érythème, sur lequel apparaissent quelquefois des vésicules et des ulcérations.

Sur le visage, le tronc et les membres, se montrent parfois des petites éruptions de taches rosées, qui font penser à la rougeole.

Quelques enfants ont des convulsions.

Tous ces signes augmentent d'intensité pendant la dentition et il est fréquent de voir la poussée dentaire être l'occasion d'une crise fébrile avec troubles gastro-intestinaux très marqués.

Il faut bien se garder de prendre pour de la gastro-entérite un simple changement de couleur des selles qui, avec un excellent état général, sont rendues vertes.

Ce seul signe n'a aucune valeur. La couleur verte n'est alors que le résultat de phénomènes, dits d'oxydation, c'est-à-dire de changement de couleur, dépendant d'une influence exercée par l'oxygène de l'air sur les selles. Cette transformation peut se faire dans la partie terminale du gros intestin ou dans les couches, après évacuation des matières. On dit que les selles verdissent à l'air. Une manière assez simple d'en donner la démonstration est la suivante. Si l'on prend des selles rendues jaunes par un nourrisson, il suffit de les mettre en contact pendant quelques minutes avec de l'eau oxygénée pour qu'elles passent au vert.

Traitement. — Ici, il faudra encore recourir à la diète hydrique indiquée plus haut.

Les purgatifs légers tels que l'huile de ricin, une demi-cuillerée à café à deux cuillerées suivant l'âge, aideront l'intestin à se débarrasser complètement et une bonne fois de son contenu.

Le calomel peut rendre de grands services; mais c'est un médicament délicat à manier, dont l'emploi doit être laissé au médecin.

Le lavage de l'intestin est presque toujours un bon adjuvant. Il se fait à la dose de 1/4 à 1/3 de litre d'eau bouillie, tiède, chez les nourrissons. On utilise à cet effet une sonde molle en caoutchouc n° 16 à 18 de la filiaire habituelle. On la vaseline pour l'entrer facilement et on lui adapte un entonnoir en verre comme réservoir d'eau, en ayant soin de ne faire pénétrer à la fois que 30 à 50 grammes d'eau environ, qu'on laissera ressortir, soit par la sonde, soit sur les côtés de la sonde, l'enfant ayant tendance à pousser pour rejeter le liquide.

Si le nourrisson continue à ne pas tolérer le lait maternel ou le lait animal, il faut changer son alimentation, essayer les laits modifiés, fermentés.

En tâtonnant, on arrivera souvent à un bon résultat.

L'adjonction d'eau de Vals (Saint-Jean) ou de Vichy (Célestins), 50 grammes par jour, est également à conseiller.

Si l'on échouait on pourrait s'adresser aux deux préparations, babeurre et bouillie maltées, dont nous parlerons au paragraphe suivant.

B. — Gastro-entérite avec dyspepsie et infection.

Bouillon de légumes.

L'enfant (nourrisson ou enfant plus âgé) a de la diarrhée ; il rejette des matières glaireuses, striées de sang ; il crie parce qu'il a des coliques ; s'il est en âge de se plaindre, il montre son ventre. Les selles sont infectes, mousseuses, la température souvent élevée. Un peu plus tardivement, lorsque la maladie dure, le facies s'altère, les traits se tirent, la pâleur s'accentue.

Par intervalles surviennent des vomissements. L'évolution est plus ou moins longue et l'alimentation difficile à régler, car chaque reprise alimentaire amène une recrudescence de la maladie.

Traitement. — Dès le début, diète à l'eau sucrée vingt-quatre à trente-six heures. Donner soit 0gr,25 à 0gr,30 de sous-nitrate de bismuth, soit, mieux encore, 0gr,15 à 0gr,25 d'hopogan (peroxyde de magnésium) dans un peu d'eau. Essayer ensuite la reprise du lait chez les tout petits et, si l'on ne réussit pas, donner aussi bien aux petits qu'aux grands des bouillons de légumes et de céréales, de l'eau de riz auxquels on incorpore des farines. Ajouter une potion à l'acide lactique 0gr,25 centigrammes à 1 gramme par jour dans 50 grammes de sirop gommeux. Cette potion prise par cuillerées à café doit être administrée en dehors du lait qu'elle coagule.

a. **Bouillon de légumes et de céréales.** — Depuis que

M. Méry a formulé une préparation de bouillon de légumes, beaucoup de médecins lui ont apporté des modifications ou des adjonctions. Ces bouillons sont tous aussi bons. Voici la composition de l'un d'eux :

Carottes	60	grammes.
Pommes de terre	60	—
Navets	20	—
Haricots décortiqués	20	—
Orge	20	—
Maïs concassé	20	—

Bien laver les substances avant de les faire bouillir.

Verser dans la casserole où elles sont déposées 2 litres d'eau. Porter à l'ébullition jusqu'à réduction de moitié, passer, saler légèrement.

En été, avoir soin de préparer strictement la quantité nécessaire pour la journée ou la demi-journée, suivant la température pour éviter la fermentation du bouillon conservé.

b. **Eau de riz**. — Bien laver une cuillerée à soupe de riz ; verser le riz dans un 1/2 litre d'eau bouillie. Porter à l'ébullition pendant une demi-heure à trois quarts d'heure. Passer le liquide et ramener le volume au demi-litre. A donner légèrement sucrée.

Ces préparations sont insuffisantes pour entretenir l'existence. Si elles peuvent être données seules pendant un jour ou deux, il faut vers le troisième jour ajouter dans chaque biberon de ces bouillons une demi à une cuillerée à café ou plus de farine de blé, d'orge, de riz ou d'avoine ; ces farines étant de préférence maltées. Il n'est pas rare de voir se développer un œdème généralisé chez le nourrisson, qui fait de ces bouillons un usage un peu prolongé. On devra alors les suspendre et donner soit du lait, soit des farines délayées dans de l'eau pure sans sel.

Dès que cela sera possible et avec quelque tâtonnement, il faudra pour les nourrissons, revenir au lait et à une nourriture composée de farineux et de pâtes très cuites si l'on s'adresse à des enfants plus âgés.

Dans ces dernières années, on a préconisé deux nouvelles préparations, destinées à remplacer le lait, lorsque celui-ci est mal toléré. On les utilisera au moment de la reprise de l'alimentation.

La première est le *babeurre*.

La deuxième, les *bouillies maltosées*.

On donnera le babeurre si l'enfant n'a pas de fièvre, et si la maladie est entrée dans la période de convalescence. Mais si le babeurre réveille la fièvre, il faut le suspendre.

Pour préparer le babeurre, on laisse aigrir le lait pendant vingt-quatre heures dans un vase couvert, à la température de 20° en ayant soin d'agiter le lait. Au bout de ce temps, on bat le lait (barattage) et l'on sépare le beurre du lait. Avec le liquide restant, on prépare une soupe de babeurre. On dilue dans un litre de babeurre 10 à 12 grammes de farine de froment, de riz, etc. Le chauffage doit être lent et l'ébullition obtenue en une demi-heure, on laisse monter trois fois et l'on ajoute 80 grammes de sucre.

Le babeurre contient donc peu de matières grasses, mais une certaine dose d'acide lactique, parce que le lait a suri.

Les difficultés de sa préparation le rend seulement utilisable dans les grands centres où des industriels livrent toutes prêtes les soupes de babeurre.

La deuxième préparation, bouillie maltosée ou soupe de malt, doit être achetée dans le commerce, toute préparée. Son but est de rendre les farines plus assimilables, en les transformant par une infusion de malt, c'est-à-dire d'orge germé.

c. **Gastro-entérite épidémique des nourrissons**. — Avec la saison des chaleurs apparaissent les gastro-entérites épidémiques des nourrissons, qui tuent un grand nombre d'enfants pendant l'été.

On ne connaît pas exactement la cause de cette maladie, mais on sait qu'elle relève d'une infection du tube digestif. Ce qui me paraît le plus probable, c'est qu'à la faveur de l'élévation de la température, se développent, peut-être dans le sol, des germes ou microbes, qui portés dans l'intestin s'y multiplient et infectent l'organisme.

Aussi, pendant l'été, faut-il avoir grand soin de donner un lait absolument inoffensif, c'est-à-dire stérilisé, et d'empêcher l'enfant de se traîner par terre ou de porter à sa bouche des objets souillés par les poussières du sol.

J'ai remarqué les bons effets obtenus ainsi chez les nourrissons, soumis à ces précautions difficiles à prendre, je le reconnais, dans certains milieux.

Une autre recommandation de grande importance est d'empêcher tout contact entre les enfants sains et les malades. La gastro-entérite épidémique est contagieuse et il faut éviter à tout prix d'en transporter les germes. Les règles usitées en pareil cas, consistent dans la désinfection des linges de l'enfant et dans la propreté rigoureuse des mains du personnel soignant.

Nous avons dit précédemment qu'il ne suffit pas d'absorber des microbes pour voir évoluer la maladie ; il faut en plus chez l'individu un état de réceptivité morbide.

Or, chez l'enfant et particulièrement pendant la période d'été, où sévit la gastro-entérite, il n'est pas rare de voir les méfaits de la suralimentation préparer le terrain à la gastro-entérite.

Symptômes. — *a. Vomissements.* — Plus ou moins abondants, en général constitués par du lait caillé.

b. Diarrhée. — Légère ou profuse sous forme liquide, avec matières glaireuses ou sanguinolentes souvent. Elle peut être de couleur verte, par exagération de la sécrétion biliaire ; cette teinte résulte également dans certains cas de la présence de microbes colorant les selles en vert. Les garde-robes sont souvent infectes.

c. Le ventre est distendu ou aplati. Les coliques intestinales se traduisent par des cris. La température est ou très élevée ou moyenne, ou très basse (choléra algide).

La figure a un aspect spécial; les yeux sont rentrés

dans les orbites, c'est-à-dire excavés ; la peau est bistrée au niveau des paupières inférieures ; le nez est pincé, surtout si la maladie est sévère ; les lèvres amincies sont sèches, la langue granuleuse.

Complications. — Elles sont nombreuses et fréquentes puisqu'il s'agit d'une infection grave.

C. hépatiques. — Le foie cesse de fonctionner ; les selles blanchissent ; répandent une odeur infecte. L'arrêt total et prolongé de la fonction hépatique entraîne rapidement la mort.

C. pulmonaires. — Ce sont la bronchite, la broncho-pneumonie avec dyspnée et pluie de râles dans la poitrine.

C. nerveuses. — Les convulsions sont au nombre des plus fréquentes, sous forme de grandes secousses, généralisées ou de simples retournements des globes oculaires derrière les paupières ; l'enfant au moment de l'accès, perd conscience et pâlit.

D'autres fois encore, l'aspect de la maladie prend le type de la méningite, sans qu'existe réellement cette terrible affection.

C. rénales. — Elles s'accompagnent d'albuminurie et d'accidents urémiques.

C. cutanées. — Ces dernières complications sont de beaucoup les plus bénignes. Elles consistent en érythèmes, c'est-à-dire en rougeurs pointillées ou étendues en nappes ressemblant dans le premier cas à la rougeole, dans la deuxième à la scarlatine.

Formes de la maladie.

Première forme. — Entéro-colite sèche. — Elle a pour caractères le vomissement, l'abaissement de la température, le refroidissement et la cyanose des extrémités, l'absence des selles, la mollesse du ventre avec rétraction de sa paroi, et surtout l'altération profonde et foudroyante des traits du visage, indiquant aux yeux les moins prévenus la gravité de la situation. C'est une attaque de choléra sec, qui emportera très probablement l'enfant.

Deuxième forme à rechutes. — Après quelques jours de maladie, quatre à cinq, un mieux se produit, mais les accidents reprennent bruyants et alarmants et ainsi de suite à plusieurs reprises.

Le *pronostic* dépend essentiellement de l'intensité de la maladie. Les formes graves fournissent un gros chiffre de mortalité.

Traitement.

Alimentation. — Pendant les deux premiers jours (période aiguë) : Diète hydrique sucrée ou eau de riz sucrée. Les jours suivants, bouillon de légumes-céréales avec farines (voir plus haut). Reprise intermittente du lait ou laits modifiés, alternant avec les bouillies ou l'eau de riz. Si le lait est très mal toléré revenir aux farines exclusives surtout chez les enfants âgés de plus d'un an.

Chez eux en effet, la guérison n'est maintenue dans certains cas, qu'à la condition de supprimer totalement le lait.

Médicaments pris par la bouche.

Acide lactique : 0gr,25 à 2 grammes (voir plus haut).

Salacétol en paquets de 0gr,10 à 0gr,20 par jour, mis dans un peu d'eau. *Hopogan* (voir plus haut).

Ce sont les trois médicaments de choix. Ils peuvent être employés concurremment pour désinfecter chimiquement l'intestin au début de la diarrhée. Au bout de quelques jours, ou d'emblée, lorsque la maladie est très atténuée, on évacuera l'intestin par un purgatif.

Le calomel sera manié avec prudence. L'huile de ricin une demi à une cuillerée à café pure, dans du lait ou du sirop de gomme suivant l'âge.

La magnésie facile à administrer, 1 à 3 grammes suivant l'âge.

La diarrhée persistant après l'emploi des purgatifs, on essaiera les médicaments destinés à l'arrêter par un tout autre mécanisme.

Eau de chaux : une cuillerée à café à chaque tétée.

Sous-nitrate de bismuth : 0gr,50 à 1 gramme par jour en plusieurs fois.

Tannigène : 0gr,25 au-dessous d'un an à 0gr,50 au-dessus de cet âge.

Lavages du tube digestif.

Les lavages de l'estomac et de l'intestin répondent à la préoccupation suivante.

Dès que les transformations et l'absorption des aliments sont terminées, il y a avantage à ne laisser dans le tube digestif aucun résidu, qui puisse servir de milieu de culture aux microbes qu'il renferme.

Le *lavage d'estomac* n'est pas à conseiller dès les premiers jours de la maladie. Il doit être employé avec beaucoup de circonspection et à une période tardive lorsque l'affection revêt une forme torpide s'accompagnant de vomissements répétés. Pour le pratiquer, on se sert d'une sonde en caoutchouc rouge de Nélaton des nos 12 à 30 de la filière Charrière. La sonde légèrement huilée, vaselinée ou glycérinée, est introduite avec beaucoup de précaution par le nez ou la bouche.

Pendant et après son introduction, il faut surveiller la respiration ; retirer la sonde si l'enfant étouffe, tousse et se cyanose, car l'on est dans la trachée et recommencer.

Lorsqu'on juge être descendu assez loin dans l'estomac, on adapte un entonnoir à l'extrémité libre, et l'on peut pour plus de sûreté contrôler sa situation dans l'estomac de la façon suivante. L'entonnoir est plongé dans de l'eau contenue dans une cuvette. Si la sonde est dans l'estomac quelques bulles de gaz apparaissent bien à la surface du liquide, mais pendant quelques instants seulement. Ce sont les gaz de l'estomac qui s'échappent par la sonde.

Dans le cas où les bulles continueraient à s'échapper avec un rythme analogue à celui de la respiration, la sonde serait dans la trachée, il serait urgent de la retirer.

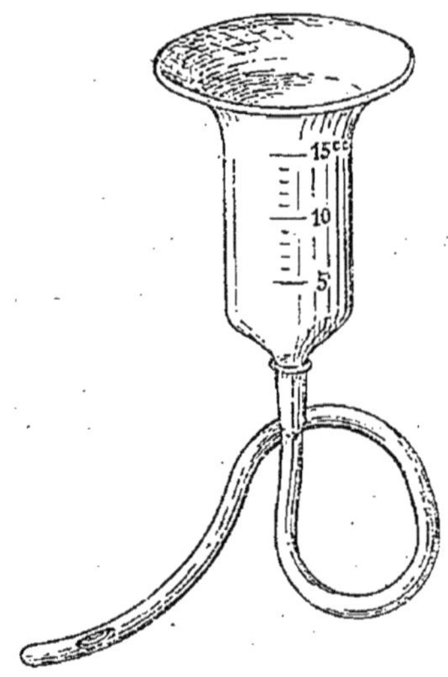

Fig. 24.
Appareil pour le lavage de l'estomac et le gavage des nourrissons.

Ces vérifications faites, on élève l'entonnoir et l'on y verse de 50 à 100 grammes d'eau tiédie (eau bouillie avec 0gr,20 de bicarbonate de soude pour 100 grammes).

Le liquide ayant pénétré dans l'estomac, on incline l'entonnoir vers le sol en le plaçant à un niveau plus bas que l'estomac de l'enfant. L'eau reflue alors au dehors (fig. 24).

Le contenu de l'estomac ne passe toujours pas très bien par la sonde, et il arrive fréquemment que l'enfant vomisse avec la sonde le liquide de l'estomac. Il est inutile de recommencer. D'ailleurs ces lavages doivent être employés exceptionnellement.

Le lavage de l'intestin est plus fréquemment utilisé ; ses résultats sont meilleurs.

L'enfant est placé sur le dos, les jambes écartées, les cuisses fléchies. On introduit dans l'anus avec précaution une sonde vaselinée en caoutchouc rouge Nélaton, nos 16 à 25 de la filière Charrière. Cette sonde est reliée par un tube de caoutchouc à un entonnoir.

La sonde est enfoncée dans l'intestin de 6 à 15 centimètres suivant l'âge de l'enfant ; l'entonnoir est élevé de 30 centimètres au-dessus de l'enfant. Le liquide du lavage est de l'eau bouillie tiédie renfermant 6 grammes de sel pour 1000 d'eau.

Si l'eau ressort par l'anus en même temps qu'elle entre par la sonde, on peut faire passer un demi-litre ; sinon il faut arrêter l'écoulement dès que 50 à 100 grammes ont pénétré, on laisse alors échapper le liquide et l'on recommencera plusieurs fois de la même façon.

Ces lavages doivent être continués plusieurs jours de suite sans inconvénients et être renouvelés une deuxième fois dans la même journée.

Balnéation.

Chez les tout jeunes enfants, les bains froids ou frais sont délicats à manier. Mieux vaut ne les donner qu'à une température de 33° pendant quatre à cinq minutes et ne les descendre à 30° que si le nourrisson paraît les supporter convenablement, c'est-à-dire s'il ne présente ni syncope, ni cyanose.

L'enfant déprimé et, à plus forte raison, hypothermique, a besoin d'un bain chaud à 38° pris pendant trois ou quatre minutes. On ajoutera même avec avantage à ce bain, 125 grammes de farine de moutarde, ce qui constitue le bain sinapisé.

Les bains simples seront renouvelés toutes les deux à trois heures, même la nuit, le bain sinapisé deux fois seulement dans les vingt-quatre heures.

Injections sous-cutanées.

Plusieurs liquides sont à injecter, très proprement, cela va sans dire, après chauffage de la seringue dans l'eau bouillante, et désinfection de la peau au niveau de l'injection.

a. Le sérum artificiel (7 grammes de chlorure de sodium p. 1000) doit être stérilisé et injecté en cas de diarrhée abondante, de collapsus, de faiblesse du pouls, d'inanition permanente provoquée par la diarrhée et les vomissements.

Par vingt-quatre heures, 20 à 40 centimètres cubes suffisent pour les nourrissons, 100 centimètres cubes à dix-huit mois ; à injecter en une ou deux fois dans les muscles de la fesse ou au niveau du dos entre l'une des omoplates et la colonne vertébrale. L'injection doit être faite sous la peau et non dans la peau.

b. Les injections destinées à stimuler le système nerveux, à retenir le cœur défaillant sont de deux espèces et peuvent être employées concurremment :

1° *Huile camphrée :* 0^{gr},10 de camphre pour 1 centimètre cube dans une ampoule.

1/4 de centimètre cube dans les premiers mois, deux fois par jour.

1/2 centimètre cube vers la fin de la première année, deux fois par jour.

1 centimètre cube au delà de deux ans, deux fois par jour.

2° *Caféine* en solution aqueuse : 0^{gr},10 de caféine pour une ampoule de 1 centimètre cube.

Plus particulièrement destinée à tonifier le cœur. Même mode d'emploi que l'huile camphrée.

D. — Gastro-entérite subaiguë prolongée. Entérite muco-membraneuse.

La forme subaiguë et prolongée de la gastro-entérite ou entérite muco-membraneuse est beaucoup plus fréquente dans la deuxième enfance que pendant les dix-huit premiers mois de l'existence : cette affection se montre également chez les adultes et les femmes enceintes.

Symptômes. — On note de la diarrhée ou de la constipation. Le malade expulse soit d'une façon continue, soit par intervalles, des peaux blanches, pareilles à de longs rubans de blanc d'œuf cuit et des glaires muqueux semblables à de la colle.

Si les selles sont dures et arrondies comme des billes, les glaires et les membranes s'enroulent à leur surface, les enveloppent de filaments plus ou moins ténus, mais facilement reconnaissables à leur couleur.

Ces glaires ou peaux intestinales représentent non des lambeaux de muqueuse, mais une simple agglomération de sécrétions des glandes de l'intestin et de desquamation de la muqueuse.

Leur présence est la preuve visible du trouble intestinal qui, d'un moment à l'autre, peut se compliquer d'une poussée aiguë d'entérite infectieuse. La dyspepsie est la compagne obligatoire de cette émission muco-membraneuse. Elle consiste en ballonnement du ventre avec lenteur des digestions, production d'une abondante quantité de gaz rendus par la bouche ou l'anus ; douleurs spontanées et réveillées par la pression en certains points d'élection, au niveau du cæcum et aux angles gauche et droit du côlon sous la rate et le foie.

La douleur cæcale peut donner le change pour une appendicite.

L'enfant, la femme enceinte, l'adulte, atteints d'entérite muco-membraneuse, deviennent nerveux et réagissent suivant leur âge et leurs tendances personnelles. L'enfant est maussade, irritable, il dort mal, se développe mal. La face est pâle, les yeux cernés de noir, il vit en état de fatigue constante. La femme est triste, neurasthénique ; elle souffre du ventre plus ou moins violemment ; elle se plaint d'une douleur permanente dans la région des reins, qu'elle compare à une barre, à la sensation d'un fer chaud, etc.

Cette maladie est longue, sujette aux rechutes. Le pronostic n'est pas grave, en ce sens qu'elle ne menace pas l'existence ; mais chez l'enfant, elle peut, en le débilitant, le rendre apte à contracter la tuberculose.

Traitement. — Depuis quelques années le traitement de l'entéro-colite muco-membraneuse s'est simplifié. Il consiste avant tout dans l'emploi d'un régime alimentaire. L'idée directrice de ce régime repose sur un fait d'observation, reproduit expérimentalement, et peut être énoncée de la façon suivante.

Les substances alimentaires très riches en albumine, fournissent dans l'intestin un milieu de culture très favorable au développement de certaines espèces microbiennes nuisibles.

Au contraire, les substances alimentaires riches en hydrates de carbone, favorisent le développement d'espèces microbiennes, dont l'action est utile dans les actes digestifs.

En conséquence, le régime à préconiser comporte la suppression absolue de la viande, du poisson, des œufs, du lait, c'est-à-dire des albuminoïdes, et l'usage exclusif des farineux, des pâtes (macaroni, nouilles sans œufs) très cuites, du riz, des légumes verts cuits et passés, des fruits cuits, du beurre.

Le lait, dans les cas de moyenne intensité, sera autorisé à la condition d'être incorporé aux farines et aux pâtes. Il ne devra jamais être pris pur. Les saisons thermales aux stations de Châtel-Guyon et de Plombières seront conseillées.

Je recommande toujours à mes malades de prendre des grands bains chauds, trois par semaine, et dans le bain, de faire couler sur le ventre et sous l'eau, de l'eau aussi chaude qu'on pourra la supporter (douche sous-marine).

Les médicaments seront utilisés avec prudence ; deux sont recommandables : *a*. de petites doses de sulfate de soude légèrement laxatives, 4 à 8 grammes tous les huit jours ; *b*. 0gr,15 de salacétol pour les enfants, 0gr,35 pour les adultes pendant les trois premiers jours de chaque semaine.

On se sert également pour combattre l'entérite muco-membraneuse, de bouillons de microbes. On a pensé qu'il y aurait avantage à peupler l'intestin avec les bons microbes, dont nous avons parlé plus haut.

Des pharmaciens préparent des bouillons de ces microbes sous des noms différents. Celui que j'ai coutume d'employer est le Biolactyl. Il se donne avant ou après chaque grand repas à la dose de une cuillerée à café (enfants tout jeunes) à un grand verre à liqueur (adultes).

CHAPITRE II

CORPS ÉTRANGERS DE L'ŒSOPHAGE ET DES VOIES AÉRIENNES. — CONSTIPATION VOMISSEMENTS. — HÉMATÉMÈSE. — MELŒNA

Corps étrangers de l'œsophage.

Les corps étrangers avalés par mégarde surtout par les enfants et pouvant se fixer dans l'œsophage sont : des os, des pièces de monnaie, des boutons, des sifflets, des clous.

Au début, la déglutition des aliments est encore facile ; ou bien seuls les liquides passent aisément.

Le corps étranger sera rejeté par la bouche, ou tombera dans l'estomac, ou encore restera en place, sans provoquer aucun malaise appréciable.

Dans d'autres cas, il amènera une inflammation des parois de l'œsophage avec suppuration, il pourra perforer l'épaisseur de la paroi œsophagienne, ou provoquer une hémorragie mortelle par son abondance.

Actuellement, pour reconnaître la présence des corps étrangers œsophagiens, on a à sa disposition, en plus de la gêne de la déglutition, la ressource de pratiquer une épreuve radiographique, qui lèvera tous les doutes.

Si le corps étranger, par son volume, sa situation, menaçait de provoquer l'asphyxie immédiate, il faut, sans hésiter, recourir à la trachéotomie.

S'il n'en est pas ainsi, on peut espérer enlever le corps étranger, par expulsion buccale (vomitif, extraction au moyen de pinces, de crochets, etc.), par propulsion dans l'estomac (absorption de bouillies, ou enfoncement à l'aide de sondes œsophagiennes), par extirpation chirurgicale et incision de l'œsophage.

Corps étrangers des voies aériennes [1].

Lorsqu'il s'agit de liquides pénétrant dans les voies respiratoires (avaler de travers), ceux-ci sont en général rejetés par les efforts de toux. Mais dans certains cas, la quantité peut être telle qu'il y a asphyxie entraînant la mort.

Pareille éventualité peut se produire dans le gavage, aussi bien chez le nourrisson que chez l'adulte. La sonde est introduite dans la trachée, les liquides nutritifs pénètrent dans les voies respiratoires et un accès de suffocation mortelle emporte le malade.

Les liquides, bien que rejetés au dehors, sont susceptibles d'ensemencer les poumons de germes nocifs et de donner naissance à une broncho-pneumonie alimentaire toujours grave et se terminant quelquefois par gangrène du poumon. Plus souvent, les corps étrangers des voies aériennes sont solides et de même espèce que les corps étrangers œsophagiens. Ils s'arrêtent dans le larynx, la trachée ou les bronches. Ils provoquent de la dyspnée ou gêne de la respiration, de la toux, quelquefois des troubles de la voix, et de la déglutition. S'il y avait menace d'asphyxie immédiate, le mieux est de pratiquer la trachéotomie.

Au cas où l'on peut attendre, il faut faire une épreuve radiographique.

Lorsqu'on a de cette façon localisé la place du corps étranger, on procède à l'extraction soit par les voies naturelles (en se servant d'un tube introduit dans le larynx et la trachée), soit par une opération toujours grave.

Le danger qu'il peut y avoir à laisser dans les voies aériennes un corps étranger semblant bien toléré, résulte des complications broncho-pulmonaires dont il est la cause à un certain moment.

1. Nous plaçons dans ce chapitre « les corps étrangers des voies aériennes » pour ne pas les séparer de l'étude de ceux de l'œsophage selon l'habitude adoptée par les auteurs.

Constipation.

La constipation, cette maladie si à la mode, relève de pathogénies multiples. Le premier point à mettre en lumière en face de ce syndrome est d'éliminer l'existence d'un obstacle mécanique s'opposant au libre cours des matières (tel qu'un rétrécissement du rectum, par exemple, ou une tumeur du ventre comprimant l'intestin).

Dès qu'on a fait pareille élimination, il faut essayer de déceler la forme de constipation en présence de laquelle on se trouve.

L'intestin peut être lent à fonctionner parce qu'il ne reçoit pas les aliments convenables, ou bien parce que sa motricité se trouve diminuée, ou encore parce que les sécrétions glandulaires et, en particulier, celle de la bile, dont le rôle est si important, n'est pas assez abondante. Ce sont tous ces différents problèmes que la physique et la chimie biologique cherchent à résoudre actuellement.

Mais avant de leur avoir donné une solution convenant à chaque cas particulier, il faudra auparavant obtenir des selles régulières par l'usage des laxatifs.

Chez le nourrisson, on sait que le lait de vache favorise la constipation, il faudra donc lui préférer l'allaitement maternel. Au cas où celui-ci ne pourrait être donné, on fera usage de petites doses d'huile de ricin (cuillerée à café), de sirop de chicorée, de manne, de magnésie, de sirop dit de pommes de Reinette, de néo-laxatif, Chapotot, etc.

On prescrira aussi avec avantage, pour ne pas fatiguer l'estomac, l'usage de petits suppositoires, de petits lavements.

Chez l'adulte, les mêmes remèdes seront employés à plus forte dose ; on pourra utilement y adjoindre le massage du ventre.

Ce que toute personne doit savoir, c'est qu'elle ne devra jamais conseiller l'emploi d'un purgatif s'il y a des douleurs de ventre, à moins d'avis du médecin. En transgressant cette règle, on s'expose à réveiller une lésion appendiculaire et à provoquer une péritonite.

Vomissements.

Les vomissements sont alimentaires, correspondant à ce que le malade a absorbé ; bilieux lorsqu'ils sont de couleur jaune ou verte ; fécaloïdes lorsqu'ils sont de couleur jaune terreux avec odeur de matières fécales.

Ces derniers sont la signature d'une lésion caractérisée par un obstacle au libre cours des matières dans l'intestin (hernie étranglée, par exemple). On peut vomir pour beaucoup de raisons, parce qu'on a trop mangé ou trop bu (embarras gastrique). Ce symptôme est fréquent chez le nourrisson recevant trop de nourriture. On vomit aussi lorsque l'aliment ne peut être transformé par le suc gastrique et irrite l'estomac par son séjour prolongé dans sa cavité. Chez le nourrisson, le lait est quelquefois la cause de vomissements, par la manière dont se fait sa coagulation. Il suffit de donner à chaque tétée une à deux cuillerées à café d'une solution de *citrate de soude à 5 grammes pour 300 centimètres cubes, pour faire disparaître les troubles digestifs*.

Les coliques hépatiques, les coliques néphrétiques, certaines affections nerveuses se révèlent par des vomissements. Au nombre des causes les plus fréquentes de vomissements, il faut mentionner les affections de l'estomac, ulcère, cancer, gastrite, rétrécissement du pylore. C'est au médecin à établir son diagnostic sur des associations de symptômes variables avec chaque maladie.

En général, les vomissements sont assez bien soulagés par l'abstention de toute alimentation, par l'absorption de petits morceaux de glace, et par la prise d'*une potion dite de Rivière* composée de deux flacons portant les n°s 1 et 2. Le malade prend toutes les cinq minutes une cuillerée à café du n° 1 et immédiatement après une cuillerée à café du n° 2.

Hématémèse.

L'hématémèse est le rejet par la bouche de sang venant de l'estomac. Suivant que ce sang est resté plus ou moins longtemps dans l'estomac il est rendu rouge (sang non digéré) ou noir (sang digéré).

Les deux maladies principales donnant lieu à des hématémèses sont l'ulcère et le cancer de l'estomac. Les hématémèses sont également fréquentes au cours des affections du foie.

Le nourrisson tétant un sein crevassé et saignant déglutit du sang et présente des hématémèses sans aucune importance.

Melæna.

Lorsque le sang est rendu dans les garde-robes, on dit qu'il y a du melæna.

Comme pour les hématémèses si le sang n'a pas été digéré et provient de la dernière portion du tube digestif (hémorroïdes) il est rouge ; si au contraire il a subi la digestion intestinale il est noir, rendu sous forme de bouillie poisseuse, semblable à du goudron.

Des ulcérations de diverse nature, le cancer de l'intestin sont les causes du melæna.

BIBLIOTHÈQUE NATIONALE R.F. IMPRIMÉS

CHAPITRE III

ATHREPSIE

L'athrepsie est un état de dénutrition profond dans lequel tombe parfois le nouveau-né. Elle est produite par des causes multiples, surtout par les troubles digestifs, et par la déchéance organique, dans laquelle se trouve quelquefois le nourrisson du fait de la syphilis, de la tuberculose ou d'une tare quelconque des parents.

On réserve le nom d'athrepsiques aux enfants de moins de quatre mois atteints de la cachexie spéciale, que nous allons décrire. S'ils sont plus âgés la maladie prend un autre nom.

Cette affection, qu'avait individualisée Parrot est donc très conventionnelle, aussi a-t-on tendance à la considérer plus comme un symptôme que comme une affection autonome.

Le terme d'athrepsie est cependant couramment employé, parce qu'il est commode, et remet bien en mémoire tout un tableau morbide.

Ce serait un tort d'en faire le synonyme de débilité. Un athrepsique a pu être pendant quelque temps un enfant normal ; au moment de la maladie il est toujours un débile tandis qu'un débile n'est pas toujours un athrepsique. Le premier est toujours un malade gravement malade ; le deuxième est un nourrisson retardataire ou prématuré, difficile à élever, malade quelquefois mais non toujours.

On peut tâtonner avant d'arriver à trouver la formule alimentaire qui convienne au débile ; on a du temps devant soi pour l'amener lentement à un développement suffisant. Chez l'athrepsique il faut rapidement trouver une solution radicale, sans quoi la mort est inévitable à brève échéance.

Symptômes. — L'athrepsique est un enfant à peau flasque, desséchée, à figure de petit vieux. Il est en état d'inanition, il a perdu toutes ses réserves de graisse. Il n'a plus que la peau et les os.

Le visage est ridé, plissé comme chez le vieillard. Les joues se creusent. La figure se ratatine, et paraît d'autant plus petite, qu'elle fait contraste avec le crâne très développé (facies squelettique). Les fontanelles sont déprimées; les os du crâne chevauchent l'un sur l'autre.

La *peau* est pâle, livide, bleutée et violacée aux extrémités. Elle est froide, car la température est inférieure à la normale 36°, 35°, 34°, 33°, 31°. On voit parfois la température faire des sauts brusques à 39° pour redescendre très bas. Au niveau des plis fessiers, vulvaires, à l'anus, aux oreilles, à la commissure des lèvres siègent souvent un érythème, des ulcérations, des vésicules.

Le *poids* de l'enfant suit une courbe descendante jusqu'à la mort, à moins que la maladie ne subisse un temps d'arrêt. Dans ce cas le poids reste stationnaire quelques jours sans que le pronostic s'en trouve amélioré. En effet, un enfant athrepsique, qui n'augmente pas, a toutes chances de succomber, même si son poids en restant stationnaire semble indiquer une tendance vers la guérison.

Les *troubles digestifs*, si importants dans l'athrepsie, ont presque toujours marqué le début de la maladie, pour se continuer pendant toute son évolution. Ils consistent en vomissements, diarrhée jaune, verte, blanche, panachée, contenant des matières glaireuses, granuleuses, fétides. Le nourrisson a de la gastro-entérite. A mesure que la maladie progresse, l'enfant, qui était avide de téter et criait, tombe dans le marasme et l'indifférence complète pour la nourriture. On peut être obligé de le gaver.

Le *système nerveux* profondément touché manifeste sa souffrance par des cris plaintifs, dont la force va s'épuisant avec les progrès du mal. Il arrive un moment où l'enfant, maintenant les yeux figés et les paupières closes, tombe dans le coma, dont il est tiré quelquefois par des mouvements convulsifs généralisés ou localisés aux muscles des yeux.

La *bouche* devient sèche, ainsi que la langue. Des ulcérations apparaissent en différents endroits sur la muqueuse buccale : frein des lèvres, de la langue, commissures labiales, de chaque côté de la luette sur le voile du palais (plaques ptérygoïdiennes). La *respiration* est lente, superficielle ; même s'il y a une broncho-pneumonie, celle-ci prend un caractère torpide.

Le *pouls* est moins fréquent. Les *urines* peu abondantes.

Dans cet état de déchéance organique l'enfant est souvent la proie d'infections multiples : érysipèles, phlegmons, abcès, otites.

Le *pronostic* est très grave. Il l'est d'autant plus que les enfants ont été mieux surveillés avant le moment où la maladie est tout à fait caractérisée. Car si l'on a été impuissant à écarter le mal à ses débuts, que pourra-t-on faire en face d'une athrepsie confirmée (fig. 25) ?

Lésions. — A l'autopsie, on trouve des lésions multiples mais banales. L'estomac est rétracté, atrophié. Sa surface et celle de l'intestin peuvent être le siège de petites ulcérations, ou sont recouvertes d'un enduit pseudo-membraneux. Le cerveau présente parfois des foyers de ramollissement ou d'hémorragie. Les autres organes ont subi une dégénérescence spéciale dite *graisseuse*.

Traitement. — Bien souvent l'athrepsique est un enfant frappé à mort pendant la vie intra-utérine, parce qu'il a reçu un sang vicié. Quoique né et souvent avant terme, expulsé trop tôt d'un organisme qu'il affaiblit et qui ne lui cède que des produits biologiques de mauvaise qualité, il continue à mourir.

Dans ce cas, l'hygiène alimentaire la mieux conduite

ne sert de rien. Le réchauffement dans la couverture, l'enveloppement ouaté, les bains à 38° donnés deux et trois fois par jour sont sans effet.

Chez les autres athrepsiques, chez ceux qui n'ont pas

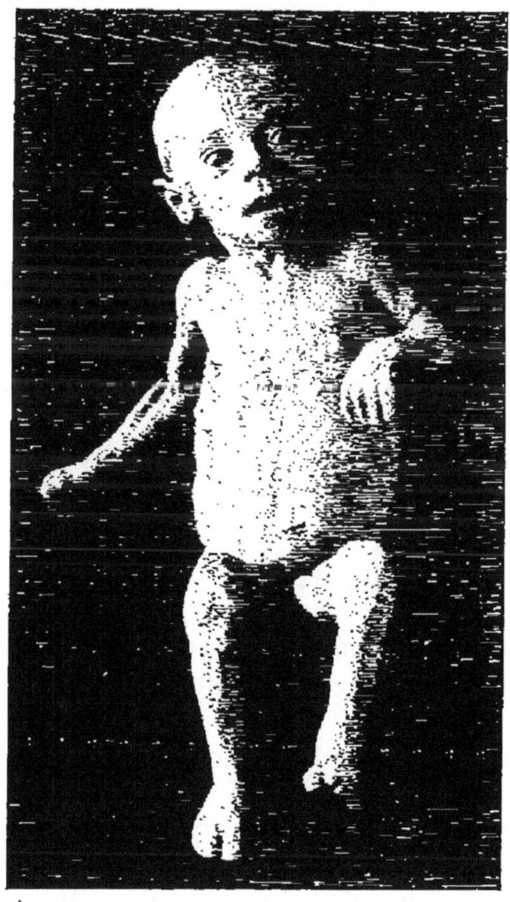

Fig. 25.

Enfant athrepsique.

puissé à la source héréditaire les germes de vie ou de mort, le pronostic est moins sombre, le traitement souvent plus efficace. Le premier soin doit se porter sur l'alimentation. En principe tout athrepsique nourri au biberon doit recevoir l'allaitement d'une nourrice.

On parera ensuite aux autres symptômes :

S'il y a de la gastro-entérite : diète hydrique sucrée pendant 24 heures. Le deuxième jour donner une tétée de lait contre deux d'eau sucrée ; le troisième jour une tétée sur deux de lait, la deuxième d'eau sucrée ; puis reprise du nombre de tétées réglementaires et de la quantité de lait en rapport avec le poids.

Pour nettoyer l'intestin, on fera de petits lavages journaliers du gros intestin.

Contre la sécheresse des tissus, on injectera quotidiennement de 10 à 30 centimètres cubes de sérum artificiel à 7 p. 1000 stérilisé et chauffé.

On pansera les plaies de la peau, des muqueuses, on soignera le muguet.

Contre les troubles respiratoires, l'hypothermie, on donnera des bains chauds à 38°, des cataplasmes chauds appliqués sur le thorax, on fera l'enveloppement ouaté.

A défaut de lait de femme on ferait prendre du lait d'ânesse, peu à la fois, toutes les heures et demie, à la dose de 100 grammes seulement par kilog. Si l'enfant n'a pas la force de téter, on lui versera le lait dans la bouche avec un verre, une cuiller.

Le lait de vache coupé d'eau par moitié sera additionné d'une solution de citrate de soude. On pourra essayer le kéfir n° 2.

Les médicaments employés avec très grande modération, seront l'acide lactique à 0 gr, 15 à 0 gr, 30 dans une potion de sirop simple de 50 grammes, donné dans les 24 heures par petite cuiller à café en dehors des prises de lait, ou encore l'eau de chaux (une cuillerée à café à chaque tétée). Ils ont pour but de combattre la diarrhée mais de façon différente.

CHAPITRE IV

ICTÈRE DES NOUVEAU-NÉS ET DES FEMMES ENCEINTES CIRRHOSES DU FOIE

L'*ictère* ou *jaunisse* est caractérisé par une teinte jaune plus ou moins foncée, que prennent la peau et les muqueuses. Elle est produite par le dépôt de pigments biliaires.

Au niveau des muqueuses, la coloration est surtout manifeste dans les endroits où celles-ci sont tout à fait minces comme sur les conjonctives et sous la pointe de la langue.

En général, les urines sont rouge foncé, teinte acajou avec reflet jaunâtre. Elles tachent le linge en jaune.

Si l'on met dans un verre à expérience quelques centimètres cubes d'acide nitrique nitreux, et qu'on verse doucement sur les parois du verre une égale quantité d'urine ictérique, on verra se former à la limite de séparation des deux liquides des anneaux superposés de couleur vert, bleu, violet, rouge et jaune produits par les pigments de la bile dénomnés *bilirubine* et *biliverdine*.

Les autres signes que l'on peut rencontrer dans l'ictère sont : la décoloration des matières fécales, qui deviennent blanches comme du mastic, ou leur surcoloration en vert et rouge foncé par excès de la sécrétion biliaire déversée dans l'intestin.

Les malades ictériques se plaignent souvent d'une démangeaison ou d'un prurit intolérable. La lenteur du pouls (bradycardie) est quelquefois observée.

La physiologie pathologique de l'ictère, c'est-à-dire les raisons pour lesquelles la bile passe dans le sang et imprègne les tissus, sont assez faciles à exposer et à comprendre.

a. Si le canal évacuateur de la bile dans l'intestin (canal cholédoque) est oblitéré, la bile ne s'écoule plus ; les selles deviennent blanches ; les urines et la peau sont ictériques, car la bile, continuant à être sécrétée par le foie, passe dans la circulation.

b. Si le foie fonctionne trop activement, la bile est sécrétée en trop grande quantité, et est absorbée sur place par les vaisseaux du foie. En pareil cas peau et muqueuses sont jaunes ; les urines renferment de la bile, mais les selles sont surchargées de pigments biliaires et très colorées (ictère pléio-chromique).

c. Si une seule des branches des canaux hépatiques se rendant au canal cholédoque, ou si un certain nombre seulement de petits canalicules biliaires sont oblitérés, on notera les mêmes symptômes qu'en (*a*), mais les selles recevant toujours de la bile par les canaux intacts seront colorées normalement.

d. Bien que la jaunisse dépende toujours d'une modification apportée dans le fonctionnement du foie, on a pensé que, dans certains ictères, le foie pourrait ne pas être malade pour son propre compte. Pour comprendre le mécanisme qui préside à ces cas de jaunisse, il faut faire appel à une notion de chimie biologique.

Les pigments biliaires dérivent de l'hémoglobine contenue dans les globules rouges. Si ces globules, par suite d'un état de moindre résistance pathologique, sont détruits en grande quantité, l'hémoglobine se trouve mise en liberté, le foie s'en empare ; la transforme en bile et crée de même façon qu'en (*b*) une jaunisse par surproduction de pigments biliaires (ictère pléiochromique et hémolytique). Cette explication s'appliquerait à certains ictères des nouveau-nés, résultant de la destruction d'un grand nombre de globules rouges au moment où l'enfant passe de la vie fœtale à la vie aérienne.

Pour affirmer la présence des pigments biliaires dans

l'urine la réaction de Gmelin a une importance capitale.

La couleur foncée des urines peut, en effet, être due au passage de certains médicaments, qui changent la couleur de l'urine, la font ressembler à des urines ictériques, mais ne donnent pas la réaction de Gmelin.

La rhubarbe, le sené, le semen-contra, colorent l'urine en jaune brun, tandis que le pyramidon la teinte fortement en rouge. Ces notions élémentaires étant bien établies, nous décrirons les ictères les plus fréquemment observés, chez les nourrissons et les femmes enceintes.

Ictères des nouveau-nés.

Ictère idiopathique. — L'ictère apparaît chez un certain nombre de nouveau-nés, de préférence débiles ou prématurés, le deuxième ou troisième jour après la naissance. Comme nous l'avons dit plus haut, cet ictère relèverait d'une *cause hématogène*, c'est-à-dire proviendrait d'une destruction exagérée de globules rouges peu de temps après la naissance. Un tel ictère portait autrefois le nom d'*hémaphéique*, aujourd'hui, on l'appelle *hémolytique*, le nom seul est changé.

La théorie sanguine de l'ictère idiopathique des nouveau-nés a surtout été défendue par Budin, Porak, Demelin. Il faut l'accepter à l'exclusion des autres théories en attendant que nous soyons définitivement fixés sur cette pathogénie.

Porack, allant plus loin, est d'avis que la ligature tardive du cordon surcharge inutilement de sang les vaisseaux de l'enfant, et amène, contre cette pléthore inconsidérée, un acte de défense sous forme d'une destruction intense des globules rouges : d'où l'ictère.

Symptômes. — La peau de l'enfant est jaune, les muqueuses également.

La coloration varie d'intensité suivant les cas, mais elle est toujours plus accentuée au visage.

Les matières ne sont pas décolorées et les urines ne

contiennent pas de pigments biliaires ; on désigne sous le nom d'*ictère acholurique* celui dans lequel, comme ici, les urines ne contiennent pas de pigments biliaires.

La jaunisse idiopathique du nouveau-né dure de huit à vingt jours ; la fièvre est absente et le pronostic est tout à fait favorable, la maladie disparaissant d'elle-même sans traitement.

Cependant les nouveau-nés atteints de cette forme d'ictère peuvent mourir, mais pour d'autres raisons, par exemple par suite de débilité congénitale.

Ictères infectieux. — Le foie du nouveau-né peut s'infecter de plusieurs façons :

1° Par la voie sanguine artérielle, qui apporte les microbes aussi bien au foie qu'aux autres organes ;

2° Par la voie de la veine porte, qui transmet au foie les microbes puisés dans l'intestin ;

3° Par la voie du canal cholédoque, qui reçoit directement de l'intestin des microbes infectant successivement et en remontant le canal cholédoque, les canaux hépatiques, les canalicules biliaires.

4° Par la voie de la veine ombilicale. L'infection part de la plaie ombilicale, crée une phlébite avec thrombose capable de semer secondairement dans le foie les microbes de la phlébite.

Symptômes. — Quelle que soit la porte d'entrée, les symptômes sont plus ou moins graves, suivant la nature des germes, leur degré de virulence et la résistance de l'enfant. Les signes cardinaux de ces ictères sont :

L'ictère, la présence de pigments biliaires normaux (bilirubine, biliverdine) ou modifiés (urobiline) dans les urines, et quelquefois la décoloration des matières fécales.

La température est en général au-dessus de la normale ; il y a des troubles digestifs sous forme de vomissements, de diarrhée, de selles vertes panachées ou blanches.

Ces ictères infectieux revêtent plusieurs types depuis les plus bénins jusqu'aux plus graves.

a. *L'ictère catarrhal* est produit par une inflammation du canal cholédoque, lequel se bouche et retient la bile; il en résulte une décoloration des matières fécales, sa durée varie de une à quatre semaines.

b. *L'ictère infectieux* proprement dit.

L'enfant gravement malade refuse le sein, vomit, se cyanose par accès, et présente des convulsions. Il y a de la diarrhée verte et de la fièvre.

La durée est de dix jours en moyenne, la mort arrive dans le tiers des cas.

Si les microbes ont pénétré par la veine ombilicale à la faveur d'une infection du cordon, il y a de plus de la péritonite avec ballonnement du ventre et souvent de la pleurésie purulente.

c. *L'ictère ou maladie bronzée hématurique* est celui dans lequel les urines sont sanglantes. Le sang est également rendu par la bouche et le rectum. La peau est brun rouge, bronzée plutôt que jaune.

L'enfant refuse le sein, a des convulsions et meurt presque toujours dans le coma et l'hypothermie.

Il nous reste à envisager deux autres causes d'ictères chez le nouveau-né :

1° La syphilis hépatique ;

2° L'oblitération des voies biliaires par malformation congénitale ou développement défectueux des conduits biliaires.

1° *La syphilis hépatique* doit être considérée comme souvent en jeu dans la production de la jaunisse du nourrisson.

Les enfants sont alors plutôt débiles, malingres, et présentent quelquefois d'autres stigmates de syphilis.

On notera fréquemment des vomissements de sang, du melæna, c'est-à-dire du sang plus ou moins noir dans les matières.

Le pronostic, quoique grave, est loin d'être fatal, si le traitement est appliqué de bonne heure et bien conduit.

2° *L'oblitération des voies biliaires* dépendant d'une

malformation congénitale, quoique rare, n'est pas exceptionnelle.

L'enfant est jaune dès la naissance, les matières blanches. Si la vésicule biliaire existe et est restée perméable, elle se distend, au point de former une tumeur globuleuse sentie à la palpation.

La ponction exploratrice de cette tumeur liquide ramène de la bile.

La mort est la règle avec des hémorragies de la peau et des muqueuses.

Traitement des ictères des nouveau-nés.

Dans l'*ictère idiopathique* le traitement consiste avant tout en soins hygiéniques ; par exemple entourer le nourrisson de tous les petits soins qu'on prodigue aux débiles, veiller soigneusement à ce qu'il ne se refroidisse pas.

Dans les *ictères infectieux*, il faut lutter contre l'infection intestinale, par l'emploi de lavements d'eau bouillie ; contre l'infection générale, par des frictions faites une fois par jour sur la peau avec gros comme une noisette de la pommade suivante :

Collargol.	4 grammes.
Lanoline.	30 —

On pourra également ajouter à chaque prise de lait une cuillerée à café d'eau de Vichy.

La *syphilis hépatique* et on peut ajouter à priori tous les ictères des nouveau-nés, dont on ne perçoit pas nettement la cause, sont justiciables du traitement mercuriel. On traitera à la fois la mère nourrice et l'enfant.

On prescrira à la mère deux cuillerée à soupe de sirop de Gibert, chaque jour, à prendre en mangeant.

On fera des frictions mercurielles à l'enfant à la dose journalière de 0gr,50 d'onguent napolitain pendant une quinzaine de jours en changeant de place à chaque friction.

Je préfère chez les nouveau-nés, dans les deux premiers mois, les frictions aux autres modes d'administration du mercure, tels que les gouttes de liqueur de Van Swieten ou les injections sous-cutanées.

Pour combattre les hémorragies graves, on serait autorisé à pratiquer des injections de sérum artificiel, voire même une injection de 5 centimètres cubes de sérum antidiphtérique, lequel peut contribuer par ses propriétés biologiques à arrêter l'écoulement du sang.

Ictères des femmes enceintes.

Contrairement à l'opinion de certains auteurs, je pense que l'ictère bénin est assez fréquent chez la femme enceinte.

Le syndrome ne diffère pas de celui que nous avons décrit au début de ce chapitre.

Dans les ictères de la grossesse, il est possible de faire jouer un rôle à l'état physiologique du foie, car on sait qu'il existe à cette période de la vie une surcharge graisseuse de la cellule hépatique.

Ces ictères peuvent revêtir trois types :

1° **Ictère catarrhal.** — Il est de beaucoup le plus commun. La peau, les muqueuses sont jaunes, les urines contiennent des pigments biliaires, les matières sont décolorées.

Cet ictère, d'une évolution simple et favorable, guérit en trois à six semaines.

On le traite par des lavements pris à 25°, 28° de un demi-litre, en évitant de déterminer des coliques. On prescrit un régime alimentaire dont on supprime le beurre et les graisses, et l'on ajoute la prise d'un médicament à la fois, désinfectant de l'intestin, antithermique et cholagogue : le salicylate de soude, à la dose de 1 gramme par jour en cachet ou en potion.

2° **Ictère grave.** — S'il est écrit partout que l'ictère

grave est souvent l'apanage de la grossesse, cette opinion est fort exagérée.

Cet ictère grave, qui dans la grossesse succéderait fréquemment à un ictère simple, est donc à mon avis une exception.

Il se manifeste par une première phase de jaunisse ordinaire, laquelle précède des accidents rapidement mortels, tels qu'hémorragies multiples, hyperthermie ou hypothermie, phénomènes nerveux graves, délire, convulsions, coma.

En face d'une telle situation, la partie est perdue, la femme condamnée, son foie ne fonctionnant plus, envahi, qu'il est, par une toxi-infection suraiguë. Tout est à tenter pour sauver l'enfant.

3° Ictère de la colique hépatique. Colique hépatique. — Chez la femme enceinte les crises de colique hépatique sont assez fréquentes.

La constipation, les dimensions du globe utérin, le repos un peu forcé auquel est soumise la femme, gênent le cours de la bile. L'évacuation de la vésicule se fait mal et c'est là une condition très favorable pour la production de calculs biliaires, qui se feront douloureusement sentir soit pendant la grossesse, soit après l'accouchement sous forme de *colique hépatique*.

L'ictère précède rarement la colique hépatique, il la suit presque toujours.

Son apparition, en cas d'hésitation du diagnostic, lève les doutes et permet de conclure à une colique hépatique.

C'est l'engagement du calcul biliaire dans les canaux cystique ou hépatique ou plus souvent cholédoque, qui est la cause de la douleur intense de la colique hépatique.

La colique hépatique survient de préférence deux à trois heures après un repas; elle s'annonce brusquement par une douleur violente, siégeant au creux épigastrique, au niveau de la vésicule biliaire, c'est-à-dire sous le bord des fausses côtes, à un travers de main environ à droite de la ligne médiane.

Cette douleur passe dans le dos, se fixe souvent sur l'omoplate droite ou remonte encore plus haut jusqu'à l'épaule de ce côté. Vers le bas, elle descend dans l'abdomen, qui devient douloureux à une pression exercée sur le point vésiculaire.

La colique hépatique provoque, si elle est tant soit peu forte, des vomissements.

Souvent, elle s'accompagne de délire ou d'un accès de fièvre.

L'ictère, qui lui succède, ne permet pas de la confondre avec une autre colique, hormis le cas où la jaunisse ne se montre pas. On peut hésiter alors entre une colique hépatique ou une colique néphrétique, ou encore une crise d'appendicite.

Ce n'est pas le lieu de parler ici de toutes les éventualités pouvant compliquer la lithiase biliaire.

En présence d'une crise intense, il faut calmer le malade par une injection sous-cutanée de morphine de $0^{gr},01$ à $0^{gr},02$, en une ou deux fois par vingt-quatre heures, ne pas dépasser $0^{gr},03$ par vingt-quatre heures.

Si les vomissements se répètent, on fera sucer de petits morceaux de glace, on donnera de grands bains chauds, on fera des lavages de l'intestin avec de l'eau bouillie fraîche; et l'on ne permettra au moment de la reprise de l'alimentation que du lait écrémé, du bouillon dégraissé, des purées de pommes de terre. On adjoindra chaque jour une demi-bouteille d'eau de Vichy (Célestins) prise par verre à bordeaux.

Cirrhoses du foie.

Il y a des termes qu'une sage-femme doit connaître, bien qu'elle ignore la description des maladies qui y répondent. *Les cirrhoses* du foie sont de ce nombre.

On entend par là des affections du foie, revêtant des formes très variées, mais ayant comme caractère commun le développement pathologique à l'intérieur du foie d'un tissu fibreux dense, dit de sclérose.

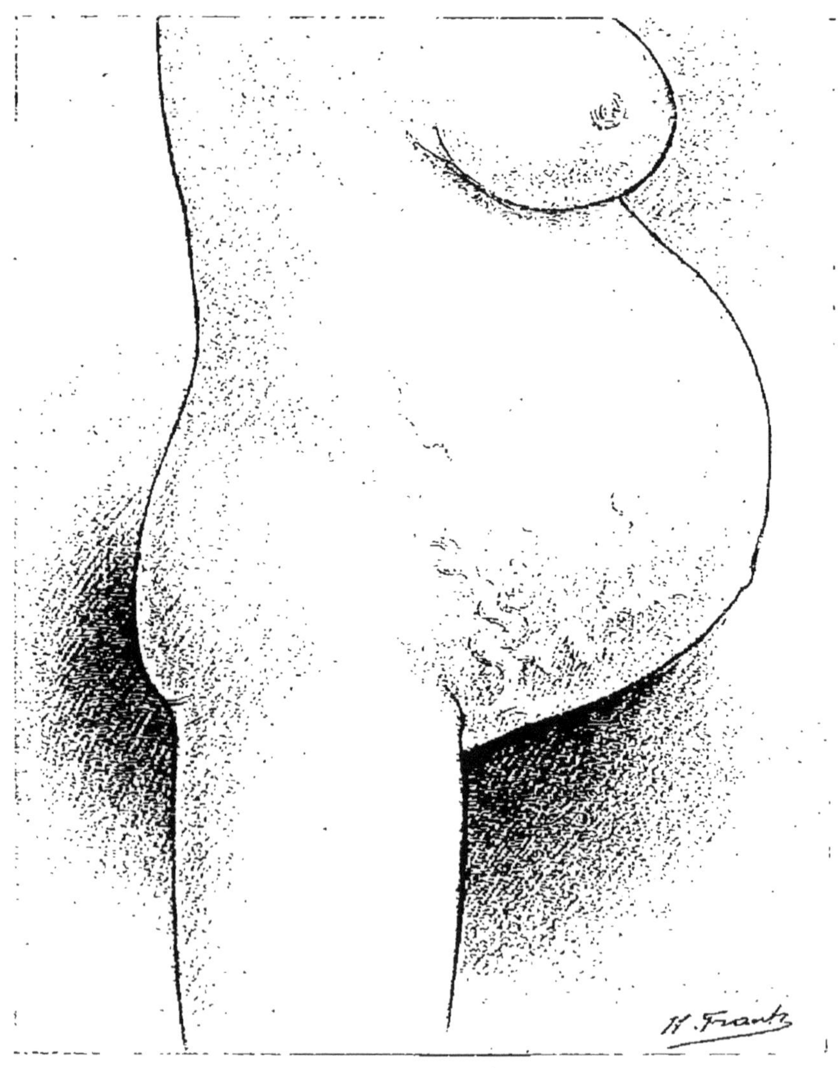

Fig. 26.
Développement du ventre rempli de liquide ascitique.

Au cours des cirrhoses, deux éventualités peuvent se produire, le foie devient petit ou grossit beaucoup.

En général quand il est petit il n'y a pas d'ictère mais il y a de l'ascite (fig. 26); il s'agit d'une *cirrhose atrophique* avec ascite[1]; sa cause la plus fréquente est l'alcoolisme. Quand le foie est gros, en général il y a de l'ictère et pas d'ascite; c'est une *cirrhose hypertrophique*, et sa cause nous échappe souvent.

[1] Le terme d'ascite désigne l'épanchement de liquide (sérum du sang) dans le péritoine. Cet épanchement amène le gonflement de l'abdomen.

CHAPITRE V

APPENDICITE. — PÉRITONITES AIGUES. — HERNIES. INVAGINATION INTESTINALE. — PROLAPSUS DU RECTUM. FISSURE ANALE. — MALFORMATIONS ANORECTALES.

Appendicite.

Appendu au cæcum ; l'appendice représente un diverticule de l'intestin ouvert dans le cæcum et se terminant en cul-de-sac. Il est creusé d'une cavité, le parcourant dans toute sa longueur, et dont les parois renferment des glandes analogues à celles de l'intestin.

L'appendice siège donc dans le ventre et se trouve situé dans la partie droite du ventre au niveau de la fosse iliaque, plongeant souvent dans le petit bassin.

L'inflammation aiguë ou chronique de ce petit morceau d'intestin donne naissance à l'appendicite aiguë ou chronique.

Symptomes. — La douleur est le signe capital de l'appendicite ; elle se fait sentir spontanément et augmente à la moindre pression. Qu'elle soit spontanée ou provoquée, l'endroit du ventre où elle a son maximum d'intensité correspond à un point situé au milieu d'une ligne réunissant l'ombilic à l'épine iliaque antérieure et supérieure droite. Ce point porte le nom de *Mac-Burney*, et l'on dit couramment en parlant d'un malade atteint d'appendicite, qu'il souffre au point de Mac-Burney.

Cette douleur implique la souffrance de l'appendice, mais également et beaucoup plus encore celle du péritoine péri-appendiculaire. Aussi trouve-t-on dans la fosse iliaque droite l'un des premiers signes de la péritonite, c'est-à-dire une contraction intense des muscles de la paroi abdominale, donnant à la main une sensation de résistance.

Les vomissements sont fréquents, et la constipation est observée dans la majorité des cas.

La température est plus ou moins élevée, le pouls rapide et dépressible, le facies grippé, la respiration superficielle.

Tels sont les signes cardinaux de l'appendicite aiguë. Si l'appendicite est chronique, il ne reste guère du tableau précédent, que la douleur localisée au point de Mac-Burney, mais il s'y ajoute une série de malaises infiniment variés et revêtant presque toujours l'allure de troubles digestifs (dyspepsie, inappétence, constipation).

Cette appendicite chronique peut succéder à l'aiguë ou s'installer chronique d'emblée.

Des dangers de l'appendicite aiguë.

L'appendicite aiguë fait courir au malade plusieurs espèces de dangers. En première ligne il faut mentionner la possibilité de la perforation primitive de l'appendice, permettant le déversement du contenu appendiculaire dans le péritoine et la péritonite diffuse, suraiguë, le plus souvent mortelle.

En deuxième ligne l'appendicite aiguë peut donner naissance à des abcès péri-appendiculaires et péri-cæcaux formant plastron, tumeur, dans la région appendiculaire et qui, d'abord limités, enkystés dans le péritoine, s'ouvrent quelquefois secondairement dans cette cavité produisant une péritonite semblable à la précédente.

En troisième lieu l'appendicite relevant d'une intervention microbienne, peut être provoquée par des microbes très infectants, très virulents ; et dans ces cas l'appendicite disparaît devant l'infection générale de l'organisme, devant la septicémie.

Des dangers de l'appendicite chronique.

L'appendicite chronique retentit sur le fonctionnement du tube digestif dont il modifie les sécrétions et la motilité. Elle engendre souvent la constipation et une série de troubles dyspeptiques, entraînant un état de débilité générale de l'organisme.

Elle prédispose aux poussées d'appendicite aiguë et dans des conditions que seul l'esprit clinique du médecin est capable d'apprécier pour chaque cas particulier. Elle est une raison suffisante pour intervenir chirurgicalement.

Diagnostic. — La reconnaissance d'une appendicite est chose des plus simples ou des plus délicates.

La douleur siégeant dans la fosse iliaque n'est pas toujours absolument localisée au point de Mac-Burney, l'appendice long et mobile reporte cette douleur dans des régions quelquefois éloignées de la place accoutumée, et le médecin bien que prévenu peut être trompé par la situation anormale de la douleur appendiculaire.

Elle peut alors simuler une crise de colique hépatique, de colique néphrétique, chez la femme une poussée de salpingite.

Chez la femme enceinte, le développement de l'utérus tire sur le cæcum, et est capable de réveiller un vieux foyer d'appendicite chronique; les cas de cette espèce sont relativement fréquents.

Pronostic. — Il est essentiellement variable ; tout se voit, depuis la mort rapide en quelques jours, jusqu'à la guérison complète en passant par les formes aboutissant soit à des abcès, soit à des appendicites chroniques.

Traitement. — Le moment de l'intervention chirurgicale est laissé à l'appréciation du médecin. Il est des appendicites qu'il faut opérer de bonne heure à chaud, d'autres tardivement à froid, d'autres qu'il est dangereux ou inutile d'opérer.

Si l'on redoute une appendicite, même avant l'arrivée du médecin, il est des choses qu'il faut faire et d'autres ne pas faire.

Au nombre des deuxièmes il faut ranger l'emploi des purgatifs, qui doivent être bannis absolument de cette thérapeutique d'attente, ainsi que l'emploi des grands lavages intestinaux.

Ce qu'il convient de faire, c'est de mettre le ou la malade à la diète absolue, de l'immobiliser au lit et d'installer sur la région douloureuse une vessie de glace séparée de la peau par une flanelle épaisse.

Péritonites aiguës.

Les péritonites aiguës sont dans la majorité des cas consécutives à une perforation du tube digestif.

Chez les femmes il faut ajouter à cette cause la puerpéralité et les inflammations suppurées des annexes (salpingites purulentes).

Symptômes. — Les microbes provenant, soit du tube digestif, soit de l'utérus ou des annexes en se répandant dans la cavité péritonéale donnent lieu aux signes suivants :

Douleur intense, siégeant dans toute la cavité péritonéale ; douleur spontanée et réveillée par la moindre pression ou un simple attouchement exercé au niveau de la paroi abdominale.

Vomissements d'abord alimentaires, bilieux, puis verdâtres. Arrêt des matières et des gaz. Difficultés de la miction.

Le pouls est petit, rapide, filiforme, le facies grippé, la prostration intense.

La température peut être abaissée dans les péritonites par perforation, elle se relève ensuite, indique de la fièvre et redescend au-dessous de la normale au moment de la mort. Quelquefois elle est élevée dès le début, dans les péritonites par envahissement microbien ralenti.

Dans les perforations le ventre est rétracté, creusé en son milieu, alors qu'avec les progrès du mal le météorisme apparaît et le ballonnement prend de grandes proportions.

Le pronostic d'une péritonite aiguë est chose des plus graves et la mort en est l'issue fatale, si une opération ne vient pas sauver le malade. Malheureusement l'intervention échoue le plus souvent.

TRAITEMENT. — En cas de péritonite aiguë, il faut se hâter de faire une laparotomie (ouverture du ventre), à moins que l'on juge la situation désespérée, et encore est-il bon jusqu'à la fin de tout tenter.

Mais en attendant le médecin ou le chirurgien il sera utile de mettre le malade au repos, de lui interdire toute boisson ou aliment solide, et de l'empêcher de prendre un purgatif au cas où son entourage le lui conseillerait. On placera également une vessie de glace sur l'abdomen. Il faut tenir la même conduite que pour une appendicite.

Hernies.

C'est en général au niveau d'un des trois orifices suivants que se font les hernies : canal inguinal, canal crural chez la femme surtout, anneau ombilical.

L'intestin s'engage dans l'un de ces trois points faibles de la paroi et produit une affection connue d'après son siège sous le nom de hernie inguinale, hernie crurale, hernie ombilicale.

La hernie produite par la présence d'une anse de l'intestin dans un conduit normalement aplati, se manifeste à l'examen sous la forme d'une tumeur mollasse, résistante quelquefois, sonore à la percussion puisqu'il s'agit d'intestin, et capable d'être repoussée dans la cavité abdominale, c'est-à-dire réduite, en donnant naissance au moment de sa réduction à un bruit de gargouillement résultant du brassage des gaz et des liquides refoulés dans l'intestin.

La hernie *inguinale* beaucoup plus fréquente chez

l'homme que chez la femme, descend dans les bourses (scrotum) et, si elle est très grosse, le sac herniaire peut renfermer une portion importante d'intestin amenant un développement monstrueux du scrotum. Il arrive fréquem-

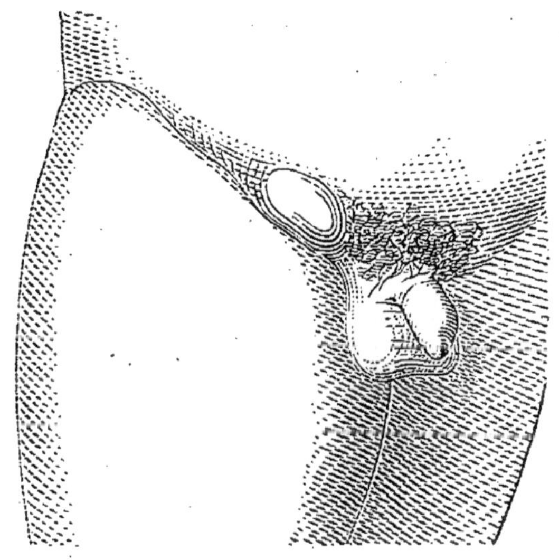

Fig. 27.
Hernie inguinale (homme).

ment qu'en pareil cas la hernie ne soit plus susceptible d'être réduite (fig. 27).

Chez l'enfant nouveau-né, la hernie inguinale est fréquente ; elle est dite congénitale et résulte de l'entraînement de l'intestin dans le conduit vagino-péritonéal, c'est-à-dire dans le cul-de-sac émané du péritoine, et destiné à servir d'enveloppe au testicule en formant la séreuse vaginale.

Si l'on suppose qu'il y ait persistance de ce conduit comme cela se voit dans certains cas par suite d'un retard apporté à son oblitération, on comprendra aisément que la voie se trouve toute tracée pour la descente de l'intestin dans le scrotum. Cette hernie inguinale congénitale est souvent bilatérale, les mêmes causes agissant des deux côtés en produisant les mêmes effets.

Contrairement à la hernie inguinale acquise, la hernie

congénitale guérit dans la majorité des cas à l'aide du port d'un bandage et par le fait des progrès du développement. De plus, la hernie congénitale s'accompagne souvent d'hydrocèle, c'est-à-dire d'un épanchement de liquide dans la séreuse vaginale, épanchement se résorbant spontanément.

La hernie *crurale* est l'apanage de la femme. Elle est

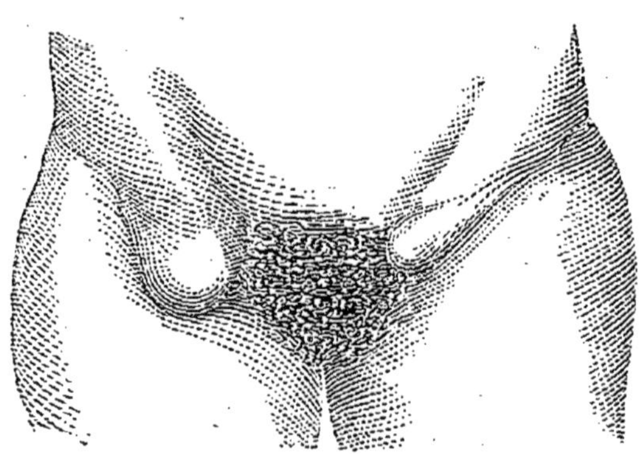

Fig. 28.
Hernie crurale double (femme).

toujours petite, ce qui la différencie souvent de l'inguinale; elle se présente sous forme d'une toute petite tumeur de la grosseur d'une noix, d'une petite pomme; apparaissant sous l'arcade crurale ou plutôt collée à elle. Sa réduction est quelquefois difficile à obtenir, et en général elle est le siège de douleurs beaucoup plus marquées que pour la hernie inguinale (fig. 28).

La hernie *ombilicale* est d'une grande fréquence chez le nouveau-né. On voit au niveau du nombril une saillie produite par l'engagement d'une portion d'intestin dans la cicatrice laissée par la chute du cordon. L'ombilic n'est plus creux; il bombe; mais facilement, en appuyant le doigt sur cette saillie, on fait rentrer la hernie dans le ventre.

Chez les nouveau-nés, toutes les hernies ont tendance à guérir spontanément; il suffit de les maintenir à l'aide d'un bandage en caoutchouc, mais il est important que l'application de ces bandages soit convenable. Au cas contraire ils font plus de mal que de bien (fig. 29).

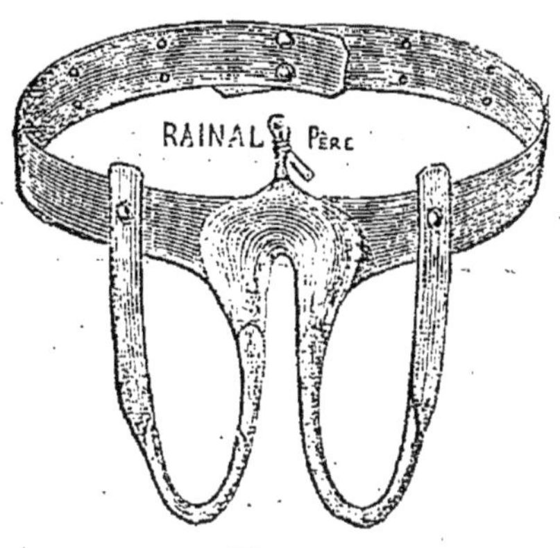

Fig. 29.
Bandage herniaire pour bébés.

Pour ce qui est de l'ombilic, un moyen très répandu pour confectionner un bandage économique, consiste à envelopper une pièce d'un ou deux sous dans de l'ouate et à coudre le tout dans un morceau de toile, on fixe cette pelote ainsi constituée à une bande de flanelle, laquelle entoure le corps de l'enfant (fig. 30).

Les bandages herniaires du pli de l'aine doivent être fixés après réduction de la hernie ; ce n'est pas chose toujours facile à réaliser.

Chez les adultes l'emploi du bandage est à conseiller, à moins que différentes considérations n'amènent à recourir

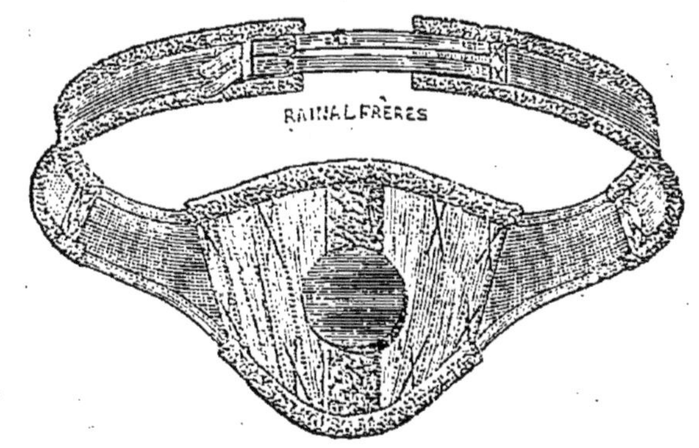

Fig. 30.
Bandage servant à maintenir une hernie ombilicale.

à une intervention chirurgicale, qui a, entre autres avantages, de mettre à l'abri de cette redoutable complication qu'est l'étranglement herniaire.

Étranglement herniaire. — La hernie, par son poids, a tendance continuelle à devenir plus volumineuse, entraînant une portion plus considérable d'intestin dans l'orifice où il a commencé à s'engager. De plus, l'intestin est incité à sortir du ventre dans les efforts. La toux par exemple s'accompagne toujours d'une augmentation de pression abdominale, chassant l'intestin dans l'orifice herniaire.

A la faveur de ces différentes causes et surtout provoqué par un gonflement subit de l'anse contenue dans la hernie, l'étranglement herniaire intervient. La hernie devient tendue et douloureuse, elle ne peut plus rentrer dans le ventre, elle est étranglée, c'est-à-dire serrée à sa base, et le libre cours des matières et des gaz se trouve supprimé. Le contenu intestinal ne pouvant s'échapper par le bas, remonte vers l'estomac et est expulsé par vomissement, d'abord sous forme alimentaire, mais bientôt sous forme de matières fécales, liquides, odorantes.

A ce moment, la situation du malade est grave car il court deux dangers : celui de mourir par intoxication provenant de la non-évacuation des matières fécales et le danger de succomber à une péritonite, laquelle ne tarde pas à s'installer au voisinage de l'anse intestinale étranglée.

Dès que l'étranglement herniaire est reconnu, il n'y a pas une minute à perdre et le malade doit subir une opération destinée à lever cet étranglement.

Invagination intestinale. — Lorsqu'une portion de l'intestin pénètre dans la portion d'intestin située au-dessous d'elle à la manière de l'extrémité d'un doigt de gant qu'on refoule sur lui-même; on dit qu'il existe une invagination intestinale.

Cette invagination est assez fréquente dans le jeune âge. Elle existe surtout au niveau des portions de l'intestin, où l'insertion du mésentère est suffisamment longue pour lui permettre de se mobiliser, c'est-à-dire au niveau de l'intestin grêle et en particulier à l'union de cet intestin avec le cæcum.

Le résultat de cette introduction d'un morceau d'intestin dans l'autre ne se fait pas attendre; il provoque des douleurs vives, des vomissements et tardivement tous les signes d'une obstruction intestinale. Cette dernière se traduit par du ballonnement des anses intestinales situées au-dessus de la portion invaginée, par l'aplatissement du ventre dans les régions correspondant aux flancs (gros intestin) et par un signe des plus importants, qui est l'*émission du sang par l'anus*.

L'invagination intestinale n'est pas toujours permanente. elle est susceptible de se défaire d'elle-même, mais de façon très exceptionnelle.

Elle peut guérir par un autre procédé, dans lequel on voit intervenir d'abord la gangrène du bout invaginé et secondairement son expulsion. Ceci ne se passe pas sans une forte réaction inflammatoire du péritoine avoisinant l'invagination et sans phénomènes de péritonite localisée laissant à leur place des brides ou adhérences péritonéales, lesquelles ultérieurement pourront amener une obstruction intestinale. Sous ces brides s'engagent quelquefois une anse d'intestin. Cette anse, par suite d'une légère torsion, se gonfle, est emprisonnée sous la bride et produit le syndrome dit de l'étranglement interne, très comparable à celui de l'étranglement herniaire.

En cas d'invagination intestinale chronique ou d'emblée aiguë, il faut éviter les purgatifs dont l'usage amènera une recrudescence des accidents; il faut, dès le diagnostic établi, recourir à l'intervention chirurgicale.

Prolapsus du rectum. — Chez quelques enfants on voit, principalement au moment des efforts de défécation, la partie terminale du rectum sortir par l'anus et se présenter à l'œil sous forme d'un moignon constitué par la muqueuse intestinale au centre de laquelle existe un orifice, correspondant à la partie centrale du cylindre prolabé. La constipation, la diarrhée et surtout une disposition spéciale à l'individu occasionnent le prolapsus rectal. Tout prolapsus, dès qu'il s'est produit, doit être rentré, en le refoulant à l'aide d'un morceau de gaze vaselinée très propre. Sans cette précaution la partie de la muqueuse

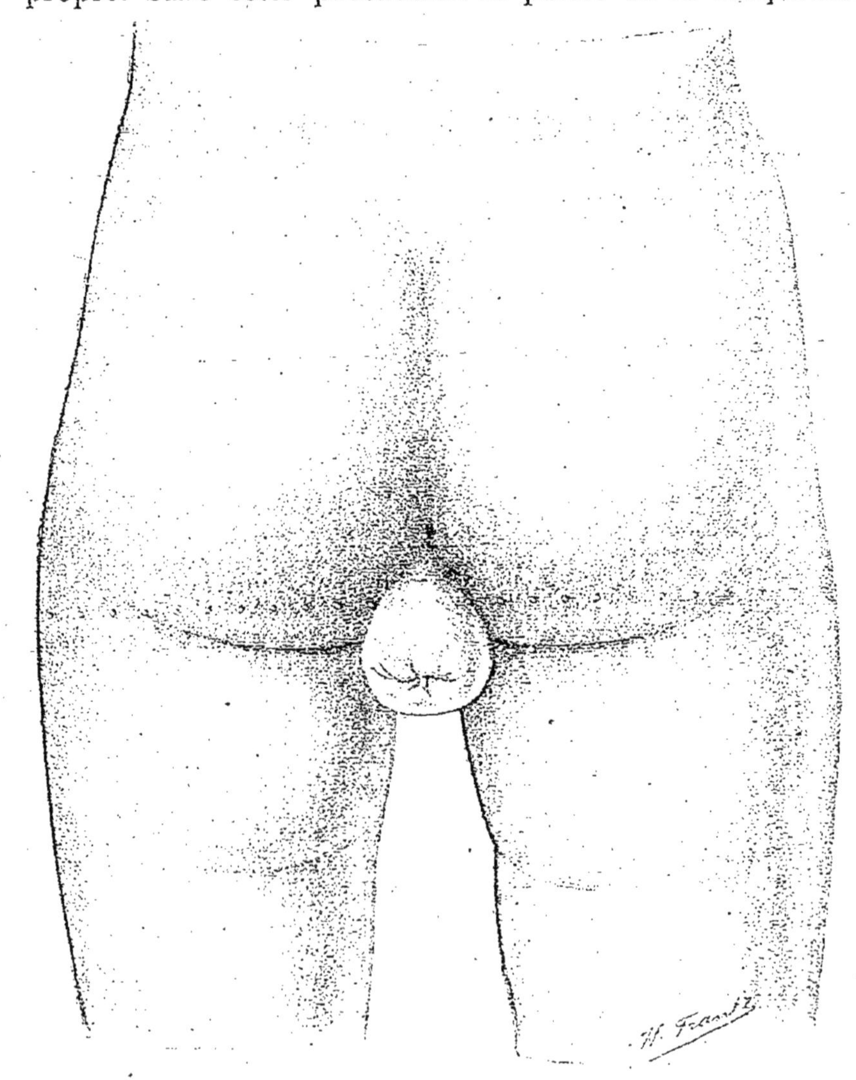

Fig. 31.
Prolapsus du rectum.

éversée au dehors de l'anus ne tarde pas à s'enflammer, à saigner, à suinter ; et cette infection surajoutée est capable d'augmenter le prolapsus, de le rendre irréductible, d'amener la gangrène du bout intestinal expulsé ou encore de donner lieu à des manifestations infectieuses susceptibles d'entraîner la mort du sujet (fig. 31).

Dans certains cas la réduction du prolapsus, facile à obtenir, se reproduit immédiatement à l'occasion du moindre effort et l'on peut être obligé de recourir à l'emploi de tampons placés à demeure au-devant de l'anus et dont la contention ne laisse pas que d'être très difficile. En fin de compte on pourra recourir à une intervention chirurgicale. Cependant le prolapsus rectal est une infirmité qui chez l'enfant a tendance à guérir spontanément, si l'on s'attache avec soin à régulariser les fonctions intestinales.

Fissure anale. — Ainsi que l'indique son nom la fissure à l'anus est une érosion ou ulcération siégeant à la marge de l'anus dans les plis de la muqueuse orificielle. Cette ulcération provoque une contraction du sphincter, d'où résulte une douleur toute particulière.

La fissure anale est surtout une affection de la femme adulte. Elle siège presque toujours en arrière du côté du coccyx. Allongée comme un des rayons formés par les replis de la muqueuse, elle se cache à la vue, enfoncée dans l'un de ces replis et doit être découverte par la manœuvre suivante :

Il faut prier la femme de pousser et en même temps déplisser la muqueuse en l'étalant. On finit alors par découvrir une coupure plus ou moins profonde, rouge, non suintante, cette déchirure est douloureuse au toucher au moment des efforts de défécation et surtout après celle-ci. La douleur arrive à un tel degré d'acuité que certaines femmes se retiennent d'aller à la selle pour ne pas souffrir, elles ne mangent plus et tombent rapidement dans le marasme. La douleur provient d'un spasme ou d'une contraction du sphincter anal.

Les fissures non douloureuses existent; comme elles ne donnent lieu à aucun signe sauf parfois un léger suintement sanguin, elles sont méconnues le plus souvent.

TRAITEMENT. — Il y a trois principaux traitements de la fissure anale :

1° La cautérisation au nitrate d'argent, laquelle réussit plus souvent qu'on ne pense ;

2° La dilatation du sphincter anal, qu'on pratique sous le chloroforme ;

3° Le traitement par l'électricité (d'arsonvalisation ou courant de haute fréquence).

La deuxième méthode réussit sûrement.

Malformations rectales.

Les malformations de l'anus et du rectum ou vices de conformation sont sous la dépendance d'un défaut de développement de la partie terminale de l'intestin.

Elles sont classées dans quatre catégories :

1° Le rétrécissement de l'anus et du rectum ;

2° Les malformations de l'anus et du rectum ;

3° L'absence du rectum plus ou moins absolue ;

4° Les abouchements anormaux du rectum.

Les rétrécissements se définissent d'eux-mêmes, on peut les voir s'ils siègent à l'anus, en cas contraire on les sent avec le doigt introduit dans le rectum ou avec une sonde exploratrice.

L'anus imperforé présente une absence orificielle ; si le rectum est le siège de l'affection, l'orifice anal existe, mais dans l'un et l'autre cas les matières ne sont pas évacuées. Si l'on n'intervient pas rapidement après la naissance chez un enfant qui n'a pas rendu son méconium, la mort survient rapidement.

L'absence d'anus et de rectum est encore plus grave que la malformation précédente, et se révèle de la même façon. Enfin le rectum peut s'ouvrir dans l'urèthre, dans le vagin, etc.

Tous ces vices de conformation nécessitent une ou plusieurs opérations.

LIVRE IV

VACCINE. — FIÈVRES ÉRUPTIVES

CHAPITRE PREMIER

VACCINE. — VACCINATION ANTI-VARIOLIQUE

Une maladie des plus terribles, *la variole*, est absolument évitable, si l'on a soin d'inoculer préventivement les sujets avec un virus, connu de tous sous le nom de *vaccin*.

Il me semble inutile de refaire l'histoire de la découverte de la vaccine et des services qu'elle a rendus à l'humanité. Les contester c'est se refuser à constater qu'il fait jour en plein midi, et il faut laisser à ceux qui ont du temps à perdre, le soin de développer des arguties absurdes contre la pratique de la vaccination.

C'est à Jenner qu'on doit la découverte de la vaccine. Jenner mit à profit une observation faite autour de lui, d'après laquelle il était de tradition que les sujets atteints d'une maladie des vaches, le *cow-pox*, se trouvaient à l'abri de la variole.

Actuellement encore, c'est chez la génisse qu'on entretient par inoculation la vaccine, qui, développée chez elle, servira ultérieurement à être inoculée à l'homme.

On peut également prendre le virus sur des pustules humaines, mais ce procédé dit vaccination de bras à bras, est totalement abandonné, comme exposant le sujet inoculé à recevoir en même temps que le vaccin, les germes d'une autre maladie humaine et spécialement un des plus redoutés, sinon des plus redoutables, le germe de la syphilis.

Quels vaccins doit-on utiliser?

Le vaccin est en général fourni par les Instituts de vaccine animale. Le vaccin inoculé à la génisse se développe chez cet animal, sous forme d'une pustule, dont on recueille la lymphe c'est-à-dire le contenu, pour l'inoculer à l'homme.

On peut vacciner directement de l'animal à l'homme; dans ce cas on utilise un vaccin frais. On peut vacciner avec la lymphe ou pulpe vaccinale recueillie sur la génisse et conservée de plusieurs façons.

La conservation de la lymphe ou pulpe, dans un premier procédé, est obtenue de la façon suivante.

La pustule de l'animal est non seulement vidée de sa partie liquide (*lymphe*) mais elle est aussi grattée. Le produit du raclage est la *pulpe*. Lymphe et pulpe sont desséchées, réduites en poudre, conservées à sec et légèrement délayées dans de l'eau stérile au moment de l'usage.

Ce mode de conservation ne donne pas de très bons résultats. On préfère conserver la pulpe vaccinale dans la glycérine. Le mélange de pulpe et de glycérine est placé dans des flacons stériles ou dans de petits tubes fermés à leurs deux extrémités; dont la contenance varie suivant la quantité du mélange et par conséquent suivant le nombre de vaccinations contenues dans chaque tube.

Les pulpes glycérinées se conservent très bien. Elles restent virulentes plusieurs semaines, des mois, jusqu'à six et douze, mais il est plus prudent de les utiliser dans le mois qui suit leur récolte.

Le médecin se trouve donc en présence de deux espèces de vaccin; l'un frais qu'il portera de suite de l'animal à l'homme; l'autre, conservé dans la glycérine, qu'il pourra facilement transporter avec lui auprès du sujet à vacciner.

Il n'est pas besoin d'insister pour comprendre que l'usage des vaccins conservés dans la glycérine et mis en tube présente une commodité considérable dans la pratique. La facilité de transport est donc un premier avantage du vaccin en tube glycériné.

Existe-t-il en sa faveur d'autres avantages le rendant supérieur au vaccin pris directement sur l'animal ? Assurément et ils sont d'importance. Au nombre de ceux-ci il faut tout d'abord signaler le suivant : Le vaccin récolté sur l'animal renferme toujours un assez grand nombre de germes, microbes autres que ceux du vaccin, qui, injectés à l'homme, peuvent produire des infections locales ou générales.

Lorsque la pulpe vaccinale est conservée dans la glycérine, on a remarqué que, dans les premiers jours de son contact avec la glycérine, elle se débarrasse d'une grande partie de ses microbes. En injectant une pulpe glycérinée, on inocule donc à l'homme moins de microbes qu'en injectant une pulpe fraîche.

Un deuxième avantage des pulpes glycérinées mérite aussi d'être signalé. Le virus vaccin n'échappe pas aux lois de virulence, applicables à tous les produits similaires. Un vaccin fourni par une génisse peut avoir perdu de sa virulence même au moment où on le recueille sur l'animal. Injecté à l'homme il ne donnera que des insuccès. Il est donc bon, avant de s'en servir, de s'assurer de son activité. Dans ce but, on prélèvera une parcelle de la récolte faite sur la génisse et pour éprouver sa virulence on l'essaiera sur un enfant ou un animal (lapin par exemple) et on ne sera autorisé à la vendre qu'autant qu'on l'aura trouvée capable de reproduire le vaccin.

Si l'on vaccine de génisse à bras, on ne peut faire la recherche de la virulence, ou, si on la fait, quand on a obtenu le résultat, la génisse n'est plus apte à fournir du vaccin.

Toutes différentes sont les conditions lorsqu'on a recours aux pulpes glycérinées. Celles-ci sont gardées en flacons et on ne les délivre dans le commerce qu'après s'être assuré qu'elles sont vraiment actives et capables de reproduire la maladie.

Commodité, diminution du nombre de germes surajoutés au vaccin, contrôle de l'activité du vaccin, sont trois raisons de premier ordre, devant donner la préférence à l'emploi des pulpes glycérinées dans la pratique de la vaccination.

Il est bien évident, que le transport de la génisse et sa présence dans l'endroit où l'on vaccine frappe davantage l'esprit du public, mais c'est la seule supériorité de cette méthode, qui devrait être abandonnée.

Où vacciner ?

Où doit-on vacciner? aux bras et aux jambes.

Aux jambes, si l'on veut cacher les cicatrices (chez les petites filles et les femmes). Si pour les femmes on veut cependant vacciner aux bras il faudra pratiquer les piqûres au défaut de l'épaule et les faire transversalement, de façon qu'une épaulette de robe puisse les masquer facilement. Au cas où l'on jugerait ces précautions superflues (hommes) on disposera les piqûres sur la face externe et supérieure du bras.

Aux membres inférieurs on choisira non pas les jambes, mais les cuisses. Les piqûres faites à la partie externe des jambes sont trop facilement visibles et disgracieuses. Faites à la région interne elles risquent d'être souillées par l'urine et les déjections chez le nourrisson.

Il faut les placer à la partie inférieure et un peu externe des cuisses, au-dessus des genoux. Dans cette région elles sont peu accessibles à la vue, et à l'abri autant que possible des déjections.

Le nombre des piqûres varie entre deux et trois. En général pour une première vaccination on multipliera les piqûres, on en fera six en tout, trois à chaque membre. Entre chacune d'elles on laissera un intervalle de 2 centimètres, pour éviter qu'en se développant deux pustules ne viennent se rencontrer et produire ainsi une grande cicatrice disgracieuse.

Comment vacciner ?

La manière la plus habituelle de vacciner est celle des piqûres. La règle essentielle est de faire la chose proprement. Nous allons énumérer la série des précautions à prendre pour y arriver.

Il faut se procurer de l'alcool à 90°, de l'ouate hydrophile, une certaine quantité de petites lancettes, dites plumes à vaccin ou *vaccinostyles*, une assiette, une petite quantité de collodion, un ou plusieurs tubes à vaccin (fig. 32).

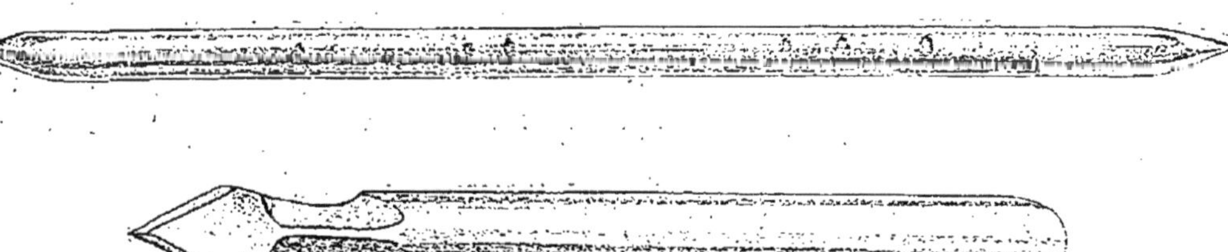

Fig. 32.
Tube à vaccin. Plume à vaccin (vaccinostyle).

Les bras ou les jambes ont été nettoyés au préalable et sont présentés découverts au médecin.

Celui-ci s'abstiendra de passer sur la peau un antiseptique quelconque, qui pourrait détruire les microbes du vaccin. Mais en revanche, il frottera légèrement la peau avec un petit tampon de coton hydrophile trempé dans l'alcool. Ce faisant, il dégraissera la peau et l'aseptisera. Il ne pratiquera la vaccination qu'après évaporation de l'alcool. Bien entendu avant de commencer ces opérations préliminaires, le médecin ou la sage-femme auront pris soin de se laver soigneusement les mains à l'eau et au savon.

Placer maintenant dans l'assiette un ou autant de vaccinostyles qu'on aura de personnes à vacciner fussent-elles de la même famille. Verser sur les plumes une très faible quantité d'alcool à 90° et allumer pour flamber. Prendre un des tubes à vaccin ; casser les deux extrémités en les coupant avec des ciseaux. Saisir une plume de la main droite par la partie opposée à sa pointe, et faire couler du vaccin sur la face plate de la plume côté pointe.

Le vaccinostyle est ainsi armé, et tenu entre le pouce et l'index de la main droite.

Saisir par en dessous entre le pouce et les doigts de la main gauche, le bras ou la cuisse de l'enfant de façon à l'immobiliser en tendant la peau, et tout doucement venir piquer la peau en deux ou trois points distants de 2 centimètres en évitant les points où l'on apercevrait des veines superficielles.

Pour que le vaccin pénètre, il faut avoir soin en piquant de toujours tenir la pointe de la plume plus basse que le talon. Faute de cette précaution le vaccin contenu sur le vaccinostyle remonte vers les doigts de l'opérateur et ne descend pas dans la piqûre.

Autre précaution : il ne faut pas aller vite, il faut laisser au vaccin le temps de pénétrer par la piqûre et celui-ci doit recouvrir cette piqûre après qu'on a enlevé le vaccinostyle. La piqûre doit être pratiquée de telle façon, qu'après quelques instants une gouttelette de sang vienne sourdre à son niveau.

Il est impossible de régler la manière dont cette piqûre doit être faite. La force à développer dépend essentiellement de la résistance de la peau du sujet. Ce qu'il faut bien retenir c'est que jamais le bec de la plume ne sera enfoncé verticalement, mais toujours obliquement, de telle sorte qu'on pratiquera une introduction du vaccin sous l'épiderme et non profondément dans les tissus.

Conduite à tenir après la vaccination.

La vaccination une fois opérée, il faut, pendant trois minutes environ, laisser sécher à l'air libre. L'enfant remuant, et criant on doit l'empêcher de frotter ses vaccins avec ses doigts, ou de les essuyer sur sa joue par un haussement d'épaule intempestif. Il risquerait ainsi de s'inoculer d'autres pustules en des points du corps (figure par exemple) où les cicatrices vaccinales seraient peu esthétiques.

Au bout des trois minutes il sera bon de recouvrir d'ouate très propre la petite plaie vaccinale de façon à la protéger contre le frottement des vêtements, et l'on fixera cette ouate en appliquant sur trois de ses bords une petite goutte de collodion.

Le coton sera enlevé le lendemain matin, et l'on n'aura plus qu'à attendre l'évolution de la vaccine.

Évolution de la vaccine régulière.

Cette évolution comprend cinq périodes :

Première période : Incubation. — Elle va du moment où la piqûre est faite jusqu'à la fin du quatrième ou du cinquième jour.

Pendant cette période il est impossible de savoir si le vaccin prendra. La piqûre se cicatrise complètement laissant à son sommet une petite croûte, ou bien la peau rougit légèrement sans qu'on puisse rien en déduire. L'enfant ne présente aucun phénomène, il ne faut rien changer à sa vie ; il peut continuer à prendre ses bains.

Deuxième période : Éruption. — En moyenne vers le quatrième jour, l'endroit piqué rougit plus que précédemment et se boursoufle pour former le cinquième jour un bouton rouge violacé, dont le centre commence à se déprimer (ombilication). Les phénomènes précédents s'accentuent jusqu'à la fin du huitième jour, où la pustule vaccinale est tout à fait constituée. L'enfant présente un peu de fièvre et d'agitation.

La pustule vaccinale est arrondie, son diamètre large de 1/2 à 1 centimètre. Au centre se voit une dépression (*ombilic*), autour de cette dépression une zone transparente formée par le soulèvement de l'épiderme, remplie de sérosité (lymphe vaccinale). Elle porte le nom de *zone lymphogène.* Enveloppant celle-ci une peau rouge vif (auréole) repose sur une base indurée. Le tout forme une élevure assez prononcée au-dessus des téguments.

Troisième période. — MATURATION. — Tous les signes précédents augmentent. Mais la zone lymphatique de transparente devient louche, car il s'y fait de la suppuration.

L'enfant a plus ou moins de fièvre, les ganglions correspondant aux piqûres (axillaires pour le bras) sont légèrement gros et douloureux.

Si la pellicule recouvrant la pustule a été déchirée, il s'écoule de la lymphe ou du pus.

Le dixième jour l'inflammation s'apaise et l'on passe à la quatrième période.

Quatrième période. — DESSICCATION. — Le bouton vaccinal ne sécrète plus ou très peu, la sérosité forme croûte à la surface de la pustule. Cette croûte s'épaissit et s'élargit les jours suivants, la dessiccation est complète vers le quinzième jour. L'enfant n'a plus de fièvre et retrouve sa gaieté.

Cinquième période. — CICATRISATION. — La cicatrisation commence sous la croûte, laquelle tombe aux environs du vingt et unième jour, laissant à sa place une cicatrice gaufrée rouge, puis blanche, qui, par son caractère, par son siège, sera la signature ultérieure que l'enfant a été vacciné avec succès. (Pl. I, évolution de la pustule vaccinale).

Soins à donner à l'enfant pendant l'évolution du vaccin.

Continuer les bains de propreté pendant l'incubation, les supprimer pendant la période d'éruption et de maturation, à moins d'avis contraire du médecin.

Pendant l'éruption et la maturation, recouvrir la pustule d'un peu de vaseline bien propre et par-dessus d'un morceau de toile fine ayant bouilli. Changer ce pansement deux fois par vingt-quatre heures et avoir soin chaque fois de laver légèrement avec de l'eau boriquée bouillie.

Pustule vaccinale à ses trois stades.

a, début de la pustule. — *b*, pustule ombiliquée avec son aréole rouge. *c*, croûte recouvrant l'ulcération au moment de la dessiccation.

PLANCHE I

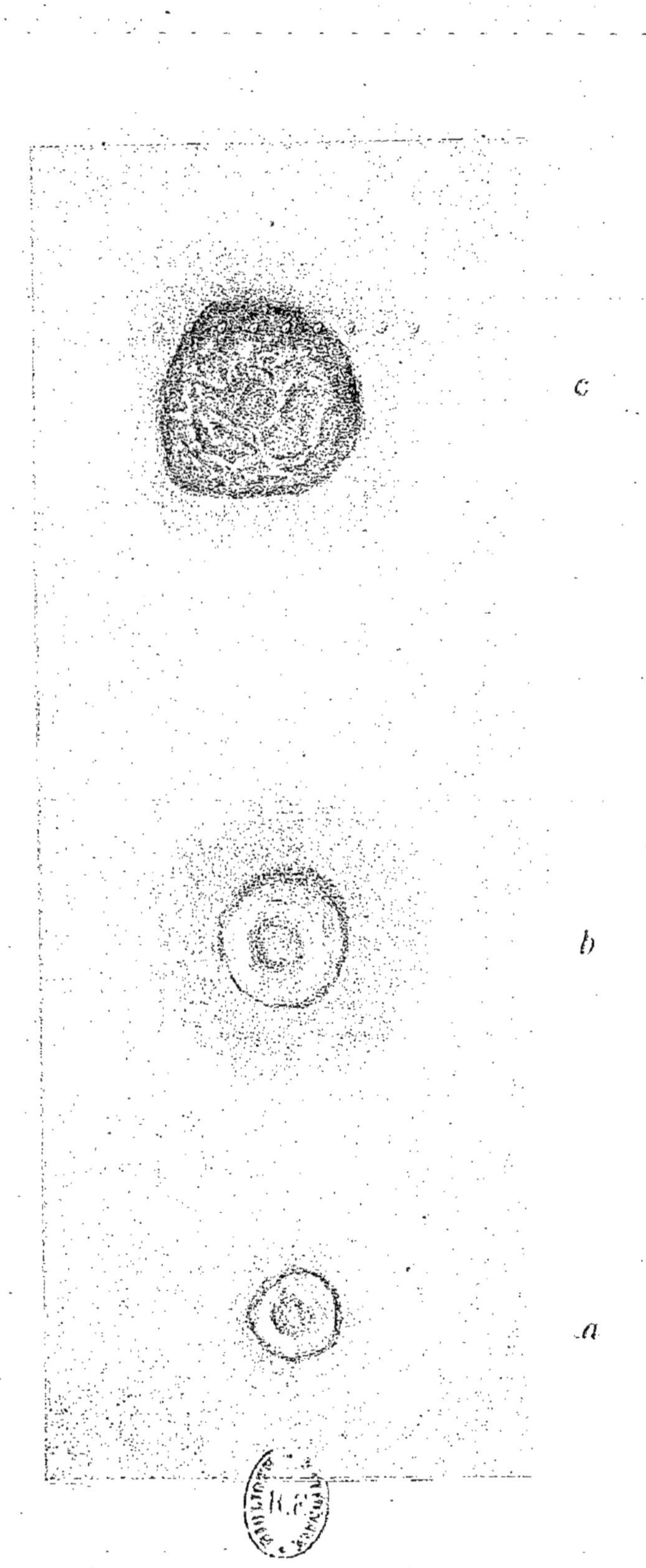
c
b
a

Supprimer les pansements humides au moment de la dessiccation et poudrer légèrement avec un mélange de poudre de talc et de sous-nitrate de bismuth stérilisé.

Il est bon de laver une fois par jour avec de l'eau boriquée pour enlever la poudre restée en place pendant vingt-quatre heures.

Incidents et accidents de la vaccination.

1° Immobilité de l'enfant. — Il est bien rare que l'enfant soit tellement remuant qu'on ne puisse arriver à le vacciner.

Il est toujours assez facile de s'en rendre maître. Pour éviter qu'il se défende, crie trop, ce qui chez certains peut avoir l'inconvénient de favoriser les convulsions, on pourra pratiquer les piqûres pendant le sommeil.

2° Impressionnabilité du sujet. — Certains enfants du deuxième âge, voire même des adultes, sont vivement impressionnés par les préparatifs de la vaccination.

Ceux qui avoueront leur inquiétude seront vaccinés étendus sur le dos et on aura soin de ne pas les faire assister aux vaccinations d'autres sujets.

Quelles que soient les précautions prises, il peut arriver cependant que le sujet manifeste son impressionnabilité de façon fort ennuyeuse. C'est d'abord la *syncope*, elle s'annonce par la pâleur de la face, par une sensation de malaise général avec vertiges, quelquefois nausées et besoin d'aller à la selle.

Si le sujet ne s'étend pas immédiatement, il risque de perdre connaissance brusquement et de tomber à la renverse.

Certains sujets épileptiques peuvent traduire leur nervosisme par une crise convulsive de nature épileptique.

Ces manifestations nerveuses précèdent quelquefois ou plus souvent suivent la vaccination.

Il faut se garder de vacciner un individu, enfant ou adulte, qui, avant la vaccination, se trouverait en état de lipothymie, c'est-à-dire dans le stade précurseur de la syncope.

Si l'on assiste à l'un des accidents précédents, il faut étendre le malade sur le dos, par terre, la tête tout à fait basse ; détacher tous les vêtements pouvant comprimer le cou ou le thorax (col, corset), donner de l'air et faire respirer du vinaigre, des sels anglais. Si la syncope se prolongeait et surtout si le pouls était absent et la respiration suspendue, on serait autorisé à pratiquer des tractions de la langue, des flagellations énergiques du visage avec une serviette mouillée d'eau froide.

3° **Hémorragie résultant de la piqûre de la lancette.** — Si l'on a soin d'éviter de piquer les endroits où se trouve une veine superficielle et par conséquent apparente ; l'écoulement de sang sera toujours peu abondant. Même si une veine avait été piquée il n'y a rien à craindre, il suffit de prendre un morceau d'ouate et de l'appliquer fortement sur l'endroit saignant.

En quelques minutes la compression arrête l'hémorragie.

Si l'on avait à vacciner un individu, dit hémophile, c'est-à-dire dont la moindre plaie saigne longtemps et abondamment, la sage-femme devrait se récuser et faire appel à un médecin.

Dans ce cas, on fait prendre au malade, pendant les quatre premiers jours précédant l'opération, une potion contenant de 2 à 4 grammes de chlorure de calcium.

4° **Complications infectieuses.** — Les complications infectieuses sont dues à un défaut de propreté des vaccinateurs dans la très grande majorité des cas.

Au nombre de ces complications il faut mentionner l'*érysipèle*, des *abcès* se développant au niveau des membres vaccinés.

La complication infectieuse la plus redoutable est l'*inoculation de la syphilis* par la piqûre vaccinale. Cet accident résulte des fautes suivantes qu'il faut éviter à tout prix.

Si l'on prélève le vaccin à inoculer sur l'être humain ; celui-ci pouvant être en puissance de syphilis on transportera à la fois le vaccin et la syphilis sur le sujet neuf.

Si l'on se sert de la même lancette pour vacciner deux ou plusieurs sujets, même en utilisant du vaccin de génisse, on pourrait transporter la syphilis de l'un aux autres. Il faut de toute nécessité ou stériliser la lancette après chaque vaccination ou mieux employer pour chaque sujet une plume à vaccin spéciale.

Une personne de l'entourage peut contaminer la pustule vaccinale par simple contact, avec le doigt, si elle est en puissance active de syphilis. D'où la recommandation de ne confier les soins à donner aux enfants pendant l'évolution de la pustule vaccinale qu'à des personnes dont on soit sûr.

Si par malheur un vacciné se trouvait syphilisé, il faudrait prendre toutes les précautions rigoureuses pour éviter qu'il contamine, soit les personnes chargées de le soigner, soit ses parents.

Les mêmes soins seront à prendre vis-à-vis d'un enfant syphilitique, chez lequel on pratiquerait la vaccination. Que la vaccine soit ou non suivie de succès, si la syphilis a été inoculée avec le vaccin, elle se manifeste seulement vers le vingtième jour, par un *chancre syphilitique*, c'est-à-dire au moment où le vaccin a terminé son évolution.

Il faut être prévenu qu'un enfant né syphilitique, sans manifestations de cette maladie au moment de la vaccination, peut, à l'occasion de cette dernière, présenter une recrudescence d'accidents vénériens sans que le vaccinateur puisse être incriminé. Dans ce cas on ne constate pas les ganglions de l'aine ou de l'aisselle satellites habituels du chancre syphilitique.

Vaccine modifiée.

1° Vaccinoïde. — La vaccinoïde a encore été appelée à tort *fausse vaccine*. Voici en quoi elle consiste. Le bouton de vaccin commence à rougir dès le deuxième jour, mais bien que légèrement enflammé, il est loin de ressembler à la pustule vaccinale. Il est constitué par une simple papule, ou toute petite vésicule, dont l'évolution totale se fait en six à sept jours.

C'est donc une vaccine atténuée à début hâtif.

Longtemps on a pensé que cette vaccinoïde ne conférait pas l'immunité au sujet, mais aujourd'hui on admet le contraire. La vaccinoïde immunise celui sur lequel elle s'est développée.

Rare chez l'enfant vacciné pour la première fois, elle est fréquente chez les sujets qu'on revaccine, alors que la première vaccination avait été suivie de succès. D'où cette conclusion : que la vaccinoïde se développe chez les sujets, présentant naturellement ou par acquisition un certain degré d'immunité.

2° Vaccine lente ou retardée. — Tous les boutons de vaccin ne prennent pas dans le même moment, il y en a dont l'apparition est retardée.

Certaines inoculations paraissent sommeiller des jours, des semaines, pour se réveiller tout d'un coup.

La rougeole, la scarlatine, le traitement mercuriel, les purgatifs violents retardent l'évolution du vaccin.

3° Vaccine généralisée. — Dans un nombre de cas très rares la vaccine peut se généraliser spontanément à tout le corps. On voit alors apparaître sur les téguments des pustules semblables à celles de la vaccine, évoluant plus rapidement, plus superficiellement et s'accompagnant de phénomènes généraux, marqués surtout par l'élévation de la température. On a cité des cas mortels de vaccine généralisée, c'est là une éventualité tout à fait exceptionnelle.

Plus souvent, il arrivera, surtout chez les enfants eczémateux, une généralisation des pustules par auto-inoculation. Le sujet vacciné transporte, par grattage, la lymphe vaccinale de ses premiers vaccins sur d'autres points du tégument. Les pustules secondaires sont moins développées que les initiales, car le malade a déjà commencé son immunisation lorsqu'elles éclosent.

4° **Vaccination sans vaccin.** — On a cité des cas où la vaccination fut obtenue après inoculation du vaccin sans que jamais se soit présentée la plus petite éruption. On a eu la preuve que les sujets avaient bien été immunisés parce que de nouvelles tentatives de vaccination et même des inoculations avec la variole restèrent sans résultat.

5° **Vaccine hémorragique.** — La pustule est le siège d'une hémorragie, qui par stagnation du sang donne une couleur spéciale purpurique au bouton vaccinal.

De plus la peau se couvre de purpura et il peut y avoir du sang extravasé au niveau des muqueuses.

6° **Vaccine ulcéreuse.** — Chaque pustule devient le point de départ d'une ulcération.

Éruptions vaccinales.

On entend par là des manifestations cutanées dépendant de la vaccination, mais non spécifiques.

Elles apparaissent dans les douze jours suivant la vaccination et revêtent le caractère d'éruption de roséole de rougeole ou de scarlatine ou ressemblent au purpura ou encore à différentes dermatoses telles que l'eczéma, le psoriasis, le pemphigus. Elles sont quelquefois récidivantes à plusieurs semaines d'intervalle, ainsi que j'en ai observé un cas ; et finissent toujours par disparaître complètement.

A quel âge vacciner ? Qui ne faut-il pas vacciner ? Revaccination.

On peut vacciner et l'on doit vacciner à tout âge en temps d'épidémie. Les nourrissons, s'il est urgent, seront vaccinés à leur naissance, mais il est préférable d'attendre que l'enfant se soit aguerri avec sa nouvelle existence, et il conviendra de ne le vacciner qu'entre six semaines et trois mois.

A moins de nécessité absolue, d'une épidémie régnante, il faut s'abstenir de vacciner les nourrissons athrepsiques ou présentant un très mauvais état général, les enfants ou adultes couverts d'eczéma, d'impetigo, d'érythème, les femmes enceintes ayant tendance à chaque grossesse à faire une fausse couche, les sujets diabétiques.

La question de la revaccination est intimement liée à celle de la durée de l'immunité, conférée par une première vaccination.

En effet, on peut avancer sans grande chance d'erreur que tout individu apte à prendre le vaccin est susceptible d'attraper la variole.

Cette immunité peut être naturelle ; de très rares sujets sont incapables de donner éclosion à une pustule vaccinale quel que soit le nombre des vaccinations tentées sur eux.

L'immunité après la vaccination s'acquiert aux environs du 6e au 8e jour et elle va durer un nombre d'années variable qu'on a, pour simplifier les choses, évalué à une moyenne de *sept années ;* ceci revient à dire qu'il est sage de se faire revacciner tous les sept ans.

Ces chiffres ne sont que des moyennes et il ne faut pas oublier qu'un certain nombre de sujets perdent leur immunité beaucoup plus rapidement ; d'où ce principe de revacciner systématiquement toutes les personnes (adultes et enfants) en temps d'épidémie.

Législation sur la vaccination.

Depuis 1902 en France, la loi prescrit une première vaccination dans la première année de l'existence et deux vaccinations l'une à 11 ans et l'autre à 21 ans.

Les parents ou tuteurs sont tenus personnellement à l'exécution de la dite mesure.

CHAPITRE II

FIÈVRES ÉRUPTIVES. — SCARLATINE ROUGEOLE. — RUBÉOLE. — VARIOLE VARICELLE. — ÉRYSIPÈLE

On entend par fièvres éruptives toutes les maladies caractérisées par un mauvais état général avec élévation de température et par une éruption se faisant à la fois sur la peau et les muqueuses.

Nous avons groupé ensemble à l'exception de l'érysipèle les fièvres éruptives le plus communément observées, dont il est bon de connaître les symptômes essentiels.

Dans l'étude de ces maladies on comprend quatre périodes : l'*incubation*, l'*invasion*, l'*éruption*, et une quatrième variable suivant la maladie envisagée et portant par conséquent un nom différent.

On entend par période d'incubation celle correspondant au temps pendant lequel un sujet a été porteur du germe de la maladie, sans présenter aucun signe permettant de savoir s'il aura ou non cette maladie.

Voici un exemple : un enfant se trouve en contact avec un individu en puissance de rougeole pendant quelques heures seulement.

Cet enfant passe un certain nombre de jours avec toutes les apparences d'une bonne santé ; il est dans la période d'incubation.

Puis il présentera quelques phénomènes attirant l'attention des parents, état maussade, élévation légère de la température, il semblera enrhumé ; il entrera dans la période dite d'invasion ; enfin apparaîtra l'éruption.

Contagion. — Les fièvres éruptives sont éminemment transmissibles, surtout aux enfants, puisque les adultes sont souvent immunisés, c'est-à-dire vaccinés, par une atteinte antérieure.

Mais un adulte, qui jeune a échappé à ces maladies, est tout aussi apte à les prendre que l'enfant.

Dans la majorité des cas ces affections se communiquent par le contact avec une personne malade.

La contagion résulte du passage des germes (encore inconnus) d'un individu à un autre ; mais nous croyons savoir que pour trois de ces maladies : scarlatine, rougeole, rubéole, les germes infectants se trouvent plus particulièrement contenus dans la bouche et le nez, alors que pour les deux autres, variole et varicelle, la peau serait au même titre que la muqueuse de la gorge porteur des germes nocifs.

Il est de notion courante que les squames, c'est-à-dire les peaux des scarlatineux, sont capables de transmettre la maladie.

Rien cependant n'est moins prouvé, et beaucoup de bons esprits pensent que si les squames sont infectantes, elles le doivent aux microbes échappés de la gorge du malade, et répandus par le hasard des circonstances à la surface de la peau du scarlatineux en train de peler.

Dans l'ignorance relative où nous sommes des conditions exactes de la dissémination des germes des fièvres éruptives, à la surface ou dans l'intimité de l'organisme, nous sommes tenus de recourir au maximum de précautions, pour éviter toute chance de contagion.

Aussi les règles générales à appliquer en face d'un cas quelconque de l'une de ces fièvres sont-elles les suivantes :

a) *Le malade doit être isolé.*

b) *Les personnes qui l'approcheront revêtiront une blouse et la quitteront en sortant de sa chambre.*

c) *En prenant congé du malade, les mains seront lavées à l'eau et au savon et passées dans une solution aqueuse antiseptique, telle qu'oxycyanure de mercure à 1 p. 5000.*

Le médecin pratiquera l'auscultation du malade en lui couvrant la figure avec le haut de la serviette de façon à préserver sa tête et ses cheveux des particules liquides, qui pourraient venir souiller ses cheveux lors d'un accès de toux ou d'éternuement survenant inopinément chez le malade.

La pièce où sera soignée le malade contiendra un sac, dans lequel seront déposés les linges ayant servi (linge de corps, de toilette, literie). Ce linge ainsi enfermé sera soumis à la désinfection. La meilleure désinfection est celle qu'on obtient chez soi par le passage dans l'eau bouillante et la lessive.

S'il est possible, le parquet sera lavé à l'eau savonneuse ; mais il faut bien savoir que les germes des maladies éruptives périssent vite en dehors de l'organisme ; et que les plus grands dangers de contagion résident dans les personnes, bien plus que dans les choses.

Pour plus de sûreté les objets, ayant servi au malade pendant le cours de son affection, seront laissés dans sa chambre, et désinfectés en bloc au terme de la maladie, dans la pièce même où ils se trouvent et d'où ils ne seront pas sortis.

Les déjections du malade, urine, matières fécales seront recueillies dans un seau spécial ou dans des récipients contenant des solutions antiseptiques (sulfate de cuivre par exemple).

Avant de terminer avec ces quelques considérations sur la contagion il est nécessaire de spécifier le moment de la maladie où elle s'effectue.

De l'examen des faits on peut déduire qu'au point de vue de la contagion, la rougeole est surtout transmissible pendant la période d'incubation, c'est-à-dire au moment où la maladie étant ignorée, les enfants sont laissés avec leurs camarades ; la rubéole est contagieuse pendant les deux à trois jours qui précèdent et suivent l'éruption ; la scarlatine pendant sa période d'invasion et d'éruption, avec possibilité de contagion jusqu'au 40e jour ; il en est de même de la variole transmissible vraisemblablement par les croûtes pendant quarante jours. Pour la varicelle on admet qu'elle n'est plus à redouter après la chute des dernières croûtelles, c'est-à-dire en moyenne pendant une période de quinze jours à quatre semaines.

Incubation. — Nous rangeons les maladies suivant la longueur de leur incubation, en allant de la période d'incubation la plus courte à la plus étendue.

Incubation de la scarlatine : quatre à cinq jours.

Incubation de la variole : dix à douze jours.

Incubation de la rougeole : dix à quatorze jours.

Incubation de la varicelle : quatorze jours.

Incubation de la rubéole : douze à vingt jours.

Invasion. — Comme nous l'avons vu on entend par là le temps pendant lequel l'individu est déjà malade sans présenter encore l'éruption caractéristique de son affection.

Les symptômes variant avec chacune des fièvres, nous les énumérerons donc séparément pour chacune d'entre elles.

Scarlatine. — Début brusque, malaise général très accentué, élévation de température notable; angine se manifestant par un mal de gorge et une amygdalite avec dépôt blanchâtre, entraînant des ganglions au niveau du cou, presque toujours vomissements.

Durée moyenne de la période d'invasion : vingt-quatre à trente-six heures.

Rougeole. — Malaise, fièvre peu marquée, catarrhe des yeux, du nez, du larynx, des bronches se traduisant par des yeux brillants et larmoyants, du coryza, la voix voilée ou éraillée avec une toux aboyante; signes de la bronchite quelquefois, piqueté rouge sur le voile du palais.

Durée moyenne : trois à quatre jours.

Rubéole. — Fièvre rare dans la majorité des cas. Souvent aucun symptôme. Durée : un jour.

Varicelle. — Aucun symptôme, ou fièvre avec courbature, ou encore, mais exceptionnellement, éruption ressemblant à la scarlatine ou à la rougeole, portant le nom de *rash*, éruptions qui précèdent celle de la maladie varicelleuse.

Durée moyenne : deux jours.

Variole. — Fièvre élevée ; malaise avec courbature très accentuée ; vomissements, douleurs de reins (rachialgie) et douleurs d'estomac (épigastralgie) tout à fait intenses et bien particulières à cette affection. Souvent syncope.

Eruptions prémonitoires semblables à la rougeole, à la scarlatine, ou encore hémorragiques, dénommées *rash rubéolique, scarlatiniforme, purpurique.*

Durée, deux à quatre jours.

Eruption. — **Scarlatine.** — L'éruption de la scarlatine apparaît d'abord au niveau du ventre, et de préférence aux plis de l'aine. Elle gagne la poitrine, le dos, les jambes et les bras et en l'espace de deux jours est complètement sortie. A la face on ne note pas d'éruption à proprement parler, mais simplement un état vultueux, congestif, boursouflé assez spécial à la scarlatine.

Sur le corps et les membres, la rougeur est écarlate, foncée recouvrant presque complètement toute la peau, sans espace clair de tissu normal.

De plus il existe à la surface de la peau un état granité donnant au toucher une légère sensation de râpe. Assez souvent, au milieu de ce granité s'observent de petites vésicules grosses comme des têtes d'épingles. Elles sont produites par le soulèvement de l'épiderme causé par des gouttelettes de sueur emprisonnées sous l'épiderme ; on leur donne le nom de *sudamina*.

Pendant cette période éruptive la langue devient lisse et rouge comme framboisée ; c'est là un des principaux symptômes de la maladie.

La durée de l'érythème scarlatineux est des plus variables, elle peut aller de quelques heures seulement à plusieurs jours: cinq à six. Lorsqu'il tend à s'effacer, on peut encore se rendre compte de son existence en appuyant les doigts bien à plat sur la peau du malade. On détermine ainsi une série de vergetures nettement blanches, qui viennent accentuer la coloration des tissus environnants.

Rougeole. — Début de l'éruption par la figure; le deuxième jour le tronc et l'abdomen sont recouverts de boutons, le troisième jour les membres.

L'érythème de la rougeole est rose vif, constitué par des papules, c'est-à-dire par des taches surélevées, veloutées au toucher et laissant entre elles des espaces de peau saine. Il en est de plus ou moins grandes, mais leur dimension moyenne est celle d'une lentille.

A la face c'est derrière les oreilles qu'on peut surprendre les premières taches; c'est toujours là qu'il faut aller les chercher, ou encore au niveau de la muqueuse buccale, du voile du palais.

Sur le voile du palais on retrouve le piqueté rouge dont nous avions déjà parlé plus haut pendant la période d'invasion.

A partir du troisième ou quatrième jour les rougeurs s'effacent, laissant de simples macules, qui tatouent la peau de façon plus ou moins foncée pendant dix jours en moyenne.

Rubéole. — L'éruption de la rubéole débute en même temps sur tout le corps, face, tronc et membres, progresse le jour qui suit son éclosion.

C'est comme ton, comme efflorescence une rougeole atténuée; c'est-à-dire qu'elle se présente avec une coloration moins vive et qu'elle s'en tient à de simples taches sans surélévation de la peau.

Elle a aussi ce caractère assez particulier de ressembler sur certaines parties du corps plutôt à une scarlatine qu'à une rougeole, par exemple au niveau des membres inférieurs; aussi dit-on de cet érythème qu'il est polymorphe-

La rubéole déjà pâle par elle-même disparaît très rapidement en trois à quatre jours au plus.

En même temps que l'éruption, apparaissent au cou et surtout derrière les oreilles de chaque côté de la nuque des ganglions, qui sont une signature de cette affection.

Varicelle. — La varicelle est constituée dans sa phase éruptive par deux espèces d'éléments : *a*) des boutons à base rouge, à extrémité pointue ; *b*) des vésicules, rondes, franchement saillantes au-dessus de l'épiderme, vésicules remplies de liquide clair.

La sortie de ces boutons se fait sans ordre régulier, mais cependant avec une confluence toute particulière au niveau du dos, chez les petits enfants. La poussée vésiculeuse ou simplement papuleuse évolue par échelons successifs et l'on peut compter dix à quinze jours pour que s'arrête la formation de nouvelles bulles.

Les vésicules passent rarement à la purulence, entraînant dans ce cas un état trouble et laiteux de leur contenu. Elles crèvent, arrachées par les doigts du malade, ou bien se flétrissent sur place, laissant à leur base une ulcération sur laquelle se forme une croûte, laquelle demandera un certain temps pour tomber.

Ces bulles varicelleuses peuvent se développer sur les muqueuses conjonctive, buccale, génitale, anale.

L'éruption de la varicelle est prurigineuse, c'est-à-dire occasionne des démangeaisons.

Il faut empêcher les enfants de se gratter, car le grattage favorise la production des ulcérations et de cicatrices persistant toute la vie et pouvant être désagréables pour l'esthétique, si elles siègent au visage.

Variole. — La variole commence à la figure puis les jours suivants se propage au corps, et aux membres, elle n'épargne pas les muqueuses, sévit sur les yeux, la gorge, le larynx, etc.

Le bouton variolique, d'abord formé d'une papule acuminée, grossit rapidement et se transforme en une vésicule arrondie. En quelques jours cette vésicule gonflée de pus s'ombilique, c'est-à-dire se déprime au centre en forme de cupule, sa paroi s'amincit, se rompt et laisse écouler le pus au dehors. Suivant l'abondance des vésicules on dit l'éruption confluente ou discrète.

Dans les cas d'éruption très confluente la peau du malade ressemble à une écumoire, recouverte d'une nappe de pus.

Cette période dure environ une douzaine de jours.

Fièvre. — La courbe de la température se comporte différemment par rapport à l'éclosion de l'éruption, suivant les maladies que nous avons envisagées.

Dans la *scarlatine* la fièvre est intense dès l'origine et les premiers jours de l'érythème. Elle a tendance à disparaître dès le huitième jour après l'éruption.

Dans la *rougeole* la fièvre, après avoir été nulle ou peu marquée pendant le catarrhe oculaire et nasal, subit une recrudescence considérable dès les deux premiers jours de l'éruption et tombe progressivement en quatre à cinq jours à moins de quelque incident assez fréquent dans cette maladie.

Dans la *rubéole* et la *varicelle*, en règle générale, on doit admettre que l'élévation de température est faible et passagère (quarante-huit heures).

La *variole* se comporte d'une façon bien caractéristique. Dès l'invasion de la maladie, la fièvre est très élevée, 40°. Au moment de l'éruption elle tombe sans arriver à la normale cependant, et c'est là une énorme différence avec la rougeole ; mais elle reprend avec force dès que s'établit la suppuration des vésicules.

4e période des fièvres éruptives.

Variable avec les différentes maladies, elle imprime un cachet tellement individuel à quelques-unes d'entre elles, qu'il est possible au seul aspect du malade arrivé à cette période et, avec quelques renseignements, de porter à coup sûr le diagnostic d'une affection, dont on ne constate plus que les traces.

La *scarlatine* du quinzième au quarantième jour provoque une desquamation de l'épiderme. Le malade pèle ; aux pieds et aux mains, il perd sa peau sous forme de grands lambeaux.

Le *rougeoleux* pèle par petits débris farineux (pityriasiques). Sa peau garde plus ou moins longtemps sous forme de pigmentations foncées la trace de l'éruption. Rien ne ressemble plus à la roséole syphilitique, qu'une rougeole arrivée à ce stade.

La *rubéole* très rapide dans son évolution ne laisse pour ainsi dire rien après elle.

La *varicelle* et surtout la *variole* se manifestent, lorsque la maladie est terminée, par des croûtes plus ou moins épaisses, plus ou moins longues à tomber ; les croûtes recouvrent des ulcérations, qui en guérissant laisseront des cicatrices indélébiles.

Complications. — Au premier titre des complications générales pour trois de ces fièvres éruptives, scarlatine, rougeole et sourtout variole, nous signalerons les formes graves dites hémorragiques et ataxo-adynamiques.

Dans les *formes hémorragiques*, l'infection est tellement brutale et profonde que le malade perd du sang par le nez, les gencives, l'intestin, les reins ; il urine du sang.

En même temps il se fait des ecchymoses au niveau de la peau et l'éruption de la maladie envisagée, au lieu d'avoir son aspect habituel, prend une teinte rouge pourprée, purpurique, hémorragique.

Ces cas sont en général suivis de mort : l'hémorragie se montre à la période d'invasion ou à celle d'éruption.

On entend par *état ataxo-adynamique*, celui dans lequel la prostration est marquée au plus haut point, alors que d'autres signes indiquent nettement la part prépondérante que prend le système nerveux à l'infection.

L'ataxie se manifeste alors par des convulsions, une agitation continue, du délire. Entre temps, le malade est très abattu, dans la stupeur, d'où le qualificatif d'adynamique qu'on accole à celui d'ataxique.

S'il est des complications d'ordre général, il en existe d'autres, localisées plutôt à certains organes et que l'on rencontre plus fréquemment dans telle ou telle fièvre éruptive.

La *scarlatine* se complique dans un certain nombre de cas de lésions rénales. Celles-ci font de préférence leur apparition vers le vingtième jour de la maladie et engendrent l'albuminurie, d'où la nécessité de bien examiner journellement les urines des scarlatineux.

La *rougeole* chez les adultes, mais surtout dans la première enfance, peut devenir fort grave par ses complications broncho-pulmonaires.

Rare chez l'adulte, la broncho-pneumonie tue un grand nombre d'enfants au-dessous de cinq ans, surtout dans les milieux malheureux, dans les agglomérations où les règles de l'hygiène ne sont pas suivies rigoureusement.

Les complications *de la rubéole et de la varicelle* sont exceptionnelles ; à leur déclin, il sera cependant bon de pratiquer un examen des urines pour s'assurer qu'elles ne contiennent pas d'albumine.

Quant à la *variole*, cette terrible maladie guérit rarement, et par le caractère si hautement infectieux qu'elle revêt, elle peut après elle laisser des traces de son passage sur tous les organes.

Toutes ces maladies débilitent l'organisme, et favorisent le développement d'autres germes, qui à l'état habituel sont maintenus en respect par les défenses normales de l'organisme.

Dès que celles-ci sont affaiblies, un certain nombre de microbes contenus dans le nez, la bouche, l'intestin, etc., tendent à devenir nocifs, à profiter de la faiblesse de l'individu pour l'attaquer.

Ils créent ainsi des infections dites secondaires, dont les ravages autrefois étaient considérables avant l'application des soins antiseptiques.

C'est ainsi que la rougeole se compliquait fréquemment de gangrène de la bouche ou d'ailleurs.

Il n'est pas encore rare d'observer des complications pouvant être rapportées à ces germes d'infection secondaire, car il n'est pas toujours possible de les rendre sûrement inoffensifs.

On voit encore quelquefois deux maladies évoluer parallèlement : scarlatine et diphtérie, rougeole et coqueluche, rougeole et diphtérie, etc.

Inutile de dire que ce ne sont pas là des conditions favorables pour le patient.

TRAITEMENT. — Les maladies dont nous venons de nous occuper n'ayant pas encore livré leur secret pathogénique, c'est-à-dire le microbe qui les produit, il n'y a pas de médication spécifique à leur opposer

Il existe plutôt des règles générales répondant à des indications précises que nous rappellerons succinctement ici :

1re *Recommandation capitale.* — Quelle que soit la maladie, toutes les trois heures, le nez, la gorge, les yeux, les oreilles, les organes génitaux seront lavés à l'eau boriquée.

Pour la gorge, on aura recours, si cela est nécessaire, surtout dans la scarlatine dont l'angine peut être particulièrement grave, aux irrigations buccales semblables à celles employées dans la diphtérie.

2e *Recommandation.* — Les draps du lit seront changés immédiatement s'ils sont souillés par les déjections du malade, mais de toute façon tous les quatre à six jours.

Le linge de corps sera renouvelé tous les deux jours.

3e *Recommandation.* — Ne jamais purger le malade, pendant la sortie de l'éruption, à moins d'avis du médecin.

4e *Recommandation.* — Si l'éruption sort mal, les boissons chaudes, les tisanes diaphorétiques (amenant la transpiration) feuilles et fleurs de bourrache, 20 grammes pour un litre, favorisent la sortie de l'érythème.

En pareil cas on administre également une potion à

l'acétate d'ammoniaque, dont la dose varie avec l'âge, de 0gr,25 à 6 grammes par jour dans du sirop de gomme.

5e *Recommandation.* — Les formes de ces maladies dans lesquelles la fièvre est et reste très élevée, 39°,5 à 40°, dans lesquelles les troubles nerveux : excitation, délire ou prostration sont anormaux, seront avantageusement traitées par la balnéation en tout semblable à celle de la fièvre typhoïde.

Si, pour une raison quelconque, l'usage des bains ne peut être fait, on aura recours soit aux lotions fraîches (eau à 22°), rapidement faites, une minute, sur tout le corps avec une éponge.

Elles seront renouvelées toutes les deux à trois heures.

6e *Recommandation.* — Au cours de ces affections, on peut dire que le médicament le plus souvent utilisé, et dont on n'a rien à craindre, mesuré suivant l'âge, à des doses quotidiennes de 0gr,20 à 0gr,75 est le sulfate de quinine.

Au contraire l'antipyrine est d'un usage plus délicat. Le médecin en appréciera les avantages ou les inconvénients ; car ce remède en certains cas diminue la sécrétion des urines.

7e *Recommandation.* — Un malade infecté a besoin de laver son sang ; il y arrive en urinant beaucoup, et, pour beaucoup uriner, il faut beaucoup boire.

D'où cette prescription d'inciter les malades à prendre beaucoup de liquide, eau d'Evian, eau bouillie, tisane de queues de cerises, un peu de vin blanc ; ces boissons sont en effet diurétiques.

8e *Recommandation.* — Faire aller le malade à la selle avec des lavements ; ne le purger qu'avec l'avis du médecin.

9e *Recommandation.* — Laver souvent le malade et ne le remettre en circulation qu'après l'avoir baigné et savonné.

Le traitement proprement dit de chacune de ces maladies ne vise en somme que les complications ; c'est au médecin qu'il appartient de prescrire tel médicament, destiné à faire disparaître tel symptôme, qu'il constatera chez son malade, et ne reverra pas chez un deuxième ; aussi sommes-nous dans l'impossibilité de donner la nomenclature des nombreux médicaments auxquels on peut avoir recours le cas échéant.

Alimentation dans les maladies contagieuses. — Je tiens cependant à donner quelques indications sur la façon de nourrir les malades.

Lorsque la fièvre est très élevée, l'état général mauvais, le malade n'a pas grand appétit. Il est assez facile de lui faire absorber des boissons en quantité notable.

Mais les aliments solides sont peu désirés ; aussi la base de l'alimentation sera-t-elle le lait ; lait bouilli, masqué ou non par un peu de café, un peu de chocolat, un peu de tapioca, une légère purée de pommes de terre.

S'il répugne au malade, le remplacer par du bouillon, du jus de viande, des gelées de poulet.

Bientôt la fièvre tombe, l'appétit pour les aliments solides reparaît et l'on se demande si l'on doit reprendre l'alimentation.

En cas de *variole*, dès qu'on le peut, il faut alimenter modérément le malade.

Dans la *rougeole*, la *rubéole*, la *varicelle*, si les urines ne contiennent pas d'albumine, il n'y a aucun intérêt à refuser au malade une nourriture solide modérée, c'est-à-dire composée de bouillon, potage, purées, pâtes, œufs ; viande rouge, poissons légers (sole, merlan).

Bien entendu si les urines étaient albumineuses, il faudrait revenir au lait.

J'ai réservé la *scarlatine* pour pouvoir en parler plus longuement.

Jusqu'en ces dernières années, le public médical était terrorisé par la possibilité d'une complication rénale dans la scarlatine. Aussi les médecins tenaient-ils tous le raisonnement suivant : le lait étant conseillé aux albuminuriques, il faut donner le lait préventivement et comme seul aliment pendant la durée de la scarlatine, c'est le meilleur moyen d'éviter la néphrite scarlatineuse.

La durée pendant laquelle on laissait le malade au lait, variait suivant les médecins : les uns exigeaient quarante jours de régime lacté intégral, les autres plus modérés abaissaient la durée à trente ; les plus audacieux allaient jusqu'au vingt-cinquième jour.

Si le régime lacté exclusif peut convenir à un fébricitant et à certaines personnes en nombre beaucoup plus restreint qu'on ne saurait le croire, il en est beaucoup chez lesquels il est débilitant, et insuffisant à maintenir un équilibre nutritif convenable. Il devient alors nuisible en ce sens, qu'affaiblissant l'organisme, il le rend peu apte à résister aux assauts que lui livreront les germes dits d'infections secondaires.

D'autre part, et j'ai plusieurs fois insisté sur cette notion, ce n'est pas l'alimentation, mais bien la maladie qui occasionne l'albuminurie, la néphrite ; il est donc problématique de vouloir soustraire un malade à la néphrite en le mettant au lait.

Les exemples abondent de néphrite scarlatineuse ayant évolué malgré le régime lacté.

Le lait ne semble donc répondre qu'à cette proposition : un scarlatineux, dont on n'examine pas les urines, reçoit le régime alimentaire que nécessiterait son état s'il avait de l'albumine.

M'appuyant sur les données que je viens d'exposer et surtout sur des observations portant sur plusieurs centaines de malades, j'ai modifié depuis plusieurs années le régime des scarlatineux. J'ai d'ailleurs été suivi par de nombreux médecins, et plus je vais plus je me loue d'avoir soustrait les scarlatineux à cette torture du régime lacté donné sans discernement, à priori, par peur, sans nécessité.

Je nourris mes scarlatineux à deux conditions, c'est qu'ils aient faim, demandent à manger, qu'ils aient ou non un peu de fièvre, et à la condition également qu'ils ne présentent pas d'albumine dans leurs urines examinées journellement.

Je leur fais prendre une alimentation très modérément salée et composée de mets digestifs : œufs, viandes rouges, poissons légers, farineux, pâtes, confitures, compotes de fruits.

De cette façon, arrivés au terme de leur maladie, mes scarlatineux sont aptes à reprendre leurs occupations.

Il est bien évident qu'en cas de néphrite ils reçoivent un régime spécial. Mais je maintiens d'une façon absolue que c'est bien la scarlatine et non l'alimentation qui est la cause de la néphrite.

A ce propos, je signalerai que, dans la scarlatine, deux choses sont particulièrement à redouter si l'on veut ménager le rein, ce sont : le froid, la fatigue du lever et de la marche.

ÉRYSIPÈLE

Qui a vu un seul érysipèle ne peut connaître cette affection, tant est considérable le nombre de formes qu'elle peut revêtir. Il existe cependant certains caractères communs permettant de les rattacher tous à un même type morbide.

Plaque érysipélateuse. — La plaque d'érysipèle est plus ou moins étendue, rouge, quelquefois recouverte de vésicules (érysipèle phlycténulaire), chaude au contact, douloureuse à la pression et limitée nettement au niveau de ses bords par un bourrelet dur, légèrement en saillie sur les parties non encore envahies. La plaque érysipélateuse est formée par une infiltration d'œdème inflammatoire gonflant le derme et susceptible de s'étendre progressivement par la périphérie, tant que l'inflammation n'est pas éteinte.

La rougeur est un signe inconstant ; certaines régions de l'organisme : le cuir chevelu, la région des grandes lèvres peuvent être envahies par l'érysipèle et conserver leur teinte naturelle, mais la douleur et l'œdème ne manquent jamais.

L'œdème a un rôle prépondérant lorsque l'érysipèle siège sur des régions où la peau glisse sur les plans profonds à la faveur d'une couche abondante de tissu cellulaire interposé. Tel est le cas des paupières supérieures, des grandes lèvres chez la femme, du scrotum chez l'homme.

Evolution de la maladie. — Le début est brusque, souvent annoncé par un vomissement avec grand frisson et une élévation de température atteignant 39° à 40°. Peu de temps après, en un point du corps, apparaît sous forme d'une petite tache la plaque érysipélateuse. Elle ne tarde pas à s'étendre par ses bords, guérissant par son milieu et pouvant de cette façon envahir tout le corps. L'érysipèle qui prend ainsi une extension considérable porte le nom d'*érysipèle ambulant*. Celui qui recommence peu de jours après la guérison d'une première atteinte est un *érysipèle à rechute*. Lorsque, comme chez certains sujets, il apparaît à intervalles éloignés tous les mois, les six mois, tous les ans, on le dit *à répétition*.

Pendant tout le cours de la maladie la fièvre persiste mais est très irrégulière dans sa forme : ou bien elle se maintient élevée sept à huit jours consécutifs, ou bien elle oscille par bonds, presque normale le matin, très élevée le soir, elle présente des irrégularités impossibles à décrire.

Sa durée dépend de celle de l'évolution de la plaque ou des plaques. La moyenne est de huit à quinze jours. Mais il y a des érysipèles durant trois jours et d'autres cinq mois.

Autrefois on attachait grande importance à l'existence de glandes (adénites) dont le développement se faisait dans les régions ganglionnaires en rapport avec les lymphatiques de la zone intéressée.

Je crois avoir démontré que cette adénite correspondante est loin de toujours exister et doit par conséquent perdre de sa valeur diagnostique.

A la fin de l'érysipèle la peau desquame en général, les cheveux tombent si le cuir chevelu a été le siège de la maladie. Les forces sont assez longues à revenir car l'organisme a été profondément touché.

Si dans la période aiguë le délire, les manifestations nerveuses, l'albuminurie sont très fréquents, on peut affirmer qu'un érysipèle évoluant sur une personne normale, sans tares antérieures ne laisse pas de lésions organiques après son passage.

Cette constatation repose sur des observations nombreuses (plus de 1.000), que j'ai pu faire lorsque j'étais chargé du service des contagieux.

Pronostic. — Le pronostic d'un érysipèle dépend avant tout du terrain sur lequel il se développe. Tout être débilité, affaibli par une maladie antérieure, par une intoxication, par un traumatisme chirurgical ou autre est en danger du fait d'un érysipèle. Tout individu qui, accidentellement, prend un érysipèle alors que sa santé antérieure était bonne n'a pour ainsi dire presque aucune chance de succomber à cet érysipèle.

Complications. — La complication de beaucoup la plus fréquente est la formation d'un abcès situé en général sous la plaque érysipélateuse et dont il faut, à un moment donné, évacuer le pus.

L'envahissement des muqueuses, bouche, gorge, nez, avec la possibilité pour la maladie de descendre jusqu'aux poumons par le larynx, la trachée et les bronches peut créer du côté des poumons des complications redoutables mais exceptionnelles.

Formes. — Plusieurs formes méritent une description spéciale ; ce sont :

a. L'érysipèle de la face ;

b. L'érysipèle de la vulve ;

c. L'érysipèle du thorax, après abcès du sein ;

d. L'érysipèle du nouveau-né (plaie du cordon, érysipèle vaccinal) ;

e. L'érysipèle à répétition des femmes, en rapport avec la menstruation.

a. Erysipèle de la face. — La plaque d'érysipèle commence d'habitude par l'un des angles internes des yeux, du côté du nez, ou par l'extrémité du nez à l'orifice des narines, ou par les commissures des lèvres.

La peau de la figure est bientôt prise dans son entier, la face est doublée de volume, rouge, douloureuse; le cuir chevelu participe à la lésion surtout par une douleur très vive résultant de ce fait que la peau du crâne très épaisse et dense présente peu de facilité à se laisser distendre par la sérosité inflammatoire. Ce qui donne un cachet spécial à cet érysipèle, c'est la bouffissure des paupières supérieures. Elles sont gonflées à un point inimaginable. Les yeux ne peuvent s'ouvrir et il arrive qu'à la surface des paupières supérieures, la peau étant très fine en cet endroit et comprimée de dedans en dehors, s'ulcère en formant deux petites eschares superficielles.

Si les ganglions existent on les trouve à l'angle de la mâchoire inférieure, où leur présence est toujours douloureuse.

b. Erysipèle de la vulve. — L'érysipèle de la vulve se voit comme conséquence d'une infection vulvo-vaginale après l'accouchement. Les lèvres de la femme grossissent démesurément, la vulve est rouge, le vagin difficilement explorable, l'anus est rouge et, à son pourtour, la peau œdématiée prend l'aspect dit de peau d'orange.

Dans cette forme tout peut se voir; si l'utérus s'infecte la femme peut en mourir, sans que cette règle soit absolue; j'ai assisté à la guérison de plusieurs femmes atteintes d'érysipèle vulvo-vaginal suite de couches.

c. Erysipèle du thorax après l'ouverture d'un abcès du sein. — Lorsque le médecin a ouvert certains abcès du sein, il s'en écoule pendant un temps plus ou moins long un pus chargé de microbes et entre autres du microbe produisant à la fois l'infection puerpérale et l'érysipèle; nous avons vu qu'il portait le nom de *streptocoque*.

Ce streptocoque peut s'insinuer dans l'épaisseur du derme par les bords de la plaie, et provoquer un érysipèle du thorax.

Dans ce cas l'érysipèle est souvent de forme ambulante, il se propage par petites plaques à la poitrine, au dos, à la racine des bras, à tout le corps.

Voici comment cette complication pourra être soupçonnée. Une femme au début de sa lactation a un abcès du sein et la fièvre qu'on observe en pareil cas. L'abcès du sein est ouvert, drainé, bien traité; la fièvre tombe. Huit à quinze jours plus tard la température remonte, oscille du matin au soir; la peau sur le bord de la plaie est redevenue rouge, mais il n'y a pas de fluctuation profonde, donc pas d'abcès, la rougeur s'étend dans le voisinage, et dès qu'on vient à y toucher même très légèrement, on détermine de la douleur. Il ne s'agit plus d'un abcès du sein, mais d'un érysipèle.

d. Erysipèle du nouveau-né. — Erysipèle du cordon. — Erysipèle vaccinal. — L'*érysipèle de la face*, se développant chez un nourrisson, ne comporte pas mauvais pronostic. J'en ai guéri un grand nombre; l'issue dépend beaucoup de l'état dans lequel se trouve le nourrisson au moment où il est pris.

Tout autre est l'érysipèle qui a pour point de départ la plaie du cordon. L'*érysipèle du cordon* se traduit par une rougeur livide qui rayonne sur l'abdomen en ayant l'ombilic pour centre. La paroi abdominale est épaissie, infiltrée et l'œdème envahit assez rapidement la peau des membres inférieurs.

La température est élevée, les vomissements habituels.

Rapidement cet érysipèle devient gangréneux et ulcéreux au niveau de l'ombilic, où se forme une eschare noire.

La gravité de cet érysipèle résulte de l'âge du bébé (premiers jours de la naissance), mais aussi de ce fait qu'il pénètre dans le ventre par la voie encore ouverte des vaisseaux ombilicaux, produisant fréquemment une péritonite suppurée toujours mortelle.

Il est possible, si l'on se sert de plumes à vaccin non stérilisées, d'inoculer le microbe de l'érysipèle en même temps que l'on pratique la vaccination.

C'est l'*érysipèle vaccinal.*

Il est encore possible au cours de l'évolution du bouton vaccinal souillé par un contact impur de voir un érysipèle se déclarer secondairement sur la plaie vaccinale. La rougeur dans tous ces cas part du bras, descend en général jusqu'à la main, qui gonfle démesurément. Par en haut elle remonte vers le thorax ; mais il est rare que toute la surface du corps se trouve englobée par l'érysipèle.

La guérison est la règle en pareille occurrence.

Chez le nourrisson malade d'érysipèle, on observe une série de troubles digestifs bien compréhensibles, vomissements, refus d'alimentation, diarrhée verte, et les signes indiquant également la répercussion du mal sur l'état général : ce sont l'élévation considérable de la température et des plaintes continues.

e. Érysipèle en rapport avec la menstruation. — Certaines femmes ayant eu une première fois un érysipèle de la face, voient leur figure gonfler lorsque reviennent les règles. Il en est même qui présentent une véritable reprise de l'érysipèle avec élévation de la température.

Ces poussées atténuées d'érysipèle sont toujours de courte durée et quelquefois même n'empêchent pas les malades de vaquer à leurs occupations.

Causes de l'érysipèle.

L'érysipèle résulte de l'infection du derme par un microbe portant le nom de *streptocoque.*

Le streptocoque est un microbe que nous avons à l'état normal dans la bouche, dans le nez, dans l'intestin. Dans certaines conditions défectueuses de notre organisme, le microbe prend une virulence spéciale, mais il faut encore qu'il soit introduit dans l'épaisseur du derme ou d'une muqueuse, pour engendrer un érysipèle.

Le plus souvent ce streptocoque est apporté du dehors avec toutes ses qualités de virulence.

Sa pénétration résulte d'une véritable inoculation, dont le sujet porteur de la maladie a été le plus généralement la cause involontaire.

Pour s'en convaincre il n'y a qu'à se rappeler que l'érysipèle de la face est de beaucoup le plus communément observé, parce qu'il s'agit d'une partie du corps non protégé, où l'on porte volontiers les doigts.

A la face l'érysipèle commence neuf fois sur dix par le nez, les yeux, régions où l'on a également coutume de porter les doigts.

On recommandera donc d'éviter avec soin de se gratter, de se frotter la figure, surtout en cas de coryza, de larmoiement, car bien souvent c'est à l'occasion d'une de ces deux manifestations que se réalise l'infection de l'érysipèle par grattage.

Traitement. — Le meilleur traitement de l'érysipèle consiste dans l'application sur les plaques de compresses d'eau boriquée chaude.

Leur effet est de calmer la douleur ; mais elles ne peuvent abréger la durée de la maladie, qui dépend tout entière de la résistance de l'organisme. Il ne faut cependant pas négliger les médications toniques et antipyrétiques, telles que le sulfate de quinine et l'hydrothérapie par bains ou enveloppements humides.

CHAPITRE III

RAPPORTS EXISTANT ENTRE CERTAINES FIÈVRES ÉRUPTIVES (ÉRYSIPÈLE, ROUGEOLE, SCARLATINE) ET LA GROSSESSE AVEC LES SUITES DE COUCHES. CONSIDÉRATIONS SUR L'ALLAITEMENT AU COURS DE CES AFFECTIONS.

Rien n'est plus instructif que de considérer la façon dont se comportent la grossesse et les suites de couches chez un groupe de femmes plus considérable qu'il ne paraît au premier abord.

Ces malades, qui sont exclues des maternités, sont recueillies dans les services de contagieux. C'est donc là qu'il faut aller prendre des documents capables de nous éclairer par l'observation directe des faits. C'est ce que nous avons réalisé pendant notre passage dans le service des contagieux et nous allons exposer ce que l'on doit attendre ou redouter de l'éclosion d'une rougeole, d'une scarlatine, d'un érysipèle au cours d'une grossesse, ou après l'accouchement. Nous terminerons par quelques indications sur la manière de conduire l'allaitement en pareil cas.

Grossesse et accouchement dans l'érysipèle.

On a enseigné et écrit pendant longtemps comme un article de foi que l'érysipèle amenait souvent l'expulsion prématurée du fœtus. On pensait même que cette éventualité était redoutable pour la mère parce qu'un seul et même microbe le streptocoque cause à la fois l'érysipèle et l'infection puerpérale. Cependant dans ces dernières années, les médecins d'abord, quelques accoucheurs ensuite, sont revenus sur cette opinion. Le Dr Roger a pu inspirer à l'un de ses élèves le Dr Chaminade une thèse, dans laquelle il montre que l'érysipèle est loin d'avoir toujours une influence néfaste sur l'évolution de la grossesse.

MM. Roger et Le Gendre rapportent dans diverses publications les observations de 13 femmes enceintes atteintes d'érysipèle, et ayant eu une grossesse normale.

Moi-même j'ai observé de nombreux cas semblables.

La première conclusion à tirer de l'ensemble de ces faits est, que l'érysipèle d'une façon générale ne provoque pas l'interruption de la grossesse, sans nier cependant que cette éventualité soit possible. La viabilité du fœtus dépend de l'époque à laquelle il naît. On a noté des cas, et moi-même j'ai été le témoin de l'un d'eux, où les bruits du cœur et les mouvements actifs du fœtus peuvent disparaître pendant quatre à cinq jours sans qu'il y ait eu mort du fœtus ; les signes de viabilité ayant reparu au bout de ce temps.

Mais que la femme soit à terme ou non, l'accouchement va avoir lieu, et cette femme est en pleine évolution d'un érysipèle de la face, c'est-à-dire qu'elle porte en un territoire dermique le plus terrible des agents infectieux pour une nouvelle accouchée, des streptocoques virulents, agents pathogènes de l'infection puerpérale.

La logique et avec elle beaucoup d'accoucheurs conseillent de craindre les pires catastrophes pour cette femme, qui sûrement va infecter sa plaie vulvaire ou utérine.

Or ici les faits bien observés sont en contradiction avec la logique. Roger, son élève Chaminade, moi-même avons observé que ces femmes ne sont pas plus sujettes que les autres à s'infecter.

La raison scientifique qu'on en peut donner est la suivante.

Dans l'érysipèle le streptocoque passe rarement dans la grande circulation.

D'autre part, si l'on fait abstraction des formes s'accompagnant d'abcès ouverts à l'extérieur, il n'existe pas de streptocoques en liberté à la surface de la peau. Dans l'érysipèle le streptocoque disparaît sur place. Les manœuvres exposant le plus à l'infection de la parturiente, comme la délivrance artificielle, ne sont suivies d'aucun incident septique ainsi que je l'ai constaté, si, bien entendu, les mains de l'opérateur n'apportent pas avec elles des germes puisés au dehors.

Aussi peut-on conclure que l'érysipèle existant au moment de l'accouchement est loin d'impliquer l'infection utérine de l'accouchée. La température de l'affection érysipélateuse continue à évoluer, marquant simplement un certain degré d'élévation pendant deux à trois jours, élévation en rapport avec le traumatisme obstétrical. Ce même traumatisme pourra provoquer une légère poussée érysipélateuse du côté de la zone cutanée enflammée et ce sera tout. J'ai réuni une douzaine d'observations, qui viennent à l'appui de cette opinion et mon passage à la Maternité l'a appuyée de nouvelles preuves, puisque j'ai eu à soigner plusieurs femmes atteintes d'érysipèle pris quelques jours après l'accouchement (érysipèles ambulants du tronc) et chez aucune de ces femmes je n'ai eu à déplorer une localisation infectieuse secondaire du côté de la matrice.

Ces considérations ne tendent pas à démontrer que l'érysipèle ne soit pas une maladie contagieuse, ce qui est de toute évidence puisque c'est une maladie microbienne. Elles précisent seulement ce fait qu'étant donnée l'allure de cette affection, sa physiologie pathologique, elle est facilement évitable pour l'entourage des malades, facile même à circonscrire chez la malade qui en est atteinte, si l'on veut bien se donner la peine de prendre quelques précautions élémentaires consistant avant tout et comme toujours dans la propreté absolue des mains du médecin, de la sage-femme et de l'infirmière.

J'ai vu, comme beaucoup d'autres, des érysipèles se propager dans les services hospitaliers et dans ces cas j'ai toujours soupçonné le manque de propreté des mains d'une des personnes de ces services, qui véhiculait des streptocoques. Mais par contre je n'ai jamais vu dans les services d'érysipélateux où l'on tient strictement à la propreté du personnel, qui approche les malades, de contagion sévissant sur les sujets reçus par erreur et ces erreurs sont de tous les jours.

Grossesse et rougeole.

En compulsant les statistiques de M. Roger et les miennes je trouve 20 femmes enceintes atteintes de rougeole et chez 9 de ces femmes il s'est produit, soit un avortement, soit un accouchement prématuré. Bien que les suites de couches évoluent le plus souvent normalement pour la mère, on peut dire que, malgré son apparence de bénignité, la rougeole est grave pour la grossesse en l'interrompant dans un grand nombre de cas. C'est à cette conclusion que sont arrivés tous les auteurs ayant eu à s'occuper du même sujet.

Grossesse et scarlatine.

La scarlatine que l'on considère généralement comme une maladie plus grave que la rougeole est bien plus bénigne pour la femme enceinte.

Deux de mes observations ont trait à des scarlatineuses enceintes de quatre et six mois. Chez ces deux femmes la grossesse a évolué normalement.

Dans les statistiques de Roger on trouve 8 femmes scarlatineuses enceintes, et une seule fois l'accouchement a eu lieu à huit mois.

Ces chiffres rapprochés des constatations, d'autres médecins, qu'il serait superflu de rapporter, montrent que la scarlatine n'entraîne pas l'avortement aussi souvent que la rougeole.

Allaitement dans les maladies éruptives.

Une mère érysipélateuse, rougeoleuse, scarlatineuse peut-elle, doit-elle allaiter son enfant? Question importante à trancher, car il y a intérêt pour cette mère à ce qu'elle ne perde pas son lait.

Voyons d'abord ce qu'il faut faire dans l'érysipèle.

L'érysipèle se déclare chez la mère avant la cicatrisation de la plaie cordonale de l'enfant.

Il faudra naturellement prendre le maximum de précautions pour éviter les risques d'infection ombilicale et le mieux est de séparer l'enfant de la mère, car rien n'est plus grave que l'érysipèle ombilical des nouveau-nés.

Mais la mère a des seins en bon état, elle a du lait en plus ou moins grande quantité, faut-il laisser l'enfant prendre le sein ? en l'apportant aux heures des tétées et en ne laissant que la bouche au contact du mamelon de la nourrice.

Il n'y a pas plus ici de règle absolue que dans tout le reste de la médecine.

S'il y a grand intérêt à garder le lait de la mère, on peut affirmer que la continuation de l'allaitement est possible sans danger.

M. Chaminade rapporte 9 observations où l'on a agi ainsi ; moi-même j'ai eu l'occasion de suivre cette ligne de conduite dans 12 cas et en ai retiré d'excellents résultats pour la mère et l'enfant. Chez une femme, qui se trouvait dans cette situation difficile à trancher et à laquelle un médecin avait conseillé de suspendre l'allaitement, j'ai, dès son entrée à l'hôpital, remis l'enfant au sein et évité ainsi à cette femme les ennuis et la dépense d'une alimentation artificielle.

Lorsque c'est l'enfant qui est atteint d'érysipèle, il y a grand avantage à ce qu'il continue à téter sa mère ; il n'y aurait vraiment qu'un seul cas où la chose pourrait être discutée. Ce serait celui où l'érysipèle a envahi les lèvres et le nez, la succion devenant alors impossible on est bien forcé d'alimenter l'enfant sans le mettre au sein.

Tel a toujours été la conduite que j'ai suivie dans l'érysipèle, je me hâte d'ajouter qu'elle repose sur des documents nombreux. Jamais je n'ai eu à le regretter.

Allaitement dans la rougeole.

Un enfant né d'une mère rougeoleuse doit-il être nourri par sa mère? Les faits démontrent que si l'on isole ou non l'enfant de la mère, il a ou n'a pas la rougeole.

Il existe chez cet enfant une manière d'immunité que le lait de la mère ne peut contribuer qu'à augmenter et qui, ou bien conférera à l'enfant un état réfractaire absolu à la rougeole, ou bien le mettra dans la situation de n'avoir qu'une rougeole atténuée.

Le danger est ici d'autre espèce, il réside dans les complications broncho-pulmonaires toujours possibles, surtout si on laisse l'enfant avec une mère atteinte de bronchite grave ou de congestion pulmonaire.

Dans la rougeole, la conclusion sera donc de n'enlever l'enfant à la mère, que si celle-ci est atteinte d'une complication broncho-pulmonaire.

Allaitement dans la scarlatine.

Bien que la question de l'allaitement du nourrisson par la mère atteinte de scarlatine ait été solutionnée dans le sens de l'affirmative par de nombreux auteurs dont MM. Legendre et Roger; on peut dire que jusqu'à ces dernières années la plus grande incertitude régnait dans les esprits médicaux. Aussi certains traités recommandaient-ils en cas de scarlatine de la mère de suspendre l'allaitement. Me basant sur 11 observations personnelles je concluais dans un travail sur la réforme de l'alimentation dans la scarlatine à la nécessité de laisser manger, avec surveillance médicale, les nourrices atteintes de scarlatine pour leur permettre d'allaiter leur enfant.

M. Martin à l'hôpital Pasteur arrivait de son côté à des constatations identiques et il inspirait la thèse de M. Lemarquand intitulée : *Scarlatine maternelle et nourrisson*, Paris 1906, thèse dans laquelle l'auteur relatant nos cas et les considérations qui les accompagnaient, et s'appuyant de plus sur l'expérience de M. Martin et sur

21 observations personnelles, arrivait aux très importantes conclusions que voici :

« Les étrangers, dit-il, sont unanimes à dire que l'enfant peut être sans danger nourri par une mère scarlatineuse. Le nourrisson d'une femme atteinte de scarlatine peut être laissé au sein. Très généralement il ne prend pas la maladie. »

On voit par les quelques considérations esquissées ici qu'il est bon de ne pas se laisser aller à des déductions toutes théoriques pour résoudre les différents points de pratique dont nous nous sommes occupés dans ce chapitre.

La connaissance des faits résultant d'observations multiples et répétées, doit servir à modifier des opinions logiques en apparence, mais sûrement préconçues.

LIVRE V

MALADIES PLUS SPÉCIALES AUX FEMMES ENCEINTES OU ACCOUCHÉES

CHAPITRE PREMIER

SEINS DOULOUREUX. — ECZÉMA DES SEINS. — GERÇURES ET CREVASSES DES SEINS. — LYMPHANGITE DU SEIN. ABCÈS DES GLANDES SÉBACÉES DU SEIN. GALACTOPHORITE. — ABCÈS DU SEIN.

Seins douloureux.

A l'état normal, chez certaines femmes, les seins et en particulier les bouts de seins présentent une sensibilité particulière, voire même douloureuse, dès qu'on les comprime modérément.

Il s'agit souvent de femmes assez nerveuses, sans qu'on soit autorisé, comme on avait tendance à le faire autrefois, à les ranger dans la catégorie des hystériques.

Cette disposition peut diminuer au moment de la lactation, pendant l'allaitement. Mais chez quelques-unes elle s'aggrave au contraire, l'irritabilité mammaire subissant une exacerbation intolérable pendant la succion de l'enfant.

Entre ces deux extrêmes se placent les cas moyens, dans lesquels la femme souffre pendant la tétée, mais arrive à surmonter sa douleur.

La souffrance mammaire peut être si intense et revêtir un caractère à ce point angoissant que la femme ne peut continuer l'allaitement.

Pour remédier à cet état de choses, on a recours à plusieurs procédés.

1° Détourner l'attention de la nourrice de sa douleur, en évitant de l'interroger à ce sujet et en attendant qu'elle exhale spontanément ses plaintes.

On supprime ainsi dans une certaine mesure l'obsession secondaire à la douleur, mais provoquée par elle, obsession qui joue un rôle important dans l'appréhension de la femme, au moment où arrive l'heure de la tétée.

2° Usage passager ou durable d'un bout de sein, ou du tire-lait, procédé ayant l'avantage de conserver à l'enfant le lait de la mère.

3° Entre les tétées deux à trois fois par jour, application locale pendant une à deux heures soit d'un sac en caoutchouc rempli d'eau très chaude ; soit d'une vessie de glace avec interposition d'une flanelle entre la vessie et la peau du sein.

Éviter avec grand soin les compresses d'eau chaude, qui pourraient ramollir l'épiderme, faire macérer la peau, créer des fissures et aviver les douleurs.

4° Le médecin, mais lui seulement, pourrait pratiquer à la base du sein ou du mamelon (dans le derme) une série de quatre à cinq piqûres d'eau stérilisée de 1 centimètre cube chaque.

5° Les médicaments internes seront les antispasmodiques, comme la valériane : prendre chaque jour une tasse de tisane d'infusion de 2 grammes de racine de valériane pour 150 grammes d'eau.

6° En cas d'insuccès et de douleurs trop violentes, on serait obligé de suspendre l'allaitement.

Eczéma des seins. Gerçures. Crevasses.

Bien qu'il soit généralement reconnu que l'eczéma, les gerçures, les crevasses relèvent le plus souvent de la macération de l'épiderme causée par la salive du nourrisson, on ne saurait admettre qu'il en soit toujours ainsi, surtout lorsque l'eczéma a un rôle prépondérant, précédant la formation des crevasses.

J'en donnerai pour preuve une femme de mon service non encore accouchée et cependant atteinte d'eczéma des deux seins avec nombreuses fissures aréolaires.

L'eczéma des seins et des mamelons, gonfle le mamelon, le rend verruqueux, suintant, croûteux. De plus, érosions, fissures, crevasses, gerçures, état fendillé de la peau aréolaire viennent compléter le tableau morbide et provoquer quelquefois de violentes douleurs, surtout pendant les tétées.

En dehors de la macération de l'épiderme, on doit incriminer comme cause des fissures aréolaires, le gonflement de la glande mammaire pendant la grossesse et la lactation. La peau de cette région particulièrement fine, repose directement sur la glande sans couche graisseuse interposée. Elle se trouve distendue par les lobes mammaires hypertrophiés, elle éclate.

Si la crevasse s'étend sur tout le pourtour de la base du mamelon et gagne en profondeur, elle peut arriver à le sectionner.

Le mamelon lui se fend et s'ulcère au niveau de son sommet, cachant ses gerçures entre les papilles. C'est ici surtout la salive qui par son contact permanent provoque et entretient les crevasses. Quelquefois aussi l'enfant se sert de ses premières dents pour mordre sa nourrice.

Il faut bien savoir que l'eczéma du sein et du mamelon est très rebelle au traitement.

Pour éviter l'eczéma, les crevasses, un certain nombre de précautions sont recommandables :

1° Pendant la tétée : introduction complète du mamelon dans la bouche du nourrisson, l'aspiration du lait par la bouche de l'enfant se pratiquant de cette façon avec le minimum de traction ;

2° Laver et sécher les seins après chaque tétée et terminer par une lotion avec un mélange de glycérine et d'alcool à 90°, à parties égales ;

3° Si l'eczéma et les gerçures se montrent, examiner les urines de la femme au point de vue du sucre, afin de s'assurer que l'eczéma n'est pas en rapport avec un diabète méconnu, ce qui nécessiterait un régime spécial ;

4° Avant chaque tétée, passer légèrement dans la bouche de l'enfant un tampon d'ouate monté sur un morceau de bois ou une pince, et trempé dans de l'eau bouillie, ou encore faire avaler une cuillerée à café d'eau bouillie avant la tétée, ce qui a pour but de laver mécaniquement la bouche, dont les microbes déposés sur le sein peuvent engendrer l'eczéma ;

5° Enduire le mamelon et l'aréole d'un peu d'huile d'olives, portée préalablement à l'ébullition et refroidie, et essuyer légèrement, de façon à oindre la peau d'un corps gras, qui empêchera la salive de la mouiller.

6° La guérison de l'eczéma et des gerçures du sein étant très difficile à obtenir dans nombre de cas, les préparations suivantes sont à conseiller :

a.

Glycérine. . . . } Alcool à 90°. . . }	parties égales 50 gr. de chaque.
Stovaïne	0gr,10

Toucher les fissures, crevasses et la peau avoisinante deux à trois fois par jour avec un peu de la solution ; ou encore appliquer en permanence des compresses imbibées de cette solution.

Avoir soin de bien laver les seins avant la tétée pour enlever la stovaïne, qu'on peut supprimer dans la formule, si l'on craint que les lavages ne soient pas rigoureusement faits.

b) Lotionner fissures, crevasses, gerçures deux fois par jour avec le mélange suivant filtré :

Tannin	1 gr.
Extrait de ratanhia	2 —
Eau distillée.	150 —

c) Appliquer sur les fissures et l'eczéma la pommade suivante :

Huile d'olives stérilisée . . } Lanoline sans eau . . . . }	parties égales	20 gr.
Poudre d'Ektogan ou poudre d'oxyde de zinc.		3 gr.

d) Essayer en application permanente sur une compresse une préparation d'huile et d'essences spéciales appelée Pyroléol.

Avant chaque tétée si l'on utilise l'une des préparations grasse ou huileuse, faire laver soigneusement les bouts de sein et l'aréole avec de l'huile d'olives stérilisée.

7° Faire usage d'un bout de sein, du tire-lait et enfin cesser l'allaitement si les procédés précédents échouent ou si l'état douloureux du mamelon, l'infection locale de la peau contre-indiquent l'allaitement ;

8° Mais avant de tarir le lait maternel il faut essayer l'expression manuelle du sein à chaque tétée. Elle permettra quelquefois la guérison des fissures et la reprise ultérieure de l'allaitement.

Deux observations importantes restent à faire en cas de crevasses.

La première est de ne pas s'effrayer si les crevasses saignant, l'enfant rejette du sang par la bouche. Le sang ne provient pas de son organisme.

La deuxième très importante a trait à la facilité très grande avec laquelle un nourrisson suspect de syphilis pourrait contagionner une nourrice atteinte de gerçures du sein.

Lymphangite du sein.

Par les gerçures, par une érosion minime du sein, l'infection peut s'étendre aux voies lymphatiques de la région, et atteindre les ganglions du creux de l'aisselle.

Dans ce cas, la peau du sein rougit, il se fait des traînées inflammatoires sous forme de bandes ou cordons rosés ou encore d'un lacis à mailles fines cheminant du sein vers l'aisselle où les ganglions grossissent. On nomme cet état : *lymphangite avec adénite axillaire.*

A ces mêmes endroits la malade ressent des douleurs, éprouve des élancements, et la pression lui est pénible.

La lymphangite s'arrête souvent dans son évolution sans produire d'abcès, surtout si l'on prend soin, dès son apparition, d'appliquer en permanence des compresses chaudes recouvertes de taffetas gommé pour en empêcher la dessiccation.

La température s'élève un peu, 38°, 38°,5 le soir; on pourra noter quelques frissons, un malaise général.

Le sein malade sera laissé au repos, on l'exprimera manuellement deux à trois fois dans les vingt-quatre heures.

Abcès des glandes sébacées.

Chez la puerpérale les glandes sébacées de l'aréole sont très grosses.

Elles peuvent s'infecter par leur orifice dilaté et donner lieu à un abcès localisé. On désigne ce genre d'abcès sous le nom d'*abcès tubéreux du sein.*

A la base du mamelon se produit une grosseur, petite d'abord, douloureuse, augmentant pour aboutir au volume d'une noix, avec un revêtement cutané rouge sombre par où s'écoulera le pus, lorsque l'abcès s'ouvrira de lui-même ou à la suite d'une incision.

Le pus évacué, on procède au lavage de la plaie avec une solution antiseptique faible, sublimé à 1 p. 6.000 et l'on place un drain en caoutchouc en recouvrant le tout de tampons d'eau boriquée tiède.

Le pansement renouvelé tous les jours sera maintenu humide environ quatre jours. A ce moment on placera simplement au-devant de la plaie et, entrant entre ses lèvres, un morceau de gaze stérilisée afin d'empêcher la superficie de l'abcès de se cicatriser avant le fond.

A chaque pansement, fait tous les deux jours, on nettoie

la surface et la profondeur de la plaie avec une solution antiseptique faible de sublimé ou d'eau boriquée.

On n'autorisera la tétée à ce sein qu'après cicatrisation complète.

Galactophorite.

Un sein tendu, gros, douloureux, dur à la palpation, peut être simplement gorgé de lait.

Si, par une pression à son niveau, on fait sourdre un lait plus ou moins épais qui, recueilli sur une compresse, la tache en blanc, on en conclura que ce sein ne se vide pas suffisamment, comme par exemple au moment de la montée du lait ou du sevrage.

Il faudra l'exprimer et le comprimer, si la femme doit faire passer son lait.

Mais en pleine lactation, les phénomènes précédents doivent éveiller l'attention.

Si la pression du sein est douloureuse, si ce n'est qu'avec peine qu'on obtient un liquide non pas de couleur blanche, mais tachant la compresse en jaune verdâtre, on se trouve en présence de véritable pus mélangé au lait, c'est-à-dire d'une infection de la glande mammaire. Elle est surtout cantonnée aux conduits galactophores ; aussi, cet ensemble symptomatique porte-t-il le nom de *galactophorite*.

Cette affection est le prélude d'un abcès du sein qui pourra ou s'en tenir au stade de galactophorite ou évoluer vers l'abcès collecté.

Le traitement consiste à vider systématiquement la glande par expression renouvelée plusieurs fois dans la journée, et le reste du temps à la recouvrir de compresses humides chaudes.

Abcès du sein développé dans la glande.

Les abcès du sein sont beaucoup plus fréquents chez les femmes allaitant que chez les accouchées dont on fait passer le lait.

En général ils se montrent dans les quatre premières semaines après l'accouchement. Les deux mamelles peuvent être prises. Les ganglions de l'aisselle sont d'ordinaire indolores, contrairement à ce qui se passe dans la lymphangite. C'est également un caractère différentiel entre les abcès développés dans la glande et les abcès extra-glandulaires.

L'infection de la glande peut se faire par les orifices des canaux excréteurs, ou par la voie sanguine.

Dans ce dernier cas, l'infection a souvent pris naissance au niveau de la vulve, du vagin ou de l'utérus.

C'est sur un seul lobe de la glande ou sur plusieurs que siège l'inflammation. Les abcès développés dans des points différents de la mamelle restent isolés pendant tout le temps de leur évolution, ou communiquent entre eux.

S'ils demeurent isolés, il sera nécessaire de les inciser chacun séparément.

S'ils communiquent entre eux, ils pourront le faire de façon insuffisante, se vidant mal, et entretenir une suppuration prolongée jusqu'au jour où ils auront été incisés de nouveau ou curettés.

Du côté de la mamelle, on note les signes suivants : gonflement, lourdeur, rougeur, élancements douloureux (spontanés et à la palpation). (Pl. II. Abcès du sein).

Les symptômes généraux sont : frissons, élévation de la température, 39° à 40° surtout le soir, langue sèche ou rouge vernissée, teint pâle plombé, perte du sommeil et de l'appétit, amaigrissement.

Au bout de quelques jours à la dureté du début, présentée par le sein, fait place une élasticité produite par le pus et le lait collectés ensemble.

Cette collection donne lieu au phénomène de la *fluctuation*.

Pour la trouver, on fixe la glande à sa base avec la main gauche qui l'enveloppe autant que possible. Sur la région la plus tendue et la plus douloureuse, on presse légèrement avec les doigts de la main droite. La main gauche

Phlegmon ou abcès chaud du sein.

Rougeur et gonflement de la peau.

PLANCHE II

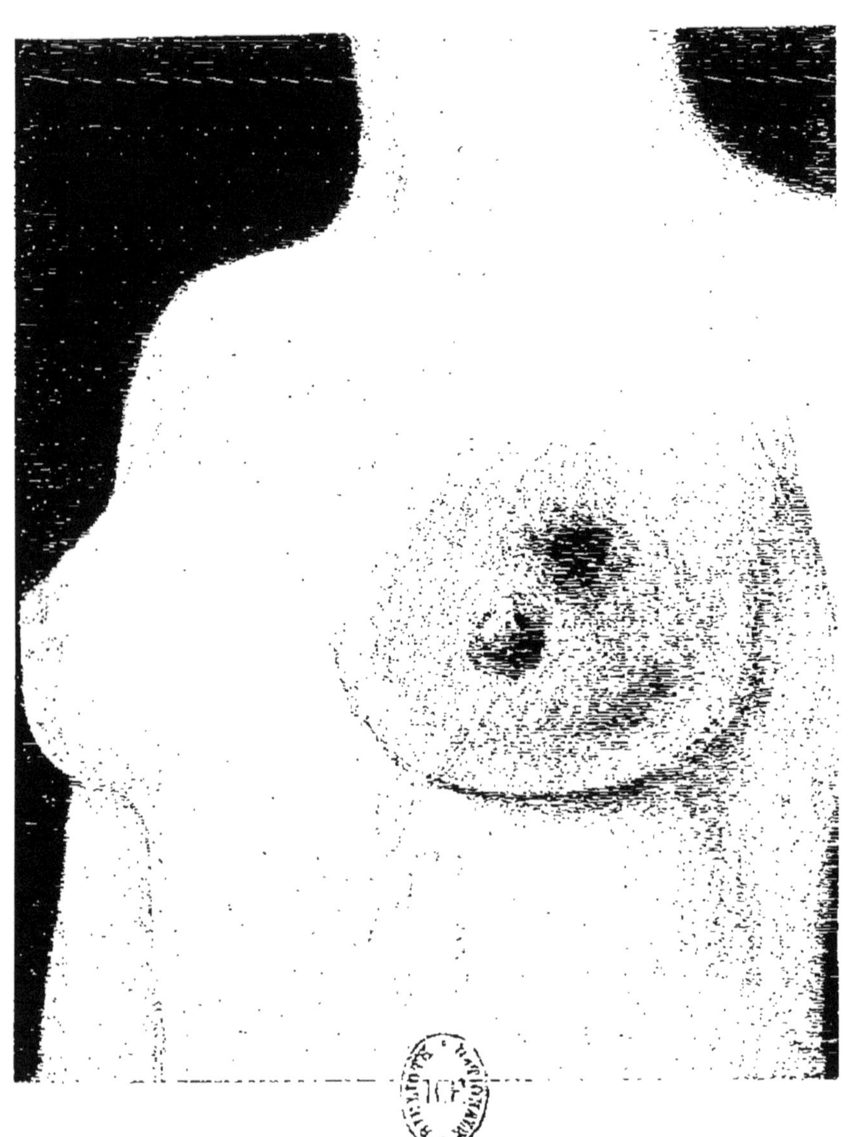

perçoit alors un léger refoulement produit par la collection repoussée vers elle. La main gauche à son tour comprime légèrement la base de la glande et renvoie le liquide vers la main droite qui se trouve soulevée.

Dans ce deuxième temps, il est fréquent d'observer dans la région de l'aréole une partie plus distendue que dans les régions avoisinantes ; c'est là que le pus a tendance à se faire jour au dehors ; c'est là qu'il faut inciser pour lui donner issue.

Dès les premiers signes de l'abcès, le traitement consistera dans l'application de compresses chaudes laissées en permanence sur le sein, ou de vessie de glace avec interposition de flanelle entre la peau et la vessie.

Dès qu'on sent la fluctuation, il faut inciser et se comporter pour le pansement comme dans les cas d'abcès tubéreux. Mais ici la cicatrisation est plus longue à obtenir.

L'abcès ouvert la fièvre tombe.

A la suite de ces abcès, la glande est quelquefois couturée de cicatrices, plus ou moins aplatie, indurée sous forme de moignon méconnaissable.

Dans un certain nombre de cas, la suppuration se prolonge indéfiniment ; les parties profondes se recollent mal, et il faut comprimer la glande contre la poitrine à l'aide d'un bandage ouaté serré, pour favoriser la coaptation des parois des cavités suppurantes.

Abcès développés en dehors du sein. — La lymphangite, que nous avons décrite plus haut, peut donner lieu à la formation d'un abcès.

Dans ce cas le phlegmon se développera en dehors de la glande mammaire, mais les signes ainsi que le traitement seront les mêmes que les précédents. Dans ce cas l'allaitement sera beaucoup moins compromis, que s'il s'agit d'un abcès intraglandulaire. La sage-femme pourra prévoir cette forme d'abcès si les ganglions de l'aisselle sont gros et douloureux, et si de plus l'expression manuelle ne fait sortir que du lait et pas de pus.

Mammite et abcès du sein du nouveau-né. — Quelquefois les glandes mammaires du nouveau-né gonflent par suite d'une sécrétion mammaire passagère.

Secondairement, la glande peut s'enflammer et suppurer.

Le traitement consistera avant tout dans une compression légère, suivie d'expression de la glande, si le premier moyen ne suffisait pas.

En cas d'abcès, inciser avec la pointe d'un bistouri.

CHAPITRE II

INFECTION PUERPÉRALE. — PHLÉBITE DES ACCOUCHÉES VARICES. — HÉMORRHOIDES

Infection puerpérale.

A la suite d'un accouchement ou d'un avortement simple ou compliqué et dans un délai assez variable mais en général allant de quelques heures à huit jours; la température peut s'élever brusquement.

Si la femme ne présente aucun signe morbide permettant d'incriminer une affection déterminée (mal de gorge, grippe, etc.), il faut admettre qu'il s'agit d'infection puerpérale.

Cette infection puerpérale peut être *généralisée ou localisée*, c'est la première que nous étudierons d'abord.

Dans la majorité des cas elle est due à la présence dans le sang d'un agent microbien appelé *streptocoque*, mais cette règle n'est pas absolue et d'autres germes peuvent la provoquer.

On dit encore qu'il y a *septicémie puerpérale ;* et l'on entend par là que l'agent parasitaire infecte tout le sang de l'organisme.

La façon dont se produit l'infection puerpérale est aisée à concevoir.

La plaie utérine est béante après l'accouchement, les érosions ou ulcérations vaginales ne manquent pas, créant de nombreuses portes d'entrée à l'envahissement microbien.

Si la malade, mal désinfectée avant l'accouchement, était porteur de germes virulents, si l'accoucheur ou la sage-femme apportent avec leurs doigts ou leurs instruments des germes virulents, ceux-ci vont se développer d'autant plus facilement, que la femme du fait des fatigues de la grossesse et de l'accouchement est mal préparée pour résister aux microbes.

Il est d'autres conditions favorisant également l'infection : c'est la rétention dans l'utérus de débris placentaires, d'un cotylédon, de membranes; c'est la vascularisation anormale de l'utérus qui va ouvrir largement aux microbes la voie veineuse.

Dès qu'un médecin est appelé à soigner une femme atteinte d'infection puerpérale, il doit exiger de la sage-femme des renseignements très circonstanciés sur l'état du délivre ; car sa conduite thérapeutique dépend essentiellement de ce qui a été fait avant son intervention, et du moment des suites de couches auquel il intervient.

L'infection franchit rapidement l'utérus. A sa première période, période utérine, elle est du ressort de l'art obstétrical, mais dès que les germes sont déversés dans la grande circulation par les plexus veineux périutérins, la malade ne saurait être guérie par un traitement purement gynécologique, elle relève de la médecine générale.

La septicémie puerpérale est toujours annoncée par une grande élévation de température : la fièvre soir et matin est aux environs de 39°,5, 40° ; ou encore oscille de 40° le soir à 37°,5, 38 le matin.

Dans les formes à grandes oscillations les frissons et les sueurs accompagnent généralement la poussée thermique puerpérale.

Les autres signes généraux sont caractérisés par la prostration assez prononcée et rapidement au bout de quelques jours par une anémie tout à fait intense et qu'on ne retrouve à un tel degré dans aucune autre septicémie.

L'infection des organes révélera des signes absolument variables, car ceux-ci dépendent de la façon dont ils sont touchés par l'infection.

Il est des formes où suinte par l'utérus un liquide odorant, purulent, sanguinolent. Le palper combiné au toucher digital, occasionne de la douleur autour de l'utérus et au niveau des annexes, le ventre est sensible ; le péritoine annexiel et périutérin est enflammé.

La lésion se cantonne à ce niveau, on dit alors qu'il y a *pelvipéritonite*, c'est-à-dire de la péritonite localisée au bassin.

Dans d'autres cas plus graves et rapidement mortels la péritonite se généralise à tout l'abdomen.

Il y a du pus dans la cavité péritonéale et tous les signes de cette maladie : vomissements, diarrhée ou constipation, douleurs de ventre intenses, ballonnement intestinal, avec refoulement du diaphragme, d'où gêne très marquée de la respiration.

Le pouls est petit, fuyant, filiforme, incomptable, 150 à la minute.

La respiration est superficielle, avec battements des ailes du nez, le teint plombé, les yeux excavés. 2 à 5 jours suffisent pour amener la terminaison fatale.

Si la maladie frappe l'appareil respiratoire, la dyspnée est extrême, la malade étouffe plutôt qu'elle ne respire, elle asphyxie. A l'auscultation on perçoit les signes de bronchite généralisée, avec par places des râles tout à fait fins et du souffle indiquant des foyers de broncho-pneumonie.

D'autres fois on a le tableau d'une méningite aiguë ou d'une néphrite avec diminution du taux des urines et albuminurie considérable, ou d'une endocardite aiguë.

Dans la majorité des cas, il y a un peu de tous ces signes, car tous les viscères sont en même temps intéressés.

Il est inutile d'insister sur la gravité de la situation. Le plus souvent dans les formes suraiguës les malades succombent en quelques jours.

Il s'en faut cependant que l'infection puerpérale soit toujours mortelle et l'on doit avoir d'autant plus d'espoir que la maladie s'éloigne de son début.

Le traitement est de tous les instants, il réussit d'autant mieux qu'on apporte plus de minutie dans les petits soins ;

c'est-à-dire qu'il dépend pour une grande part, de l'intelligence de la personne chargée de l'appliquer, infirmière ou sage-femme.

Traitement préventif. — Prévenir l'infection puerpérale c'est être propre, avant, pendant et après l'accouchement.

Avant l'accouchement, bien nettoyer le vagin par des injections antiseptiques au permanganate de potasse, au 1/4000 par exemple.

L'emploi préventif des injections de sérum antistreptococcique est loin d'avoir fait ses preuves.

Ayant manié ce sérum assez longtemps, j'ai acquis cette conviction qu'il n'avait pas grande vertu thérapeutique.

D'ailleurs, comme je l'ai dit plus haut, il s'en faut de beaucoup que toutes les infections puerpérales soient dues au streptocoque.

Ces considérations indiquent à la sage-femme son devoir.

Elle doit être d'une propreté absolue, elle ne doit compter que sur celle-ci pour éviter l'infection.

Elle doit surtout craindre de transporter l'infection d'une femme malade à une accouchée saine et savoir que le fait de soigner une infectée augmente beaucoup les risques qu'elle fera courir à une autre femme, si elle ne redouble pas de vigilance dans le nettoyage de ses mains.

La majorité des infections tenant au toucher, moins une sage-femme touchera, tripotera les accouchées, moins elle aura de chances de les infecter.

Traitement curatif. — L'infection puerpérale une fois déclarée, il faut la traiter et envisager la thérapeutique à un triple point de vue : *a*) soins à donner à l'utérus ; *b*) soins pour combattre l'infection générale ; *c*) soins dirigés spécialement du côté de l'organe le plus atteint.

Soins à donner à l'utérus. — Plusieurs cas peuvent se présenter, l'utérus a été vidé de tous les débris placentaires et membraneux qu'il pouvait contenir, ce n'est qu'après cette évacuation qu'on a constaté de la fièvre. Cependant en introduisant le spéculum on voit un col déchiqueté, sanieux, entr'ouvert. Par l'ouverture du col s'écoule un liquide purulent, quelquefois fétide.

En pareille occurrence, le plus sage est de ne pas soumettre l'utérus à une intervention sanglante.

Des injections intra-utérines au permanganate de potasse à 1 p. 5000 suffiront. Elles seront renouvelées tous les jours ; elles seront données chaque fois qu'il sera possible, avec l'aide du spéculum.

On introduira dans l'utérus la sonde de Doléris et le bock étant tenu à une hauteur de $0^{m},50$ environ, on fera passer un litre de liquide.

Après cette injection, on touchera la muqueuse utérine avec un tampon d'ouate porté par un porte-coton souple, trempé dans la solution de glycérine à la teinture d'iode (glycérine 2, teinture d'iode 1).

Lorsque l'utérus est bien désinfecté, il ne laisse plus couler de pus et son orifice se referme.

Si l'utérus n'a pas été complètement vidé, il faut intervenir mais très doucement, en se servant d'une curette mousse fenêtrée, qui ramènera les débris encore adhérents.

En pleine infection, les curettages énergiques sont plus nuisibles qu'utiles. Ils n'enlèvent pas les microbes qui ont déjà pénétré dans la paroi du muscle, ils ouvrent de multiples portes à l'infection.

L'intervention de choix dans tous les cas, et celle-ci est permise à la sage-femme, est l'injection intra-utérine.

L'injection utérine doit être renouvelée jusqu'à ce que la cavité utérine soit tout à fait propre.

Il faut en même temps combattre la septicémie.

Le médecin a à sa disposition l'hydrothérapie sous forme de bains plus ou moins frais à 32°, 28°, 24°, 20°. Il faut bien avouer que si le bain abaisse momentanément la température, il n'a pas la valeur thérapeutique qu'on lui reconnaît à juste titre dans la fièvre typhoïde ; nous en réservons la description au chapitre qui traite de cette affection.

Le sulfate de quinine, excellent tonique, sera donné à doses variables et espacées de 0gr,50 à 0gr,75 tous les jours ou tous les deux jours.

Le médicament le plus utile est le collargol ou argent préparé à l'état colloïdal.

Pour en tirer le maximum d'effet, on l'administre en injections intra-veineuses, répétées deux ou trois jours de suite et renouvelées s'il est besoin.

La dose à injecter une fois par jour est de 0gr,04 pour un centimètre cube d'eau.

Après l'injection, il n'est pas rare de voir la température atteindre 40° en même temps que la malade est frissonnante et éprouve un malaise général indéfinissable. Le lendemain, si l'effet utile est obtenu, la température s'abaisse notablement.

Si le collargol ne donne aucun résultat, il est superflu de le continuer.

Un autre procédé consiste à employer, au lieu des injections au collargol, des frictions au collargol. Ce médicament entre dans une pommade à la lanoline à la dose de 16 p. 100 et sert sous le volume d'une noisette à faire une friction d'une durée de dix minutes environ. La friction est renouvelée journellement. La sage-femme, chargée du soin de cette friction, devra avant de la pratiquer (à la cuisse par exemple) avoir soin de bien nettoyer la peau au savon et à l'alcool, de manière à la dégraisser le plus possible. Elle frottera avec une flanelle enduite de pommade.

La vessie de glace trouve son utilisation dans les péritonites ou les endocardites et sont placées soit au niveau du ventre, soit au niveau du cœur avec interposition d'une flanelle la séparant de la peau.

Les accidents pulmonaires, dyspnée, suffocation seront soulagés et traités par des enveloppements froids du thorax. Une serviette trempée dans de l'eau à 18° enveloppera la poitrine de la malade et sera recouverte d'un taffetas gommé. Par-dessus on dispose une couche d'ouate et on laisse la malade un quart d'heure dans la serviette. On recommence toutes les deux ou trois heures suivant les indications du médecin.

Si le cœur faiblit trop, on est autorisé à pratiquer des injections sous-cutanées d'huile camphrée, de sulfate de spartéine, de caféine en suivant scrupuleusement les indications du médecin.

L'alimentation presque nulle sera constituée par du lait, de l'eau et du champagne.

PHLÉBITE

La phlébite ou phlegmatia alba dolens est une des manifestations locales et atténuées de l'infection puerpérale. C'est une inflammation veineuse portant presque exclusivement sur les membres inférieurs.

Elle apparaît du douzième au vingt et unième jour après l'accouchement, rarement plus tard. Elle résulte de la production d'une inflammation des parois veineuses produite par un agent microbien (streptocoque le plus souvent) et aboutit à l'oblitération de la veine.

L'infection partie de l'utérus peut se fixer sur les veines par suite d'un apport microbien fait par le sang artériel. Dans ce cas il faut que les microbes aient été déversés dans le cœur droit, de là dans le poumon, puis dans le cœur gauche et la grande circulation.

D'autres fois l'infection de la veine se fait différemment, elle résulte de la présence des germes qui, charriés de l'utérus dans les veines iliaques interne ou hypogastrique, redescendent dans les veines iliaques externes pour gagner celles des membres inférieurs.

On peut trouver cliniquement la preuve de cette infection primitive des veines du bassin dans les cas très fréquents où existe une douleur vive à la pression de la fosse iliaque, en même temps que les signes d'une phlébite du membre inférieur.

La phlébite des accouchées peut être unilatérale ou bilatérale, un des deux côtés est pris avant l'autre.

Symptomes. — Les premiers signes sont la douleur et le gonflement du membre.

La *douleur* très vive à la pression et spontanément siège sur le trajet de la veine. Au mollet, sur la face postérieure du mollet entre les deux muscles jumeaux (veine saphène externe) ou à la face interne du mollet (veine saphène interne). A la cuisse la douleur trace le trajet de la veine saphène interne sur le côté interne de la cuisse, ou alors elle est plus profonde répondant à la veine fémorale.

Bien souvent, si l'on déprime la fosse iliaque avec la main on provoque de la douleur correspondant à la phlébite des veines iliaques.

Il existe plusieurs procédés pour rechercher la douleur. 1° Pression sur les veines malades ; 2° Ballottement des muscles du mollet, dont la mobilisation entraîne une souffrance assez vive. Il est tout à fait inutile d'insister sur la provocation des phénomènes douloureux. La malade accuse spontanément ses souffrances.

La marche est impossible parce que trop pénible.

L'*œdème,* deuxième signe très important de la phlébite, se manifeste par un gonflement du membre malade. D'abord localisé aux environs des chevilles, il ne tarde pas à envahir la jambe et la cuisse et à doubler quelquefois le volume du membre inférieur.

En général, il est blanc et se laisse déprimer à la pression du doigt, mais moins facilement que certains autres œdèmes.

En regard de ces signes primordiaux, il faut mentionner la coloration des téguments en certains endroits. Il n'est pas rare en effet de voir une traînée brun noir ou violacée se dessiner sur la peau et la veine malade ; ou bien encore par places ou uniformément, la blancheur du membre fait place à une coloration rosée légèrement bleuâtre, c'est la phlébite ou phlegmatia non plus alba *mais cœrulea.* Le genou peut être le siège d'une hydarthrose, très douloureuse, s'accompagnant de tuméfaction de l'articulation.

Les douleurs ne sont pas toujours localisées au trajet des veines ; il y a en effet dans toute phlébite une part importante à faire à la névrite ou inflammation des nerfs, laquelle provoque de vives souffrances dans tout le membre, sans localisation précise.

Toute phlébite s'accompagne en règle générale d'une élévation de température. Celle-ci peut précéder les premiers signes de la phlébite de quarante-huit heures environ, ou encore, si la fièvre existait antérieurement, sa recrudescence doit faire craindre l'apparition de la phlegmatia.

Le thermomètre s'élève aux environs de 39° pour y rester pendant plusieurs jours, trois à huit ou dix, mais en ayant une tendance dès les premiers jours à descendre pour arriver à la normale.

Évolution. — La douleur phlébitique a une durée assez variable. Rarement aiguë, sauf dans les premiers temps de la maladie, elle disparaît progressivement, pour n'être plus manifeste que si l'on vient à presser ou à mobiliser le membre.

L'œdème a atteint son maximum vers le quatrième ou cinquième jour ; il est stationnaire un certain temps ; mais le membre restera souvent gros alors que la maladie sera terminée. Il faut compter quarante jours pour considérer la maladie comme éteinte, et c'est pendant une période égale que le lit devra être gardé.

Au moment de la convalescence, on notera des symptômes fort ennuyeux ; on leur a donné le nom de séquelles phlébitiques. Au nombre de celles-ci, on doit donner la première place à des *troubles* dits *trophiques*, c'est-à-dire à des modifications dans les tissus du membre.

Ces troubles se présentent sous forme de refroidissement du côté atteint, de coloration violacée, dès que la malade met le pied par terre, de gonflement périmalléolaire apparaissant dans les mêmes conditions.

Les poils raissant se développent de façon insolite.

De beaucoup les symptômes survivant à la phlébite, et

entravant le plus les malades, sont des douleurs plus ou moins vives, et l'hydarthrose du genou.

Au nombre des séquelles phlébitiques, nous citerons également les raideurs articulaires des genoux et des cous-de-pied, nécessitant un traitement spécial de massage pour empêcher l'ankylose de se produire.

La faiblesse du membre lésé est longue à disparaître, parce que sous un volume en apparence égal ou supérieur à celui du membre sain, se cache une atrophie musculaire, qu'un exercice continu et prolongé arrive seul à modifier.

Deux espèces de phlébite : oblitérante, non oblitérante. — Embolies. — Nous avons eu en vue dans notre description la phlébite classique, *la phlébite oblitérante*.

Phlébite oblitérante. — Il faut entendre par là une phlébite dans laquelle l'inflammation des parois va jusqu'à la production d'un caillot sanguin, qui obstrue complètement la lumière du vaisseau et amène au-dessous de lui la constitution d'un caillot également oblitérant, mais secondaire, dans tous les territoires veineux où le sang ne circule plus. C'est à cette oblitération qu'est dû l'œdème du membre.

Le danger de la formation du caillot résulte dans la possibilité de l'arrachement de la partie supérieure du caillot. Ce fragment de caillot est entraîné par le courant sanguin à travers les veines de plus en plus grosses jusqu'au cœur droit, où, suivant sa dimension, il peut se fixer ou non.

Dans le premier cas, dimension énorme du caillot, on a affaire à une *embolie du cœur* rapidement mortelle. Quelquefois même, la mort survient en quelques secondes, le cœur gêné dans son fonctionnement cesse de battre.

Dans le second cas le caillot est de volume moindre, il franchit les cavités droites du cœur, il est chassé dans l'artère pulmonaire pour aboutir à l'un des deux poumons. Cet accident porte le nom d'*embolie pulmonaire*.

La malade qui en est atteinte est prise d'une dyspnée intense, d'un point de côté violent, parfois de menaces de collapsus et de syncope, avec aspect violacé de la face.

Si elle triomphe du premier assaut de l'apoplexie pulmonaire, elle crache du sang sous forme d'expectoration hémoptoïque, c'est-à-dire des crachats formés de sang non liquide, mais conglomérés rouge foncé, semblables à des morceaux de gelée de groseille. Le médecin par l'auscultation aura à délimiter l'étendue du foyer pulmonaire embolisé et sa situation.

Phlébite non oblitérante. — En regard de la phlébite oblitérante, il faut étudier la phlébite non oblitérante. Elle est encore dite *pariétale*. M. le Pr Pinard insiste à juste titre sur cette forme de la maladie On entend par là une inflammation de la paroi interne de la veine n'aboutissant pas à l'obstruction complète des vaisseaux. Le calibre veineux est seulement rétréci, le sang a donc libre cours dans la veine à travers un orifice plus petit.

Les dangers de pareille phlébite sont beaucoup plus considérables que ceux de la phlébite oblitérante. Le courant sanguin pourra entraîner bien plus facilement quelques parties coagulées peu adhérentes à la paroi veineuse. Les caillots ainsi détachés de la paroi ont chance d'être plus petits que dans le cas précédent, mais ils seront beaucoup plus nombreux. Provenant d'une veine enflammée, ils porteront avec eux des microbes, qui seront disséminés dans le poumon, l'infecteront et produiront des embolies microbiennes multiples et septiques.

Ici la phlébite est souvent précédée par les signes pulmonaires. On assiste à l'évolution sournoise de pareilles phlébites. N'étant pas oblitérantes elles se manifestent par un minimum de signes, sans presque d'œdèmes, mais avec des douleurs aiguës dans le membre assez souvent prises pour des névralgies.

En pareil cas, il ne faut jamais perdre de vue le point de départ phlébitique de l'affection pulmonaire et traiter la malade en conséquence.

Traitement. — La phlébite reconnue : mettre la malade

au lit pour au moins quarante jours, et si la deuxième jambe se prend, compter encore quarante jours à partir du moment où cette deuxième phlébite aura commencé.

Placer la jambe dans un enveloppement ouaté, puis dans une gouttière en élevant légèrement le pied par rapport à la racine de la cuisse. Faire en sorte que le talon porte à faux pour éviter la douleur provoquée par l'appui constant du talon sur une surface résistante.

Bien placer le pied à angle droit sur la jambe, de façon qu'au moment de la guérison, il n'existe pas de pied-bot phlébitique. Pour éviter le poids des couvertures sur les orteils placer un cerceau dans le lit.

Les complications cardiaques et pulmonaires se traitent de la manière qu'il sera dit au chapitre où sont décrites ces maladies.

Au moment du lever la faiblesse musculaire, l'œdème persistant, les troubles trophiques, les douleurs seront utilement modifiés par le massage et les grands bains. Au cas de prolongation de ces troubles une saison thermale à Bagnoles-de-l'Orne rendra des services appréciables aux malades.

Varices.

Les varices sont le résultat de la dilatation des veines, surtout de celles des membres inférieurs.

Elles sont superficielles ou profondes ; superficielles, elles sont tronculaires ou capillaires.

Les varices sont causées par la gêne de la circulation veineuse d'une part et par un certain état de moindre résistance des parois vasculaires d'autre part.

Toutes les tumeurs de l'abdomen (la grossesse peut être considérée comme une tumeur) sont susceptibles par compression des gros troncs veineux du bassin, de ralentir la circulation et de provoquer des varices. Il en est de même des jarretières que les femmes ont l'habitude de porter aux jambes ou aux cuisses.

Par définition, *les varices profondes* sont invisibles ;

elles occasionnent de la douleur diffuse dans les jambes, de la lourdeur des membres et de l'œdème au niveau des chevilles apparaissant le soir après les fatigues de la journée.

Il est exceptionnel que concurremment avec les varices profondes n'en existent pas de *superficielles*. Celles-ci sont représentées par de petits cordons rouge violacé, disposés quelquefois en aigrette, parcourant les téguments à fleur de peau.

Les varices superficielles des gros troncs veineux siègent sur les veines saphènes et leurs branches au niveau du pied, des malléoles, des jambes et de la face postérieure des cuisses.

Elles offrent l'aspect de tuyaux de la grosseur de l'index, plus ou moins saillants et sinueux, de coloration bleuâtre.

Par places aux coudures la dilatation s'accentue, et ainsi se créent de place en place des nouures.

Les varices se dilatent dans la station debout et peuvent être vidées de leur sang par pression.

Les symptômes qu'elles entraînent sont l'œdème, la douleur, la fatigue.

Chez la femme enceinte, les varices se montrent souvent à la vulve, aux grandes lèvres et donnent fréquemment une augmentation de volume considérable avec sensation d'empâtement mollasse au palper (fig. 33).

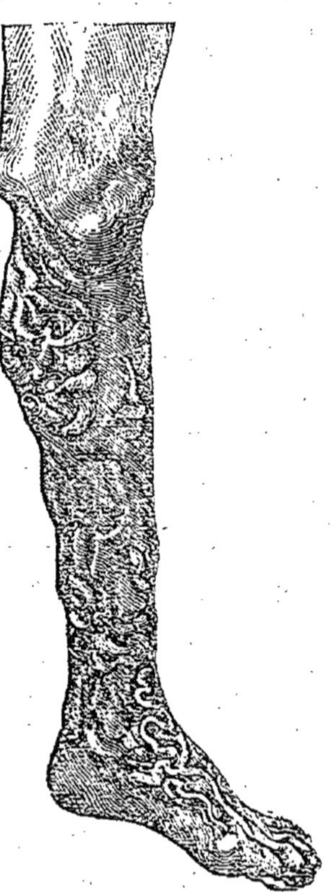

Fig. 33.
Varices superficielles.

Complications. — Les varices de moyen volume disparaissent après l'accouchement.

Chez certaines femmes variqueuses elles augmentent notablement avec la grossesse et amènent quelquefois des complications.

La rupture d'une veine variqueuse se traduit par une hémorragie toujours abondante, qu'arrêtera une compression continue faite avec de l'ouate.

La mauvaise circulation résultant du fait des varices est souvent la cause, au niveau des jambes, de modifications des téguments. Celles-ci se présentent sous forme de rougeur siégeant au-devant du tibia, rougeur accompagnée de démangeaisons très vives (*eczéma variqueux*). Cet eczéma spécial s'infecte facilement, donne naissance à une érosion, puis à une ulcération et ainsi se constitue un *ulcère variqueux* suintant et suppurant, capable de prendre une grande extension.

Les parois veineuses des varices sont souvent le siège d'une inflammation d'un ordre spécial.

Contrairement à ce qui se passe pour la phlébite des accouchées, l'inflammation au lieu de porter sur la paroi interne ou intérieure de la veine (*endophlébite*) porte sur la paroi externe ou extérieure (*périphlébite*). Elle durcit la varice sur une longueur variable (2 à plusieurs centimètres) et la rend douloureuse au toucher.

Les périphlébites pénibles pour les malades sont loin de présenter les dangers des endophlébites (embolies). Même au cas où l'irritation veineuse se propagerait à la tunique interne de la veine et où un caillot se constituerait dans l'intérieur du vaisseau, ce caillot venant à se détacher aurait beaucoup de difficulté à être véhiculé jusqu'au cœur.

Les varices sont, nous l'avons dit, sinueuses, tortueuses, contournées, et un caillot ne peut franchir tous les coudes vasculaires. Il a de grandes chances de s'arrêter en chemin.

Il n'est pas rare de rencontrer chez les anciennes variqueuses un durcissement de la paroi veineuse sous forme de nodosité ou de plaque plus ou moins allongée. Cet état résulte d'une infiltration calcaire localisée, infiltration donnant au doigt la sensation d'une induration pierreuse, d'où son nom de *phlébolithe*.

Traitement. — Traiter les varices, c'est empêcher leur progression, dès qu'on en a constaté les premiers indices.

Les malades à moins de complications (ulcères, phlébites), continueront à marcher, mais avec prudence, c'est-à-dire modération. Elles éviteront absolument la station debout dans l'immobilité. Celle-ci est tout à fait défavorable aux varices. A la faveur de la pesanteur, les varices se gorgent de sang et grossissent. Dans la marche, l'action de la pesanteur est contre-balancée par la contraction des muscles des membres inférieurs, contraction qui active la circulation veineuse. Assis, les malades étendront les jambes, évitant de les tenir pliées, ce qui est une cause de gêne circulatoire au niveau des jarrets. Le port des jarretières sera absolument interdit aux variqueuses, et le corset ne devra à aucun moment comprimer le ventre.

On adjoindra à ces recommandations le port de bas à varices, ou un enveloppement des jambes et des cuisses avec des bandes élastiques de *crêpe Velpeau*. L'enroulement de la bande fait le matin au réveil commencera toujours par le pied, pour remonter vers la racine de la cuisse.

Le sang contenu dans les varices est quelquefois considérable, et il peut ne pas être indifférent pour le cœur de supprimer brusquement ce réservoir sanguin par une compression trop énergique des varices. Aussi faut-il bien savoir qu'un certain nombre de malades ne supportent bien ni les bas élastiques, ni les bandes de crêpe Velpeau. Dès qu'on applique l'un ou l'autre de ces modes de contention, ils éprouvent de la gêne du cœur et se mettent à étouffer.

Hémorroïdes.

Après ce que nous avons dit des varices, nous serons bref sur les hémorroïdes.

Les hémorroïdes sont les varices des veines de l'anus et du rectum.

Fréquentes chez les femmes enceintes pour les raisons invoquées plus haut, elles sont également très mal influencées par les efforts de la défécation et par le sphincter anal, qui joue vis-à-vis des hémorroïdes anales externes le rôle de la jarretière au niveau des jambes.

Les hémorroïdes internes cachées dans le rectum sont accessibles seulement au toucher, les hémorroïdes externes se présentent à la vue comme de grosses noisettes de couleur bleu violacé appendues à l'orifice anal. Elles deviennent douloureuses dès qu'elles s'enflamment, sont capables d'ulcérer la muqueuse qui les recouvre et de saigner. La perte de sang au moment de la défécation est la caractéristique des hémorroïdes.

L'infection si fréquente de la muqueuse les recouvrant est souvent la cause de petites ulcérations très douloureuses (*fissures anales*) et de suintements muco-purulents.

La veine hémorroïdaire subit à certains moments un gonflement, suivi d'une rétrocession de la tumeur.

Mais la peau et la muqueuse conservent une dilatation permanente habitée ou déshabitée, par l'hémorroïde. L'on voit pendre au pourtour de l'anus une petite masse de chair qui n'est autre qu'une hémorroïde flétrie. Il faut bien se garder de confondre cette grosseur avec une affection pouvant la simuler, en particulier avec les condylomes syphilitiques.

Traitement. — Éviter la constipation à l'aide de petits laxatifs, rhubarbe 0gr,50 à 1 gramme; 10 grammes de sulfate de soude, etc.

Prescrire en cas de grandes poussées hémorroïdaires des bains de siège frais, le repos au lit, la marche pouvant devenir douloureuse.

Ordonner des suppositoires calmants tels que :

Beurre de Cacao.	4 grammes.
Extrait de Ratanhia.	0,10 centigrammes.
Extrait de Belladone	0,02 centigr.

ou encore des suppositoires à l'adrénaline.

Si les pertes de sang affaiblissent les malades, opérer.

LIVRE VI

MALADIES INFECTIEUSES LES PLUS FRÉQUENTES

CHAPITRE PREMIER

DIPHTÉRIE. — AMYGDALITES. — OREILLONS.

Diphtérie.

La diphtérie se présente sous deux formes principales : l'*angine* et la *laryngite.*

L'angine diphtérique, encore appelée *angine couenneuse,* angine à fausse membrane est essentiellement caractérisée par la production sur les amygdales d'un enduit épais, blanchâtre, tapissant l'amygdale d'une façon uniforme. Cet enduit est constitué par une fausse membrane, véritable peau qu'on peut détacher plus ou moins facilement avec un pinceau d'ouate, ou que le malade rejette au moment d'une quinte de toux.

Cette angine diphtérique, livrée à elle-même, envahit peu à peu toute la surface des deux amygdales, le voile du palais ; les peaux gagnent la luette, et la recouvrent d'un capuchon.

Le développement de cette amygdalite s'accompagne de troubles locaux et généraux sur lesquels il faut insister.

Le début est beaucoup moins brusque et violent que dans nombre d'autres amygdalites. Il n'y a souvent qu'un malaise général avec faible élévation de la température et ce n'est qu'après deux ou trois jours qu'on voit la fièvre augmenter, l'abattement se prononcer.

Cette phase de début torpide est avantageuse pour les malades dont on surveille la gorge de très près; désavantageuse au contraire, pour ceux chez lesquels on ne prend pas pareil soin.

Je m'explique : supposons le cas d'un enfant que l'on a habitué, comme toutes les mères devraient le faire, à montrer sa gorge chaque matin. A la faveur de pareille habitude, on obtient plusieurs résultats : 1° l'enfant ne redoute pas l'examen de la gorge; il arrive facilement à la montrer sans l'usage de cuiller ou d'abaisse-langue et à en découvrir parfaitement le fond (amygdales); 2° dès qu'apparaît la moindre tache blanche on la voit et l'on peut appeler le médecin à temps au début de la maladie.

Pour éviter une cause d'erreur tenant à la présence d'un enduit laiteux sur les amygdales, après absorption de lait, il suffit de faire avaler un peu d'eau ou de faire rincer la bouche de l'enfant avant de l'examiner.

Si, au contraire, l'enfant n'a pas reçu ces bons principes d'hygiène, on s'expose à ne reconnaître le mal que plus tardivement. On aura alors à sa disposition d'autres signes venus s'ajouter à l'amygdalite. Ce sont les modifications de la voix qui devient nasonnée; le gonflement des ganglions du cou sous la mâchoire inférieure; la douleur de la gorge surtout en avalant, l'élévation de la température; le teint plombé de la peau; l'agitation et les différents malaises accompagnant tout état fébrile (maux de tête par exemple).

D'après ce que nous venons de dire, il est donc toujours utile quel que soit l'âge de l'enfant (nourrisson, enfant du premier et du deuxième âge) de regarder la gorge de temps à autre.

Dans cet examen, aussi bien que dans celui que pratiquera le médecin, il faut être sans pitié, maintenir solidement l'enfant s'il se débat. Se servir comme abaisse-langue du dos d'une cuiller, que l'on soumettra ensuite à l'ébullition, bien découvrir les amygdales et le fond de la gorge, et recommencer si l'on n'a pas vu complètement une première fois.

Livrée à elle-même, l'angine diphtérique revêt une gravité tout à fait spéciale, surtout chez les enfants. Les peaux se reforment aussitôt enlevées, la salivation est incessante, l'haleine est fétide et bien souvent apparaît la terrible complication qu'est le *croup*.

Aujourd'hui il n'en est plus ainsi car avec le traitement par le sérum, la diphtérie bien et tôt soignée n'en arrive qu'exceptionnellement à une phase avancée.

Chez le tout jeune enfant et le nourrisson, l'angine diphtérique prend souvent une forme spéciale ; à l'angine s'ajoute le *coryza diphtérique* donnant lieu à un écoulement séro-purulent et sanguinolent par les narines. Cet écoulement nasal porte le nom de *jetage*. Cet aspect que revêt la maladie doit être bien présent à l'esprit, car ce peut être la première manifestation de la diphtérie. Reconnue à temps, traitée comme il convient, l'affection peut guérir avant d'avoir dépassé sa première étape. Il faut toujours se méfier d'un coryza purulent accompagnant une angine.

Formes. — L'angine diphtérique a des formes multiples sur lesquelles il n'y a pas lieu d'insister ici : formes légères, bénignes, passant facilement inaperçues, peu graves pour le malade ; très graves pour ceux qui l'approchent, parce que la maladie est ignorée ou tenue pour peu importante.

Une forme à lui opposer est celle dite *hypertoxique*, dans laquelle d'emblée l'affection est sévère, capable d'empoisonner l'organisme, avant que la médication ait eu le temps d'agir. Cette fois il n'est que trop de signes pour démontrer la gravité du mal, le cou est énorme par suite de l'hypertrophie des ganglions ; la gorge remplie de fausses membranes non plus blanches, mais grisâtres, exhale une odeur nauséeuse, le teint est plombé, terreux, la fièvre élevée.

Hâtons-nous d'ajouter que les formes hypertoxiques d'emblée sont très rares. Plus fréquentes sont celles qui évoluent secondairement vers l'hypertoxicité, parce qu'on n'a pas soigné la maladie dès le début.

Croup.

Le croup est causé par l'extension de la diphtérie au larynx, à moins qu'on ne se trouve en présence d'un croup d'emblée, cas exceptionnel.

Les peaux ou fausses membranes tapissent le larynx et la trachée. La gêne respiratoire est portée au maximum.

La voix est voilée, éteinte, les cordes vocales et le larynx se trouvant recouverts d'exsudats membraneux.

De plus, la toux est constante ; elle est dite laryngée, c'est-à-dire spasmodique donnant par son timbre l'impression que l'air a de la peine à passer par l'orifice laryngien rétréci.

Le larynx irrité entre par moment, en contracture, ce qui implique une contraction énergique de ses muscles et une oblitération presque complète de sa cavité. Il en résulte *un accès de suffocation*, l'enfant se met à *tirer*. Le *tirage* se voit à la dépression produite au niveau de la base du cou et au creux épigastrique au moment de l'inspiration.

Son mécanisme est fort simple. Au moment de l'inspiration la poitrine se dilate pour aspirer l'air. L'air ne peut pénétrer puisque le larynx est bouché, aussi les parties molles dépressibles sont-elles aspirées à l'intérieur du thorax, d'où le tirage.

Lorsque la gêne laryngée est permanente, produite par exemple par une tuméfaction considérable de la muqueuse, à laquelle s'ajoute un revêtement assez épais de fausses membranes, le tirage est permanent et existe à chaque inspiration. La situation est grave si l'on n'y porte remède.

Pendant toute la durée du croup l'enfant crache des peaux.

Complications.

Il y a deux complications principales au cours ou à la fin de la diphtérie. Au cours de la diphtérie c'est la *bron-*

chite et la *broncho-pneumonie diphtérique*. A la fin de la diphtérie, de quinze jours à un mois après le début de l'angine, c'est la *paralysie diphtérique*, laquelle atteint tous les muscles de l'économie, mais principalement et en premier lieu les muscles du voile du palais donnant lieu à du nasonnement, et au rejet par le nez des liquides pris en boisson.

En résumé, il faut retenir que la diphtérie, maladie microbienne est infectante et intoxicante par les poisons excessivement dangereux qui se répandent à l'intérieur de l'organisme; qu'à sa toxi-infection elle ajoute des lésions locales sous forme de peaux pouvant jouer un rôle mécanique comme dans le croup et provoquer l'asphyxie.

Le *pronostic* dépend un peu de la forme de la maladie (les cas hypertoxiques pouvant être au-dessus des ressources de la thérapeutique), et beaucoup de la rapidité avec laquelle est appliqué le traitement.

Le danger de contagion, résultant d'une personne atteinte de cette affection, peut être beaucoup plus long que la durée même de la maladie. On l'estime en moyenne à quarante jours. C'est le temps pendant lequel on se refuse à recevoir dans les écoles les enfants ayant contracté la diphtérie. La raison mérite d'en être indiquée.

Le sujet une fois guéri et rapidement guéri, s'il a reçu le traitement par le sérum, est vacciné ou plutôt immunisé.

Les bacilles que renferment ses amygdales, sa bouche, ne peuvent plus rien contre lui; mais absorbés par d'autres personnes, ils sont capables de leur communiquer la maladie. Il faut donc attendre pour remettre le diphtérique en circulation qu'il se soit débarrassé entièrement de ses bacilles, chose qui nécessite un certain temps (quarante jours en moyenne).

Avant de parler du traitement, il est indispensable de faire connaître un procédé permettant d'avoir l'assurance que la maladie observée est bien la diphtérie.

Ce procédé consiste à recueilir dans un tube de culture de sérum de veau coagulé des parcelles de fausses membranes et de porter le tube vingt six heures à l'étuve. A ce moment se sont développées ou non des colonies microbiennes du *bacille de la diphtérie* (*bacille de Lœffler*). On en fait une préparation microscopique et l'on conclut dans un sens ou dans l'autre.

Le diagnostic ainsi porté sera évidemment rigoureux, à la condition que l'ensemencement ait été bien fait, car il peut arriver qu'un tube ne pousse pas alors qu'un deuxième donnerait un résultat positif. Il faut de plus que la gorge du malade n'ait pas, au préalable, été soumise à des lavages antiseptiques car dans ces conditions les tubes de culture ne poussent pas, bien qu'on soit en face d'une diphtérie véritable.

Le plus grand reproche qu'on puisse faire aux médecins, qui attendraient le résultat des ensemencements pour agir à coup sûr, c'est qu'ils perdent un temps précieux et qu'un retard de vingt-quatre heures peut être préjudiciable au malade.

Aussi en matière d'angine est-il actuellement une règle absolue au point de vue du traitement.

Si l'on a le moindre doute sur la nature de l'angine, ne jamais attendre le résultat de l'ensemencement pour injecter le sérum.

TRAITEMENT. — Le traitement de la diphtérie est curatif pour le malade, préventif pour son entourage.

Traitement du malade.

1° Isolement rigoureux. — Le premier soin sera d'isoler le malade et d'exiger des personnes, qui seront en rapport avec lui, une série de précautions pour les mettre à l'abri de la contagion et les empêcher de diffuser la maladie au dehors.

Avant d'entrer dans la chambre, les personnes soignantes se vêtiront d'une blouse, la quitteront en sortant et se laveront soigneusement les mains à ce moment.

2° Traitement local. — Il faudra dès le début de l'affection instituer de grands lavages de la gorge. On se servira soit d'un bock à injections, soit d'un entonnoir, muni d'un tube en caoutchouc, à l'extrémité duquel sera une canule en os. Une telle canule peut être impunément introduite dans la bouche, alors qu'avec les canules en verre on peut craindre qu'elles ne se brisent pendant le lavage. Le bock doit être élevé à 0^{m}.50 de hauteur seulement. L'écoulement du liquide doit se faire de façon intermittente, ce que l'on obtient en pressant le caoutchouc entre les doigts par intervalles assez rapprochés. La bouche doit rester ouverte pendant le lavage la tête étant inclinée au-dessus d'une cuvette.

Le liquide à injecter est tiédi, son volume à chaque injection sera au moins de 1/3 de litre. Sa composition sera d'eau bouillie, ou d'eau boriquée, ou d'eau bouillie à laquelle on ajoutera par 1/3 de litre quatre cuillers à soupe d'eau oxygénée neutre à 12 volumes. Ces lavages seront répétés toutes les trois heures. Entre temps si l'enfant est assez grand, il sera bon de le faire gargariser avec de l'eau boriquée. Les narines seront ainsi que les yeux et les oreilles, lavées trois fois dans la journée avec de l'eau boriquée tiède.

3° **Injection de sérum antidiphtérique.** — Dès que la maladie sera, non pas confirmée, *mais seulement soupçonnée,* on devra immédiatement pratiquer une injection de sérum antidiphtérique. La dose variera suivant l'âge et la forme de la maladie entre 10 et 40 centimètres cubes d'emblée. J'insiste sur ce point qu'il ne faut pas attendre pour faire l'injection. Si l'on a des doutes, nulle hésitation, il faut injecter.

Les jours suivants, le médecin sera juge de l'utilité de renouveler ou non l'injection. Cette injection se fait comme toujours en prenant les précautions antiseptiques d'usage : nettoyage de la peau du malade, ébullition de la seringue. L'injection sera faite dans les muscles de la fesse.

Si l'enfant étouffe, le médecin jugera de l'opportunité de

pratiquer le *tubage* ou dans des cas exceptionnels la *trachéotomie.*

L'usage précoce du sérum diminue considérablement le nombre des cas où l'on doit recourir au tubage.

Traitement préventif.

Lorsque l'entourage du malade est constitué uniquement par des adultes ou des enfants au-dessus de cinq ans, il suffit de surveiller les gorges de ces personnes en les examinant journellement et en exigeant trois lavages de la gorge chaque jour. A la moindre alerte on intervient. Au-dessous de cinq ans, les enfants étant difficiles à examiner, il est prudent de procéder à une injection préventive de sérum. La dose à injecter varie entre 5 et 10 centimètres cubes.

Effets du sérum. — Sous l'effet du sérum, on voit la situation se modifier dans les vingt-quatre heures et tourner vers la guérison dans les quarante-huit heures.

Les inconvénients du sérum ne doivent pas entrer en ligne de compte, bien qu'ils soient quelquefois fort ennuyeux. Ils consistent en *éruption sérique* ressemblant à de l'urticaire, en démangeaisons, en fièvre, en douleurs articulaires, etc. Toutes ces manifestations font leur éclosion dans la deuxième semaine qui suit l'injection.

Aujourd'hui, on traite également par les injections de sérum les paralysies diphtériques, mais en employant des doses massives.

On peut, à ce propos, dire que les paralysies diphtériques sont d'autant plus rares, que les malades ont reçu le sérum plus précocement, c'est-à-dire tout à fait au début de leur angine.

Convalescence Reprise de la vie commune. — Lorsque le diphtéritique est guéri, il a encore besoin d'une certaine période de repos pour effectuer sa convalescence, car cette maladie est très débilitante.

Le point important à connaître est le suivant. Le malade conserve encore assez longtemps dans la bouche ou le nez des bacilles, qui, inoffensifs pour lui, puisqu'il a triomphé de son mal, peuvent être nuisibles pour les autres. Il y a donc là un point de pratique assez délicat à résoudre.

A quel moment le malade doit-il reprendre la vie commune sans danger pour l'entourage. Le délai est essentiellement variable, car tel diphtéritique peut se débarrasser plus rapidement de ses bacilles qu'un autre. Dans la pratique, nous avons vu plus haut qu'on a porté à quarante jours l'exclusion des écoles ou lycées pour tout enfant ayant eu la diphtérie.

Amygdalites.

A côté de la diphtérie, existent de nombreuses formes d'amygdalites. Elles sont caractérisées d'une façon générale par la présence sur les amygdales de petits points blancs, ou blanc jaune et par de la douleur au niveau des ganglions du cou, lesquels sont plus ou moins tuméfiés.

De plus, la déglutition est douloureuse et dans la majorité des cas la fièvre s'installe brusquement, avec une grande intensité. Les amygdalites relèvent de causes multiples, mais indiquent toujours la présence de germes infectieux au niveau de la gorge.

L'évolution en est relativement courte, trois à cinq jours en moyenne. Le traitement consiste en attouchements des amygdales matin, et soir, à l'aide d'un pinceau d'ouate, trempé dans du jus de citron, et dans l'usage fréquemment renouvelé (quatre à cinq fois dans la journée) de grands lavages de la gorge avec de l'eau boriquée.

Ce que nous avons dit plus haut de la diphtérie permet de comprendre comment les amygdalites simples seront différenciées de cette maladie. Ici il n'y a que des points blancs, mais point de peaux blanches grisâtres, épaisses formant un revêtement continu à l'amygdale. Mais il y a les cas douteux, nous avons donné plus haut la marche à suivre, nous n'y reviendrons pas.

Lorsque l'amygdalite sera simple, si elle s'est accompagnée de vomissements, la première recherche à faire sera de voir si l'on n'est pas en face d'un début de scarlatine.

Cette dernière maladie commence par un mal de gorge, auquel s'ajoute dans les vingt-quatre heures, l'éruption typique de la scarlatine.

Oreillons.

Une des affections les plus répandues dans le premier et le deuxième âge et éminemment contagieuse porte le nom d'*oreillons*.

Nous en avons placé à dessein la description après celle des amygdalites parce que, à première vue une atteinte d'oreillons peut simuler une amygdalite. En effet au début des oreillons, le malade se plaint assez souvent de la gorge, et de plus la fièvre peut être assez élevée. Si on l'examine à ce moment, on note une tuméfaction bilatérale ou unilatérale du cou, qui peut en imposer pour des adénites consécutives à l'amygdalite.

En étudiant d'un peu plus près cette tuméfaction, on s'aperçoit qu'elle n'est pas située sous la mâchoire inférieure, mais bien le long de la branche montante du maxillaire inférieur immédiatement au-dessous de l'oreille. Elle empiète même sur la joue. Au toucher, on détermine une douleur vive beaucoup plus exagérée qu'en cas d'adénite, et l'impression qu'on en a est une sensation d'empâtement diffus, mollasse fourni par le développement exagéré de la glande parotide.

La peau de la région est souvent le siège d'une rougeur inflammatoire.

Cette affection se cantonne rarement à l'un des côtés, il est de règle de la voir prendre successivement les deux parotides, et amener souvent la tuméfaction et la douleur des glandes sous-maxillaires, qu'on perçoit très nettement sous la mâchoire inférieurs. Leur développement peut simuler des ganglions de la région ; heureusement que les parotidites viendront lever les doutes.

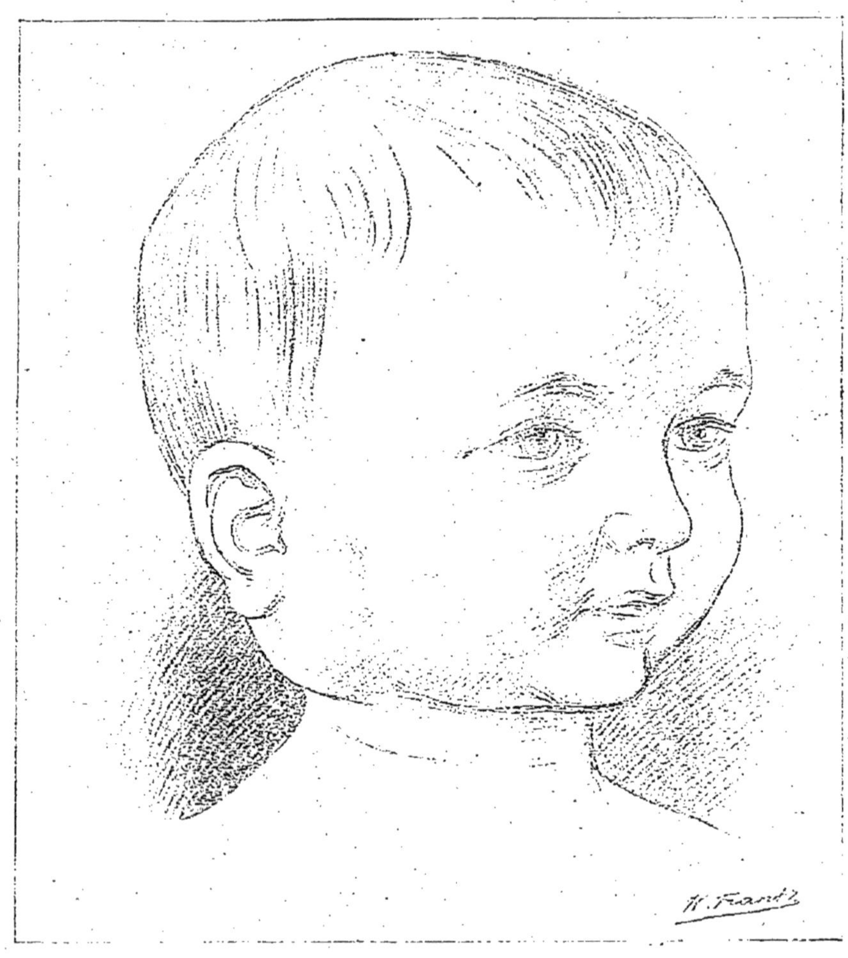

Fig. 34.
Oreillons.

Lorsque les parotides sont très tuméfiées au cours des oreillons, le visage change d'aspect.

Il existe sous les oreilles et de chaque côté un élargissement transversal de la face, qui est presque une signature de la maladie (fig. 34).

La durée de cette affection en général bénigne est d'une huitaine de jours en moyenne, mais les dangers de contagion survivent à la maladie, comme pour la diphtérie, et l'on peut estimer à quinze jours, trois semaines, le temps pendant lequel il faut retirer le malade de la vie commune.

Complications. — Peu grave en elle-même, cette maladie entraîne quelquefois des complications assez ennuyeuses chez les personnes qui sont à l'époque du plein développement des organes génitaux. Ces complications portent sur les glandes sexuelles, testicules chez les garçons, ovaires et seins chez les filles.

Vers le quinzième jour, on peut constater du gonflement des testicules (*orchite ourlienne*), ou du gonflement des seins, ou des douleurs de ventre siégeant au niveau des ovaires. Cette reprise de la maladie provoque des souffrances assez vives au niveau des organes intéressés, et entraîne une nouvelle élévation de la température.

L'issue de cette complication est toujours favorable, si l'on ne considère que la vie du malade, mais ce n'est pas impunément dans certains cas que seront touchées les glandes sexuelles. Leur fonction peut en être troublée pour le restant de l'existence et l'on a pu accuser cette détermination secondaire des oreillons d'avoir été la cause d'une stérilité ultérieure.

Traitement. — Traiter les oreillons, dans les cas simples, c'est prendre les précautions d'hygiène applicables à toutes les maladies : lavages de la gorge, des muqueuses nasales, oculaires, etc.

Deux symptômes nécessitent cependant l'intervention thérapeutique, ce sont l'élévation exagérée de la température et la douleur parotidienne.

Contre la première, on a à sa disposition le sulfate de quinine, l'emploi du collargol en pommades ou en pilules, Contre la douleur, les compresses chaudes appliquées localement en permanence sont d'un grand secours, ou encore on enduira les tuméfactions parotidiennes avec un liniment composé de la façon suivante :

Baume tranquille.	āā 50 gr.
Huile de jusquiame.	

Recouvrir d'une flanelle et d'une couche d'ouate.

CHAPITRE II

FIÈVRE TYPHOIDE. — GRIPPE

Fièvre typhoïde.

La fièvre typhoïde, encore appelée *dothiénentérie*, est due à l'envahissement de l'organisme par un bacille appelé *bacille d'Eberth*, du nom du savant qui l'a découvert.

C'est par l'absorption de ce microbe que se fait l'infection. Il ne suffit pas de la pénétration d'un seul microbe pour créer la maladie; il faut en avaler une certaine quantité en une ou plusieurs fois. Il faut de plus, que les microbes soient virulents et que l'individu les recevant ne soit pas en état d'immunité naturelle ou acquise par une vaccination résultant d'une atteinte antérieure de fièvre typhoïde.

L'homme ayant été malade de fièvre typhoïde, recèle le microbe dans son tube digestif et les annexes du tube digestif (vésicule biliaire) pendant quelquefois des mois et des années. Evacué avec les matières fécales et les urines, le bacille d'Eberth peut contaminer d'autres individus de deux façons différentes.

a. Les déjections des porteurs de germes typhiques peuvent s'infiltrer par des canalisations mal faites dans des eaux servant de boisson à toute une agglomération (hameau, bourg, petite ville, grande ville), et l'on voit une épidémie de fièvre typhoïde se développer à distance chez les personnes faisant usage de cette eau polluée.

b. Les déjections peuvent contaminer l'entourage direct du malade ou du porteur de germes, même guéri, à la condition que d'une façon quelconque, par défaut de propreté le plus souvent, ces déjections, ou les mains qui en sont souillées et mal nettoyées, répandent des bacilles sur les substances liquides ou solides servant à l'alimentation d'autres individus.

C'est ainsi qu'on explique les cas de fièvre typhoïde localisés à un groupement d'individus, à une maison, à une famille.

Ayant bien présent à l'esprit ces deux modes de contage, il semble assez facile de se prémunir contre la fièvre typhoïde.

Cette préservation consiste à ne jamais boire d'eau non filtrée (bien filtrée) ou non bouillie ; à ne jamais se servir pour le nettoyage des légumes d'eau qui n'ait été purifiée de la même façon. Les mêmes précautions seront prises pour l'eau qui servira au lavage des dents et à l'usage de lavements. On aura le plus grand soin de la propreté des mains, surtout pour les personnes ayant eu la fièvre typhoïde, et encore davantage si ces personnes sont préposées à la préparation des aliments.

En résumé, c'est le contenu intestinal qui renferme les germes de la fièvre typhoïde ; et ces germes sont éliminés par l'intestin et par les reins.

Défions-nous donc des objets souillés par les matières fécales ou par l'urine.

Dans ces dernières années, on a attiré l'attention sur un mode de contamination dû à l'absorption d'huîtres. Celles-ci sont récoltées et parquées sur les côtes, à l'embouchure de ruisseaux ou d'égouts conduisant à la mer les matières fécales. Lorsque les parcs ne sont pas suffisamment isolés de ces égouts, les huîtres absorbent les germes typhiques et infectent ceux qui les mangent.

Les légumes (salades) consommés crus et arrosés avec des eaux impures (champs d'épandage) sont capables eux aussi de donner la maladie.

Incubation. — Les bacilles, ayant pénétré dans le tube digestif d'une façon quelconque, vont s'y développer pendant un certain temps correspondant à la période d'incubation de la maladie.

Cette période est variable. Elle va de douze jours à trois semaines (quinze jours en moyenne). Pendant ces quinze jours, l'individu ne ressent en général aucun malaise, sauf quelquefois un peu de lassitude, et c'est ce défaut de signes prémonitoires qui fait en certains cas le danger de la maladie.

Supposons en effet qu'une eau servant à la boisson soit contaminée par des bacilles de la fièvre typhoïde provenant d'infiltrations impures. Entre le premier jour où le futur malade absorbera la première gorgée de liquide et l'éclosion de la maladie, c'est-à-dire le quinzième jour par exemple, l'organisme recevra quotidiennement une certaine quantité de microbes. On ne prête pas attention à l'eau, pendant cette période parce que le sujet n'a aucun symptôme morbide. Mais il n'est pas indifférent d'absorber un seul jour une quantité de microbes ou d'absorber journellement cette même quantité pendant quinze à vingt jours consécutifs.

Évolution de la maladie. — *Trois périodes : début, état, déclin.*

Début. — Le début de la fièvre typhoïde est signalé par l'élévation de la température qui monte tous les jours de quelques dixièmes de degré, la température du soir dépassant en règle générale celle du matin.

C'est la période *des oscillations ascendantes.* Vers le quatrième jour, la température est déjà élevée atteignant 39°,5 à 40°, mais ce n'est que vers le septième jour, c'est-à-dire au bout d'une semaine, ou un septenaire que se termine l'ascension thermique. Les autres signes constatés sont les suivants :

Ce sont des épistaxis ou saignements de nez, quelquefois l'émission de sang dans les selles, ou la venue anticipée de la période menstruelle.

Ce sont des céphalées diurnes et nocturnes, un malaise

général, souvent des bourdonnements d'oreille avec légère surdité : une fatigue intense, de l'insomnie.

Ce sont des vomissements dans un certain nombre de cas, et de la diarrhée, s'installant parfois dès le début pour continuer pendant toute la durée de l'affection.

Du côté de l'appareil respiratoire, on note des symptômes de bronchite ou de congestion pulmonaire.

Dès cette période, les malades revêtent souvent un aspect caractéristique de prostation ou mieux de stupeur. La rate est sensiblement hypertrophiée et la pression dans la fosse iliaque droite décèle de la douleur et du gargouillement.

Etat. — La deuxième phase de la maladie dure en moyenne une semaine (deuxième septenaire). La température reste élevée *en plateau* aux environs de 39°,5 à 40° ; les températures vespérales sont toujours un peu plus hautes que celles du matin. La prostration, la stupeur s'accentuent, les signes de bronchite et de diarrhée, le volume de la rate également. Les urines renferment de l'albumine. Au début de cette période, c'est-à-dire, vers le septième ou huitième jour de la maladie confirmée, apparaissent *les taches rosées lenticulaires*.

Elles sont la signature de la dothienentérie et se montrent en plus grande abondance au niveau du ventre, de la poitrine, du dos, de la racine des cuisses. Elles n'atteignent que rarement les autres régions. Elles sont peu nombreuses. On dit de cette éruption qu'elle est discrète.

Elle est constituée par de petits éléments rosés de la grosseur d'une tête d'épingle ordinaire. Ils font une légère saillie au-dessus des téguments, et disparaissent à la pression.

Leur présence permet d'affirmer le diagnostic de fièvre typhoïde. C'est pendant ce septenaire, que la situation du typhique va en général se dessiner. C'est pendant ces huit jours que l'infection battra son plein et le médecin pourra, d'après les signes observés, soit du côté du système nerveux, soit du côté des poumons, soit du côté du tube digestif ou des reins, augurer mais avec beaucoup de réserve de l'issue du mal.

La fièvre typhoïde est, en effet, une maladie à surprises et l'une de ses complications redoutables l'hémorragie intestinale, ou la péritonite par perforation peuvent surprendre le médecin le plus avisé et d'un moment à l'autre modifier un pronostic qui s'annonçait comme des plus favorables.

Cette complication de la fièvre typhoïde, l'*hémorragie intestinale* peut presque être regardée comme un des signes de l'affection. Cette affection engendre en effet au niveau de l'intestin grêle et en particulier de l'iléon des ulcérations siégeant sur les parties de la muqueuse dites *plaques de Pleyer*. Au niveau de ces ulcérations les vaisseaux, sont la source d'hémorragies souvent légères, quelquefois très graves, pouvant entraîner la mort du malade.

L'apparition de ces hémorragies se fait à la fin de la période d'état ou dans les premiers jours du déclin de la maladie.

Outre l'abondance du sang rendu par le malade, le danger résulte aussi de la possibilité de l'extension de l'ulcération à toute l'épaisseur de la paroi intestinale. L'ulcération totale de la paroi donne lieu à la *péritonite par perforation* avec tous les signes inhérents à cette maladie.

Déclin. — Lorsque la maladie suit son cours normal, c'est-à-dire au cas où dans la période précédente aucune manifestation exceptionelle n'est venue créer une complication, le typhique entre dans son troisième septenaire, - encore appelé période *des oscillations descendantes* d'après la courbe de la température. De 40° la fièvre passe à 37°,5 environ en l'espace de huit jours par diminution journalière de quelques dixièmes de degrés, la température du soir restant toujours plus élevée que celle du matin. Tous les symptômes s'atténuent et la diarrhée entre autres diminue, marquant ainsi la tendance à la réparation des ulcérations de l'intestin.

L'amaigrissement s'accentue, mais dès la fin de cette période l'appétit renaît et si le médecin n'y veillait le ma-

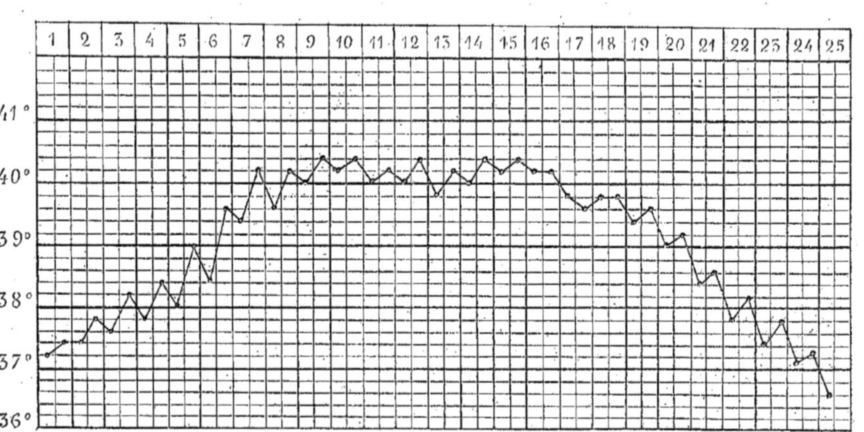

Fig. 35.
Marche de la température dans un cas de fièvre typhoïde normale.

lade serait disposé à prendre une nourriture trop substantielle et composée d'aliments dont le passage dans un intestin ulcéré pourrait entraîner la perforation.

Convalescence. — Le malade entre en convalescence vers le commencement de la quatrième semaine et celle-ci durera plus ou moins suivant l'atteinte du sujet.

Mais on ne peut considérer la guérison comme définitive qu'après une période d'apyrexie de douze à treize jours.

Pendant les trois premiers jours de la convalescence le malade, quoique en très bon aspect extérieur, peut présenter une défaillance du cœur, entraînant une syncope et quelquefois la mort. Cette dernière éventualité est heureusement rare. Pendant ces douze à treize jours, il est possible de voir remonter la température et une nouvelle fièvre typhoïde recommencer avec la même durée que la première ; c'est d'une *rechute* qu'il s'agit alors.

Il semble que le sujet n'ait pas été suffisamment vacciné par la première fièvre typhoïde, ce qui donne prise à un retour de la maladie, lequel peut se renouveler trois et quatre fois de suite allongeant extraordinairement dans certains cas la durée de cette affection.

Le pronostic de la fièvre typhoïde est variable. On en meurt de façons très différentes : par l'intensité de l'infection sanguine (septicémie) ; par le système nerveux (fièvres ataxo-adynamiques, méningite) ; par les poumons (broncho-pneumonie) ; par le cœur (myocardite) ; par les reins (néphrites avec albumine) ; par l'intestin (hémorragie, péritonite). Les statistiques de mortalité varient suivant que l'on envisage les cas résultant d'une épidémie amenée par des eaux impures ou suivant que l'on groupe ensemble tous les cas d'une grande ville, ces cas ne ressortissant pas à une épidémie, mais à des maladies prises un peu partout dans la ville ou en dehors d'elle et de façon très différente.

Dans la première espèce de statistique, la mortalité est assez élevée et très variable. Dans la deuxième espèce, la mortalité est aux environs de 8 à 10 p. 100.

Chez les femmes enceintes ou accouchées, mon expérience m'a montré que contrairement à ce qu'on pourrait attendre la maladie ne revêt pas un caractère de gravité particulier. En cas de grossesse, si l'avortement se produit un certain nombre de fois, il est loin d'être la règle et bon nombre de femmes gravides triomphent de leur fièvre typhoïde et accouchent à terme. Chez les nourrices fatiguées par l'allaitement, le pronostic est sévère.

Suites éloignées de la fièvre thyphoïde. — Longtemps après une fièvre typhoïde, on peut trouver des traces de son passage, et cela sous des formes multiples. Certaines suppurations osseuses, des crises de coliques hépatiques, des troubles cardiaques, intestinaux, rénaux, nerveux, peuvent être la conséquence éloignée d'une fièvre typhoïde.

Traitement. — Trois choses sont à considérer dans le traitement d'une fièvre typhoïde : l'*alimentation*, la *balnéothérapie*, les *médicaments*.

Alimentation. — Sauf les cas où l'albuminurie est intense on n'applique plus avec autant de rigueur que par le passé le régime lacté intégral pendant toute la durée de la maladie. Mais c'est à lui qu'on a recours si l'appétit est nul, ou si une complication exige cette nourriture. Dans la majorité des cas, on adjoint au lait des aliments liquides ou demi solides (purées, œufs, bouillies, jus de viande, bouillon), destinés à empêcher une dénutrition trop considérable et permettant au malade d'atteindre sa convalescence dans un état d'embonpoint des plus honorables.

Il est de règle au cours de cette maladie de faire prendre une grande quantité de boissons peu alcoolisées (eau rougie) dont la teneur en alcool est un stimulant utile de l'organisme. Elles agissent aussi par leur volume en lavant l'économie et permettant par les reins l'élimination de produits toxiques.

Balnéothérapie. — Les bains tièdes, frais ou froids doivent être donnés systématiquement dans la fièvre typhoïde, même chez les femmes enceintes ou accouchées.

On ne doit les supprimer qu'en cas de défaillance cardiaque, d'hémorragie intestinale ou de péritonite.

La manière de les donner n'est pas indifférente et il faut bien savoir qu'au cours d'une fièvre typhoïde un peu grave, dans une même journée, un bain sera bien supporté alors que le suivant le sera mal. La durée de ce dernier devra donc être beaucoup plus courte que celle du précédent. Ces indications sont fournies par l'aspect du malade, et l'on doit avant tout se laisser diriger par l'état du pouls.

Le sujet prend un bain toutes les trois heures jour et nuit si la température immédiatement avant le bain dépasse 38°,6 ou 39°.

Le bain étant décidé, on procède de la façon suivante :

Remplir la baignoire d'eau propre, renouveler l'eau si le malade a laissé échapper ses urines ou ses matières dans le bain précédent. Sinon l'eau peut n'être changée que toutes les vingt-quatre heures.

La température du bain variera suivant les cas et les résultats obtenus. On peut tâter le malade en le faisant débuter par un bain à 28° dont on refroidit l'eau à 22° pendant la durée du bain.

On peut le faire entrer d'emblée à 25° en refroidissant jusqu'à 20° si cela est nécessaire. On descend même quelquefois à 18°.

Le bain étant préparé; on découvre complètement le malade, et avec une éponge trempée dans l'eau de la baignoire on lotionne rapidement tout le corps sauf l'abdomen. On soulève alors le malade et on le dépose légèrement dans la baignoire.

On recouvre immédiatement la nuque d'un linge sur lequel on verse dès l'entrée la valeur d'un pot à eau d'eau plus fraîche que celle du bain.

Dans le bain on frictionne légèrement les membres, on rafraîchit souvent la figure et l'on fait boire un peu d'eau vineuse, ou du lait ou un autre liquide.

Au milieu et à la fin du bain, on verse de nouveau sur la

nuque de l'eau froide. La durée du bain est en moyenne de dix minutes. Elle peut être diminuée ou allongée suivant les malades.

Dans un bain bien supporté, on doit retirer le sujet quand il commence à avoir un grand frisson, abstraction faite de la sensation de froid éprouvée à l'entrée. A la sortie du bain, le malade est légèrement essuyé, puis transporté sur son lit et enroulé dans une couverture de laine. On n'ajoutera des boules d'eau chaude aux pieds, que si, après vingt minutes, la réaction ne se faisait pas suffisamment. Un tel bain produit tout son effet lorsque le thermomètre une demi-heure après la sortie marque une diminution de température de 1°. Une fois dans les vingt-quatre heures le malade sera savonné dans le bain.

MÉDICAMENTS. — Les médicaments utilisés dans la fièvre typhoïde sont assez peu nombreux.

Eau boriquée. — Elle servira à nettoyer plusieurs fois par jour les muqueuses du malade.

Sulfate de quinine. — Donné tous les jours ou tous les trois jours à doses de 0gr,20, 0gr,50, 0gr,75 il agit utilement comme tonique et antithermique.

Les autres médications très variées serviront à combattre les complications,

Grippe.

Sous le nom de grippe, on entend un grand nombre de maladies différentes. Suivant les années, les saisons, le microbe de la grippe n'est pas semblable à lui-même.

Quelle que soit l'espèce microbienne en cause, il est un certain nombre de signes que l'on retrouve dans toute épidémie de grippe.

SYMPTÔMES. — Dans la majorité des cas la brusquerie du début est un caractère important de la grippe. Quelques heures avant de tomber sérieusement malade, le sujet était en pleine santé et vaquait à ses affaires ou jouait s'il s'agit d'un bébé.

C'est dire que la période d'incubation est éminemment raccourcie. Dès l'entrée en scène de la maladie l'individu atteint de grippe est profondément touché. Il se plaint d'une lassitude, d'une faiblesse extrême, d'une céphalée intense et de douleurs plus ou moins aiguës dans la continuité des membres. La température est élevée 39° à 40° et c'est au médecin à pratiquer sur son malade dès le premier jour ou les jours suivants un examen de tous les organes, car la grippe peut se révéler par toute espèce de localisation viscérale.

Elle peut prendre le masque de l'angine, de la bronchite, de la broncho-pneumonie, de la gastro-entérite, de certaines inflammations du cerveau, de la moelle ou des nerfs périphériques. En un mot la grippe est une maladie protéiforme, d'où la difficulté qu'il y a à la différencier d'autres maladies bien classées. Ce n'est parfois que tardivement que le diagnostic se trouve vérifié dans un sens ou dans l'autre.

La grippe est une maladie qui se survit à elle-même ; en ce sens qu'après une guérison apparente, il persiste un état de fatigue ou de déchéance nerveuse, capable de se prolonger pendant des mois.

Les séquelles de la grippe, c'est-à-dire ses suites, se font sentir de préférence sur certains appareils, poumons ou bronches et système nerveux.

Du côté pulmonaire il n'est pas rare d'observer des bronchites tenaces, subaiguës ou chroniques durant des années; du côté nerveux, on voit s'implanter à la suite de la grippe des neurasthénies rebelles et tenaces, curables cependant.

Les complications graves de la grippe se voient assez fréquemment du côté des sinus de la face ou du côté des oreilles, les uns et les autres trouvant facilement dans le nez les sources de leur infection.

La grippe ouvre la porte aux ennemis de notre organisme (lisez : microbes), par l'état d'épuisement dans lequel elle plonge le sujet.

Souvent après la grippe se déclare une poussée de tuberculose ou une autre infection telle que la fièvre typhoïde.

Si la grippe prépare le terrain à d'autres maladies, elle trouve quelquefois l'organisme mal outillé pour lutter contre elle ; et c'est dans ces cas qu'elle revêt une physionomie spéciale, tuant rapidement et sûrement.

Elle prend alors le nom de grippe infectieuse, c'est-à-dire à allure mauvaise. Elle revêt ce caractère chez les débilités, les diabétiques, albuminuriques ou les intoxiqués.

La grippe sévit fréquemment chez les femmes enceintes, elle est naturellement capable de provoquer un avortement ou un accouchement avant terme, mais elle se trouve dans la majorité des cas compatible avec la continuation de la grossesse jusqu'à terme.

Le *pronostic* d'une telle affection est impossible à préciser ; il y a beaucoup plus de guérisons que de morts. A part quelques exceptions, le danger de cette maladie résulte de l'état antérieur du sujet.

Chez le nourrisson, la grippe est redoutable parce qu'elle se complique fréquemment d'accidents de broncho-pneumonie ou de méningite.

Chez le vieillard, elle n'est trop souvent qu'un appoint pour précipiter la déchéance physique et conduire rapidement le malade à la mort sans grande réaction viscérale.

Traitement. — Actuellement, tout le monde traite sa grippe à moins qu'elle ne revête un caractère particulièrement sérieux.

On envoie chercher chez le pharmacien une dose de sulfate de quinine qui est de $0^{gr},50$ et qu'on renouvelle tous les jours pendant quelques jours, quatre à cinq. On garde le lit si l'on a de la fièvre ; on s'ordonne pour le nez de la vaseline mentholée, si l'on a un rhume de cerveau, et si l'on tousse, on absorbe une tisane de fleurs pectorales ou d'eucalyptus. En agissant de cette façon dans un cas simple on suit une médication rationnelle. Mesdames les sages-femmes devront cependant s'opposer à l'emploi du sulfate de quinine, si l'une de leurs femmes enceintes en voulait prendre, parce que le médicament est abortif, et que réunissant ses effets à ceux de la maladie, il pourrait être capable de provoquer un avortement.

Si donc il est nécessaire de diminuer la température, de calmer des céphalées rebelles, on devra chez les femmes enceintes prescrire l'antipyrine à doses journalières de 0gr,50 à 0gr;75 d'antypirine.

LIVRE VII

MALADIES NERVEUSES

CHAPITRE PREMIER

MÉNINGITES. — HYDROCÉPHALIE. — IDIOTIE MYXŒDÈME. — SPINA-BIFIDA

Méningites.

Il y a deux formes principales de méningites : la *méningite tuberculeuse* et la *méningite cérébro-spinale épidémique*.

Les symptômes capitaux de ces deux modalités sont les mêmes, ils indiquent la souffrance des méninges et des centres nerveux sous-jacents.

On reconnaît l'existence d'une méningite à l'intensité de la *céphalée* (mal de tête), à la présence continue de *vomissements* et à la *constipation*.

A ces signes dits : *trépied méningitique* s'en ajoutent d'autres moins constants tel que le signe de Kernig, l'attitude du malade et la raie méningitique.

Le *signe de Kernig* se recherche de la façon suivante : si les jambes étant allongées sur le lit, on fait asseoir le malade, de manière à mettre le tronc à angle droit avec les jambes ; on provoque à la fois une douleur très vive sur le trajet des nerfs sciatiques, et une contracture telle que les genoux se fléchissent, sans qu'il soit possible de replacer les jambes dans la situation d'allongement qu'elles avaient auparavant.

L'*attitude* du malade est commandée par des raideurs ou contractures des muscles insérés sur la colonne vertébrale. Cette contracture provoque le renversement de la tête en arrière avec raideur des muscles de la nuque ; quelquefois l'inflexion du tronc soit en arrière, soit en avant, soit latéralement.

Une attitude souvent prise par les méningitiques est celle dite en *chien de fusil* (fig. 36).

Fig. 36.
Attitude en chien de fusil au cours de la méningite.

Le malade replié latéralement sur lui-même, relève les genoux sur le ventre, lequel est rétracté et creusé.

La *raie méningitique* consiste dans l'apparition sur la peau (ventre par exemple) d'une ligne rouge bien détachée du reste des téguments et produite par un frottement léger de l'ongle au niveau de la peau.

Depuis quelques années le médecin, a à sa disposition pour compléter son diagnostic un procédé dit de laboratoire, consistant dans l'examen du liquide céphalo-rachidien obtenu au moyen de la ponction lombaire.

A l'aide d'une aiguille introduite dans l'espace lombo-sacré ou entre la quatrième et la cinquième vertèbre lombaire, on soustrait une certaine quantité de liquide céphalo-rachidien. On note s'il est clair, trouble, purulent ou hémorragique.

On soumet le liquide prélevé à la centrifugation, qui a pour but de précipiter au fond du tube tous les éléments cellulaires et microbiens contenus dans le liquide.

A l'état normal, le culot de centrifugation est nul, mais dans toute méningite il est formé de cellules blanches du sang (leucocytes, polynucléaires) et de microbes, bacille de Koch dans la tuberculose, méningocoques dans la méningite cérébro-spinale.

Ces éléments après coloration sont examinés sous le microscope et fournissent les indications les plus utiles non seulement sur la présence de la méningite, mais encore sur sa nature.

Les méningites, surtout les tuberculeuses, sont précédées de prodromes, tels que malaises, maux de tête, changements d'humeur, etc., les méningites cérébro-spinales éclatent souvent d'emblée.

L'une et l'autre donnent de la fièvre, élevée à certains moments, diminuée à d'autres et souvent en discordance avec le pouls, dont la rapidité ou la lenteur ne sont pas en rapport avec l'état fébrile.

On attache une grande importance aux qualités du pouls au cours de la méningite. Il est fréquemment ralenti, intermittent. A une série de pulsations lentes succèdent une série de pulsations rapides.

Lorsque la maladie en est à un stade avancé, d'autres symptômes font leur apparition.

Ce sont des paralysies, paralysies oculaires amenant du strabisme, le malade se met à loucher à voir double. Les pupilles sont inégales. Il y a de la paralysie des membres, de la vessie. Il faut sonder les malades.

Dans d'autres cas, les phénomènes d'excitation l'emportent sur la paralysie, il existe des convulsions, du délire.

A mesure qu'on approche du dénouement fatal, les

centres nerveux profondément altérés ne réagissent plus. L'affection semble subir une accalmie.

C'est le calme trompeur annonçant la dernière période de la maladie, calme que tous les médecins connaissent, mais que l'entourage du malade considère comme une amélioration.

La mort est le résultat de l'extension des lésions aux centres bulbaires, la respiration s'embarrasse, le pouls faiblit de plus en plus.

On ne peut mieux envisager cette fin qu'en la comparant à une chloroformisation, poussée jusqu'à la mort du patient. Les centres supérieurs, dont dépend l'état de conscience, sont les premiers atteints, et ce n'est qu'à la fin qu'on voit céder les centres dits bulbaires, c'est-à-dire ceux qui entretiennent la vie en dehors de tout état de conscience.

Pronostic. — Il est inutile d'insister sur le pronostic de la méningite tuberculeuse, on peut dire qu'elle ne pardonne jamais. Tout autre est le pronostic de la méningite cérébro-spinale.

Si cette dernière tue encore bien souvent, elle n'est pas sans appel et nous avons pour la combattre des procédés thérapeutiques dans lesquels nous pouvons avoir grande confiance.

Traitement. — La méningite cérébro-spinale est justiciable : *a*) de l'emploi de vessie de glace sur la tête ; *b*) de l'usage répété deux à trois fois dans la journée de bains très chauds 38°, 39°, prolongés ; *c*) de la pratique des ponctions lombaires renouvelées tous les jours ou tous les deux jours et ayant pour but d'évacuer le pus formé dans le liquide céphalo-rachidien ; *d*) de l'injection répétée journellement dans la cavité arachnoïdienne à la place du liquide enlevé d'un sérum spécifique dit antiméningo-coccique.

A l'aide de ces différents traitements, on peut dire qu'on a obtenu un abaissement de mortalité de moitié au cours de cette terrible maladie.

Mais la condition essentielle de la guérison est contenue

tout entière dans ce précepte : *injecter le sérum le plus tôt possible.*

Hydrocéphalie.

L'hydrocéphalie est représentée par une augmentation considérable du liquide céphalo-rachidien. Si cette augmentation survient dès les premiers mois de la vie, la persistance des fontanelles et des sutures permet au crâne de prendre un développement anormal. Aussi l'hydrocéphale jeune a-t-il toujours une grosse tête et le diagnostic de cette affection ne comporte-t-il aucune difficulté.

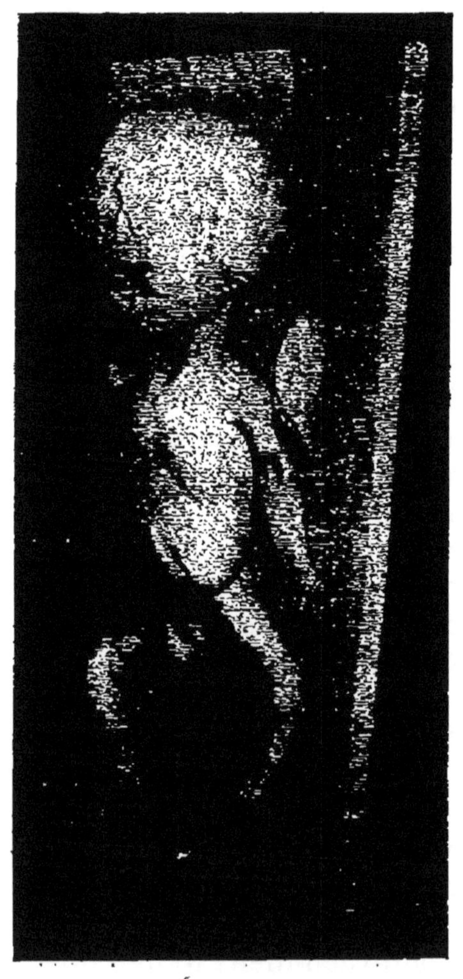

Fig. 37.
Hydrocéphalie.

Si la sécrétion du liquide céphalo-rachidien atteint une proportion anormale alors que les os du crâne sont soudés, la pression du liquide se fait sentir surtout sur l'encéphale amenant des troubles variés.

Les symptômes de l'hydrocéphalie sont variés : convulsions, hébétude, apathie. Au nombre des plus constants et des plus précoces il faut citer la céphalée, les vertiges et la cécité. L'hydrocéphale enfant à gros crâne est toujours idiot et souvent aveugle. L'hydrocéphale à crâne normal est toujours apathique et presque toujours aveugle.

Les causes de l'hydrocéphalie sont multiples ; on peut l'attribuer presque sûrement soit à une tumeur venant par la compression d'un sinus veineux gêner profondément la circulation, soit à une méningite chronique subaiguë entretenant une hypersécrétion du liquide céphalo-rachidien.

Chez l'enfant à gros crâne le diagnostic saute aux yeux, chez l'adulte par la ponction lombaire, on constate au moment de l'écoulement du liquide céphalo-rachidien une tension exagérée de ce liquide, qui contrairement à son habitude est projeté avec violence hors de l'aiguille.

Chez le nourrisson, il faut incriminer assez souvent la syphilis héréditaire (fig. 37).

Idiotie.

Il y a des idiots hydrocéphales c'est-à-dire avec développement exagéré du crâne ; ceux-là vivent rarement très longtemps ; il y a beaucoup plus d'idiots à crâne peu développé. Ces derniers sont dits *microcéphales*. Leur maladie consiste essentiellement dans un défaut de développement du cerveau, qui restera atrophié toute la vie. Il s'en faut cependant que l'atrophie soit toute la lésion de l'idiotie. S'il en était ainsi l'idiotie serait essentiellement constituée, par un état d'infériorité intellectuelle, faisant de l'enfant un arriéré, plus ou moins imbécile, inapte à s'éduquer, à se souvenir, à penser, à s'émouvoir, à affectionner ses parents.

Tous ces symptômes existent dans l'idiotie, mais il s'en ajoute d'autres indiquant une lésion évolutive des centres nerveux ou des méninges. Ce sont les crises d'excitation, les impulsions morbides, méchantes, violentes, cruelles, et surtout les crises convulsives épileptiques.

On sait bien actuellement qu'un certain nombre d'idiots doivent être rangés dans le cadre des syphilitiques héréditaires, chez lesquels la syphilis a lésé profondément les méninges et l'encéphale, donnant lieu à des manifestations anatomiques en tout semblables à celles de la paralysie générale syphilitique des adultes.

Beaucoup d'idiots ont des troubles musculaires, ce sont des amoindris de la motilité comme de l'intelligence. Ils sont atteints de parésies des jambes, de tremblements, de secousses ou spasmes musculaires. Ils sont sales, gloutons, et lorsqu'en grandissant ils ne constituent pas un danger pour leur entourage, ils sont des inutiles, des êtres dégradés, dont la vue est insupportable pour les parents.

Myxœdème.

A côté des idiots du groupe précédent, il existe une catégorie d'enfants apathiques, de petite taille, présentant de la bouffissure du visage, de l'épaississement des téguments, une peau sèche, des cheveux rares. Ce sont des êtres arriérés, trop tranquilles, lents à se mouvoir, à respirer, à digérer, ayant une calorification au-dessous de la normale. On les appelle des *idiots myxœdémateux* ; le terme de myxœdème se rapporte à l'infiltration de sérosité (œdème muqueux) qui a envahi le tissu cellulaire sous-cutané.

On connaît bien aujourd'hui la genèse de cette affection. Elle résulte d'une atrophie ou d'une absence de la glande thyroïde. On vient au secours de ces malades en leur faisant ingérer du corps thyroïde d'animaux (mouton). C'est dans ce cas qu'on obtient les plus beaux succès par *la thérapeutique* dite *opothérapique,* c'est-à-dire reposant sur la médication empruntée aux organes des animaux.

Spina-bifida.

Le spina-bifida est produit par une tumeur contenant les enveloppes de la moelle épinière, la moelle épinière quelquefois et une certaine quantité de liquide céphalo-rachidien, tumeur qui fait hernie à travers une fente osseuse existant sur un point quelconque de la crête formée par les apophyses épineuses de la colonne vertébrale.

En général le défaut de soudure de la colonne vertébrale formant brèche osseuse est situé à la région dorsolombaire. On peut trouver des spina-bifida, plus haut ou plus bas placés (fig. 38).

La vie est presque toujours incompatible avec cette malformation, que l'on découvre à la naissance.

En effet le spina-bifida s'accompagne dans la majorité des cas d'une hypersécrétion du liquide céphalo-rachidien.

Si l'on opère le spina-bifida en enlevant la poche, l'hypersécrétion du liquide continue à se produire et l'enfant meurt hydrocéphale. Si l'on n'opère pas, le liquide tend de plus en plus la poche du spina ; la peau s'amincit au niveau de la tumeur, devient pelure d'oignon, s'enflamme, s'ulcère. Il en résulte une méningite par extension de l'infection aux enveloppes de la moelle et l'enfant succombe à cette complication inévitable.

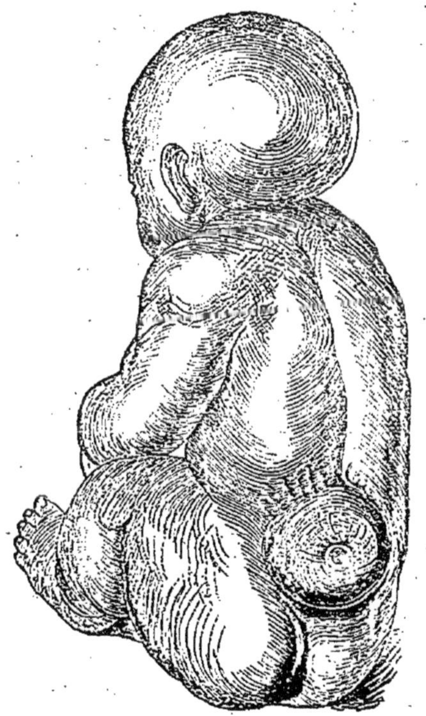

Fig. 38.
Spina-bifida de la région lombaire.

Il existe cependant quelques rares cas de spina-bifida sans hypersécrétion du liquide céphalo-rachidien.

En pareille occurrence une opération peut être tentée avec succès, mais il subsiste quelquefois après elle, des paralysies des membres inférieurs dépendant d'une lésion de la moelle ou des filets nerveux contenus dans la poche du spina.

CHAPITRE II

CONVULSIONS. — ÉPILEPSIE. — TÉTANIE PARALYSIES OBSTÉTRICALES. — PARALYSIE INFANTILE APOPLEXIE. — HÉMIPLÉGIE. — APHASIE. — NÉVRITES GRAVIDIQUES ET PUERPÉRALES. — SCIATIQUE.

Convulsions de l'enfant.

Les convulsions chez le nouveau-né portent encore le nom *d'éclampsie infantile*.

Elles sont relativement fréquentes et s'observent de préférence dans les deux premières années de l'existence et surtout pendant les six premiers mois.

« Le chiffre des convulsions infantiles observées dans les six premiers mois, dit d'Espine, dépasse d'un bon tiers le total des cas observés de six mois à deux ans ».

Les causes des convulsions infantiles sont avant tout d'ordre héréditaire et relèvent de l'alcoolisme, de la syphilis, des intoxications chroniques des parents autant et bien plus que de l'hérédité nerveuse simple.

Il est bon d'expliquer cette donnée : un enfant issu d'alcoolique est beaucoup plus exposé à avoir des convulsions, qu'un enfant né de parents atteints d'une affection nerveuse, mais non entachés de syphilis ou d'alcoolisme pour leur compte personnel.

Une fois au monde, l'enfant peut être la victime de l'alcoolisme de la nourrice. Il est dans la science des exemples nombreux de bébés atteints de convulsions par suite du passage dans le lait de la nourrice, de l'alcool ingéré en boisson.

Il suffit de changer les habitudes d'intempérance de la nourrice pour voir disparaître les convulsions.

Certaines maladies infectieuses telles que les fièvres éruptives, la coqueluche, la broncho-pneumonie, sont capables de faire réapparaître ou apparaître pour la première fois des convulsions.

Les troubles intestinaux, le rachitisme, la dentition, sont aussi des causes adjuvantes à l'occasion desquelles éclatent les convulsions.

Les convulsions de l'enfance sont groupées en deux grandes catégories :

a. Convulsions externes ;

b. Convulsion interne ou spasme de la glotte.

a. **Convulsions externes**. — Assez rarement ces convulsions sont précédées de prodromes. L'enfant est très nerveux, sursaute au moindre bruit et au moindre attouchement ; il est agité et son entourage habituel a conscience qu'il y a quelque chose de changé en lui et qu'un événement se prépare.

Au début de la crise convulsive, l'enfant pousse rarement un cri, surtout s'il s'agit du nourrisson.

Dès le début, on assiste à un ensemble de contractions atteignant les muscles des membres, de la face et des yeux.

Les contractions sont de deux espèces *toniques* et *cloniques*. Par contraction *tonique*, on entend une contraction qui raidit les muscles des membres, ou du tronc, ou de la face, sans leur imprimer de secousses. Les bras sont étendus rigides comme une barre de fer. Les mains prennent une attitude caractéristique, les doigts sont repliés dans la paume des mains, le pouce sur ou sous les doigts. La main est fermée par une contracture énergique.

Les jambes sont en extension et comme les muscles de la nuque et de la partie postérieure du tronc sont fortement contracturés eux aussi ; l'enfant présente une rigidité telle qu'on peut le soulever en entier par les talons, en ne le laissant reposer sur le lit que par l'occiput.

La contracture des muscles de la nuque et du tronc, venant cambrer fortement la colonne vertébrale, on donne à cette position si caractéristique dans laquelle l'enfant semble faire le pont le nom d'*opistothonos*.

A la face, la contracture des muscles de la mâchoire provoque du *trismus*, c'est-à-dire une fermeture hermétique de la bouche, qu'il est impossible de vaincre et qui, chez les enfants possédant des dents, peut amener au début de la crise la morsure de la langue, au moment où celle-ci est violemment projetée hors des arcades dentaires.

Au début de cette période de convulsions toniques, l'enfant est pâle, très violacé, sa respiration est suspendue ; il peut vomir ou présenter une salivation blanche ou colorée en rose par le sang provenant de la morsure de la langue. Presque toujours il laisse échapper involontairement soit des urines, soit des matières, soit les deux.

Si, à ce moment, on observe bien les muscles, en particulier ceux du visage ou ceux des yeux, on s'aperçoit que presque dès le commencement de la crise, les muscles ont de très légers soubresauts.

Aux paupières, ce sont de petits battements, aux yeux des secousses qui font rouler plus ou moins vite le globe de l'œil dans l'orbite et le cache sous la paupière inférieure, ou le dévient soit en dedans, soit en dehors.

La bouche est attirée vers l'une des deux commissures et se relève en grimaçant d'un côté ou de l'autre en même temps que la tête tourne vers la droite ou la gauche. C'est déjà en petit ce que sera la phase des *convulsions cloniques*.

Cette phase est caractérisée par une série de mouvements désordonnés, de gesticulations des membres. Pendant toute la durée de l'attaque, il y a une perte absolue de la conscience qui survivra plus ou moins longtemps.

Au sortir de l'accès, l'enfant est fatigué, las, et s'endort souvent.

Il ne faut pas toujours s'attendre à voir les convulsions, surtout chez le nouveau-né, revêtir ces caractères schématiques.

Il y a différents degrés dans leur intensité. Il est des accès courts, d'autres prolongés, et chez le nourrisson principalement, la phase clonique est souvent la seule observée.

D'autre part, les convulsions peuvent être généralisées ou partielles, n'atteignant que les yeux, les muscles de la face, cette forme est très souvent observée chez le nourrisson.

Lorsque les convulsions se succèdent à peu de minutes ou d'heures de distance, on dit qu'il existe un *état de mal* en sous-entendant le qualificatif *comitial*, synonyme du mot épileptique.

b. **Convulsion interne**. — La convulsion interne peut être dénommée *spasme de la glotte*. Assurément de même nature que les convulsions externes, la convulsion interne est constituée par une série de petits cris, inspiratoires ou expiratoires puis par un arrêt complet de la respiration. L'enfant est souvent raide, il devient violet, asphyxie et peut mourir par syncope.

Le tableau de la convulsion effraie toujours les parents, et à juste titre. Cet accident, par sa répétition, peut entraîner la mort ; il est souvent l'indice d'une maladie grave des centres nerveux supérieurs, (cerveau ou méninges).

En face des convulsions de l'enfance, le rôle du médecin est de rechercher leur cause : infection, intoxication, lésions cérébrales, présence de vers intestinaux, etc., toutes choses qui interviennent fréquemment dans la genèse des convulsions.

Lorsqu'on ne trouve aucune cause à invoquer, on est alors seulement en droit de déclarer que les convulsions sont essentielles, c'est-à-dire échappent à nos investigations en ce qui concerne leur étiologie.

J'ai observé que les convulsions apparaissant sans grande raison, ou trop facilement sont l'indice certain d'une tendance de l'organisme à réagir facilement sous forme de convulsions. De fait, si l'on scrute le passé infantile des épileptiques frustes ou avérés, on s'aperçoit que chez presque tous il y a eu des convulsions dans les deux premières années de l'existence.

Traitement. — Pour traiter utilement les convulsions, il faut essayer d'éviter le retour des accès par une hygiène et une thérapeutique appropriées et traiter l'accès.

Pendant la crise déclarée, il suffit de débarrasser l'enfant de tous les vêtements qui, pouvant entraver les membres et le tronc, viendraient ainsi gêner la respiration. Si l'asphyxie durait, il faudrait pratiquer la respiration artificielle, en comprimant légèrement le thorax, par des pressions des mains appliquées sur les parois du thorax et rythmées suivant la respiration, en même temps qu'un aide pratique des tractions de la langue.

En cas d'asphyxie également, la flagellation humide du visage peut être utilement employée.

Pour prévenir cette asphyxie, si les spasmes respiratoires se succédaient à intervalles trop rapprochés, on serait autorisé à faire respirer à l'enfant quelques gouttes de chloroforme versé sur un mouchoir.

Il faut avant tout essayer de prévenir la crise dès qu'on la sent venir. Un cerveau d'enfant, dont les réactions se sont faites une première fois sous le mode convulsif a pour ainsi dire pris une habitude, un pli convulsivant qu'il faut éviter à tout prix.

Aussi dès qu'à quelqu'indice, tel que colère anormale, avec état vultueux de la face, vient-on à supposer l'éclosion d'une crise, on doit tout mettre en œuvre pour empêcher celle-ci d'éclater.

Au nombre de ces moyens malheureusement très limités, il faut placer la flagellation de la figure ou l'application d'une fessée, la projection d'eau à la figure, la distraction par la parole, la marche, ou de légères secousses imprimées à l'enfant qu'on fait sauter dans les bras, en lui parlant, essayant ainsi de créer une diversion nerveuse par l'intermédiaire de la sensibilité générale et de la sensibilité spéciale (ouïe).

Le traitement médicamenteux anti-convulsif chez l'enfant est surtout le bromure, donné à la dose de 0gr,50 à 1 gramme ou 1gr,50 par jour suivant l'âge.

Le chloral, l'antipyrine, sont également de bons sédatifs du système nerveux.

Épilepsie.

L'épilepsie est encore appelée *mal comitial* ou *haut mal*.

Lorsque l'épilepsie revêt l'aspect des grandes convulsions que nous avons passées en revue au paragraphe précédent il n'y a aucune différence entre les symptômes de ces convulsions et ceux de l'épilepsie. L'éclampsie elle-même ne peut être distinguée de l'épilepsie, s'il ne s'y joignait la présence abondante de l'albumine dans l'urine.

L'épilepsie débute à tout âge, mais de préférence dans les premières années de la vie. Elle est dans sa forme convulsive caractérisée par une première phase prémonitoire pendant laquelle le sujet sent quelquefois venir sa crise.

La plupart du temps, il est frappé soudainement et tombe brusquement comme une masse en poussant *un cri*. A ce moment, se déroulent les deux séries de *convulsions toniques et cloniques* Le malade sort de l'état convulsif pour tomber dans le *stertor*, sorte d'état comateux dans lequel il semble dormir profondément.

Il termine enfin sa crise très fatigué et ayant besoin de dormir pour réparer ses forces.

Depuis le début de la crise jusqu'à la fin du stertor, le malade perd totalement la conscience de ce qui se passe autour de lui et à son réveil n'a aucun souvenir des événements auxquels il a assisté, il ignore même avoir eu une crise et n'en est informé que par la situation dans laquelle il se trouve à son réveil, et par la sollicitude que lui témoigne son entourage.

A côté des grands accès comitiaux, il en est de plus

légers. C'est l'épilepsie larvée, atténuée. Au nombre de ces accès frustes, il faut citer deux formes souvent observées : *les absences et les vertiges*.

Dans l'*absence*, le sujet prend brusquement le masque hébété. Il a l'air pour un instant d'avoir le cerveau occupé ailleurs. Il pâlit quelque peu, interrompt l'occupation qu'il avait dans le moment. Brusquement, il revient à lui et ne peut être averti de son absence que si, autour de lui, on lui fait part de quelque étonnement.

Dans le *vertige*, le malade titube, accuse une sensation passagère de perte d'équilibre sans qu'il y ait de chute. Presque toujours ce vertige s'accompagne d'une façon très fugace de perte de connaissance.

Les épileptiques sont susceptibles de présenter différentes manifestations cérébrales autres que les grandes crises, les vertiges ou les absences, mais qui sont nettement rattachables à l'épilepsie, si l'on prend en considération l'un de leurs attributs essentiels : *l'inconscience du sujet*.

C'est ainsi que certaines *impulsions*, voire même dangereuses telles que les impulsions homicides et suicides, certaines *fugues* ou voyages inconsidérés, certains *délires*, en général incohérents et turbulents, certains *troubles du caractère*, etc., doivent être mis sur le compte de l'épilepsie. En ce cas, on dit qu'il s'agit d'*équivalents épileptiques*.

Lorsque chez un épileptique, les accès se rapprochent, l'un commençant peu de temps après le précédent, on dit le sujet en *état de mal* et le pronostic devient très grave.

En général, le pronostic de l'épilepsie n'est pas grave pour l'existence, si l'on compare le grand nombre des épileptiques au petit nombre de ceux qui meurent d'épilepsie.

Mais cette maladie est redoutable pour l'intelligence, si les accès se renouvellent trop fréquemment. Elle rend les malades idiots, abrutis, et les laisse dans l'impossibilité de subvenir à leurs besoins.

A côté de ces deux types de malades, ceux qui meurent

de leur mal et ceux qui, sans succomber, sont intellectuellement amoindris, il y a toute une grande classe d'épileptiques frustes dont les accès sont très espacés, un à quatre par an, un tous les ans, tous les deux ans, tous les dix ans. Ils vivent de la vie de tout le monde, sans que personne se doute de leur maladie et sont quelquefois des individus d'une intelligence supérieure.

Épilepsie ou éclampsie. — Les femmes enceintes peuvent être épileptiques ; elles ont leur crise malgré leur grossesse mais non à cause d'elle ; les femmes enceintes peuvent devenir éclamptiques, c'est-à-dire présenter des crises d'épilepsie passagères, mais il est impossible au médecin le plus avisé de donner un seul élément de diagnostic différentiel entre les crises d'épilepsie et les crises d'éclampsie.

La sage-femme aura deux procédés pour établir son diagnostic. En cas d'éclampsie, rechercher la présence de l'albumine dans les urines. En cas d'épilepsie les crises ont existé avant la grossesse.

La présence de l'albumine n'est pas toujours un bon signe, car au cas d'épilepsie, lorsque les crises se répètent à intervalles rapprochés, les urines deviennent albumineuses et la température monte comme dans l'éclampsie.

Tétanie.

La tétanie ne doit pas être considérée comme un accès convulsif de la même espèce que les convulsions externes et internes ni de même nature que l'épilepsie.

La tétanie s'observe surtout chez les enfants âgés de plus d'un an, chez les nourrices et les personnes enceintes ; on peut la voir également chez les adultes présentant certains troubles digestifs et ayant une rétention de liquide dans l'estomac avec grosse dilatation de cet organe.

Elle est essentiellement constituée par des accès *intermittents* de contracture des muscles des extrémités des membres ou plus rarement des muscles du tronc. Cette contracture peut atteindre les muscles du visage qui deviennent grimaçants.

Les contractures ne s'accompagnent jamais de troubles cérébraux ; il n'y a pendant les accès, ni coma, ni perte de connaissance.

Aux extrémités (mains), elles revêtent un type caractéristique. Les doigts allongés se rassemblent vers le médius chevauchant les uns sur les autres ; ils sont légèrement fléchis sur les métacarpiens. On a comparé cette attitude à celle que prend la main de l'accoucheur, lorsque pour pénétrer dans le vagin, les doigts se ramassent sous forme d'un cône dont le sommet est constitué par les extrémités digitales.

Aux pieds, les orteils se disposent en flexion forcée.

Les extrémités des membres sont rigides ; par instant la contracture cédant, la main s'ouvre, pour bientôt se refermer dès qu'un nouvel accès apparaît. Cette contracture, véritable crampe, est douloureuse, et la douleur est augmentée, si on veut la vaincre en cherchant à modifier l'attitude des membres.

On peut réveiller la contracture en serrant fortement le bras et le paquet vasculo-nerveux au-dessus du coude : c'est le signe de Trousseau, ou en excitant les nerfs électriquement, ou encore en les excitant mécaniquement par un coup porté à leur niveau.

Cette maladie guérit toujours, à moins que les sujets ne soient emportés par l'affection primordiale dont ils sont atteints.

Au nombre de ces affections nous citerons la gastro-entérite, le rachitisme.

Certaines conditions favorisent l'éclosion de l'accès ; la dentition, l'exposition au froid, la lactation, l'usage de l'ergot de seigle sont de ce nombre.

Le traitement est surtout préventif et réside dans les soins d'hygiène alimentaire.

Une fois déclarée la maladie se traite par le repos, le calme et la suppression des causes décelables telles que la lactation. On fera usage des antispasmodiques.

Paralysies obstétricales.

Les paralysies dites *obstétricales* sont celles qui se produisent à la suite d'un traumatisme subi par le fœtus au moment de l'accouchement. Ce traumatisme relève de deux processus, la compression des nerfs ou leur tiraillement par élongation.

La compression s'observe presque toujours au niveau de la face et résulte d'une application de forceps dont l'une des cuillers vient serrer fortement le nerf facial.

L'élongation est produite par une traction sur l'un des deux bras, traction tirant sur les nerfs du plexus brachial et en particulier sur les branches supérieures de ce plexus, c'est-à-dire 5ᵉ, 6ᵉ et 7ᵉ paires cervicales. Aussi dit-on qu'il s'agit de *paralysie radiculaire supérieure du plexus brachial*.

Dans le premier type, l'enfant a la bouche déviée du côté sain, et il ne peut fermer l'œil du côté malade. La paralysie d'une moitié des muscles des lèvres apportera une gêne à la succion, il est bon d'être averti.

Dans le deuxième type, paralysie radiculaire supérieure du plexus brachial, le bras pend le long du corps ; si on l'élève, il retombe lourdement, on ne voit jamais se produire de flexion au niveau du coude ; c'est qu'en effet les muscles paralysés sont ceux qui servent à l'élévation du bras et à la flexion de l'avant-bras sur le bras. Ces muscles sont le deltoïde, le brachial antérieur, le biceps, le long supinateur.

Par contre, les mouvements des doigts sont possibles du côté paralysé.

Traitement. — Le traitement de ces paralysies consiste dans le massage des régions atteintes et l'application de courants électriques dits continus ou encore appelés courants galvaniques.

Même à la faveur de ce traitement, il faut craindre pour l'avenir de certains enfants. Si la paralysie faciale guérit relativement vite et bien, car il ne s'agit dans ce cas que de compression, les paralysies du plexus brachial peuvent être cause d'infirmité permanente.

Paralysie infantile.

Arrivé à l'âge de deux ans ou plus, l'enfant peut être atteint d'une terrible maladie portant le nom de *paralysie infantile*.

Cette affection est produite par la localisation de germes infectieux sur la moelle et plus particulièrement sur une partie de la moelle dont le rôle est de donner naissance aux fibres nerveuses motrices. Cette partie de la moelle forme la chaîne ininterrompue des cellules dites motrices ou encore cellules des cornes antérieures.

Possédant les deux notions : *a*) d'une maladie infectieuse sévissant *b*) sur la partie motrice de la moelle, il est facile de comprendre toute l'évolution de la paralysie infantile.

Dans les premiers jours de la maladie l'enfant présente de la fièvre plus ou moins prononcée, et une paralysie de tous les membres, qui le laisse inerte dans son lit.

Cette phase initiale dure peu, deux jours, rarement plus, quelque fois huit jours.

Comme la maladie n'atteint pas dans la moelle les parties dévolues aux voies sensitives, l'enfant, s'il est grognon, ne souffre pas. Cette règle comporte cependant quelques exceptions.

Bientôt l'infection s'atténue, mais laisse des traces de son passage sur certaines régions de la moelle, qui ont été plus gravement atteintes que d'autres. On voit alors le mouvement reparaître dans la plus grande partie des muscles, à l'exclusion de quelques-uns d'entre eux.

C'est ainsi qu'un groupe musculaire : à la cuisse, à la jambe ou au bras, ou à deux endroits différents, cuisse ou bras du même côté ou du côté opposé restera paralysé.

Cette paralysie est dite *flasque*, c'est-à-dire, que les membres tombent inertes sans raideur, ni contracture. Les réflexes tendineux des régions atteintes sont abolis.

La destruction des cellules des cornes antérieures provoque encore d'autres lésions. On leur donne le nom de *troubles trophiques*. Ils portent sur toutes les parties constituantes du segment de membre touché.

Du côté du système osseux, il y a un arrêt dans l'accroissement du squelette. Les os restent petits, le membre est diminué de longueur, d'épaisseur ; on constate facilement cet arrêt de développement par la mensuration pratiquée comparativement des deux côtés.

Les muscles maigrissent (*atrophie musculaire*) et au tissu musculaire se substitue un tissu fibreux, rétractile, qui tire sur les articulations, les dévie de leur attitude normale et donne un aspect difforme aux membres atteints de paralysie infantile.

La graisse disparaît dans les régions paralysées ; la peau est sèche, rouge, violacée, les poils y poussent par places en abondance. Les ulcérations s'y montrent fréquemment.

Le résultat final est une infirmité permanente, contre laquelle on est presque désarmé.

Traitement. — Traiter la paralysie infantile, c'est avant tout la prévenir.

Il n'est pas douteux que le caractère microbien de cette maladie ne commande les mêmes précautions prophylactiques que pour les autres maladies microbiennes.

Malheureusement nous connaissons mal les modes de propagation de la paralysie infantile. Il est vraisemblable que son microbe doive être rangé au nombre de ces agents infectieux, *dits invisibles*, parce qu'ils échappent à nos procédés d'examen, mais dont nous pouvons affirmer l'existence parce que des tissus prélevés sur des malades humains ou animaux sont capables, inoculés à d'autres animaux, de reproduire la maladie.

Le premier soin sera donc de ne pas laisser des enfants sains en contact avec un sujet atteint de paralysie infantile, et de bien désinfecter tous les excréments des malades, car il n'est pas douteux que la maladie ne débute souvent par une localisation sur les voies digestives.

La maladie déclarée, il faut désinfecter le tube digestif, si les symptômes intestinaux sont très accentués ; désinfecter les muqueuses *nasales, buccales*, pommades dans le nez, gargarismes fréquents; diminuer la température par les bains, les lotions froides, le sulfate de quinine, soutenir

Fig. 39.

Arrêt de développement et paralysie des jambes à la suite de paralysie infantile.

le système musculaire par la strychnine, les préparations d'adrénaline, etc.

A la période des paralysies constituées, les masses musculaires atteintes seront soumises à la double action du massage et des courants électriques continus, courants galvaniques.

L'électricité doit être maniée avec beaucoup de prudence et seulement sur les indications du médecin, qui les donnera avec précision.

Un muscle mal électrisé peut souffrir et accentuer ses lésions au lieu de les réparer.

D'autre part, l'électricité fournit des renseignements très importants sur l'avenir de la paralysie. Si au niveau du muscle paralysé on constate certaines réactions électriques dites *réactions de dégénérescence*, on doit penser que la paralysie sera définitive et l'atrophie musculaire s'accentuera dans la suite.

Apoplexie. — Hémiplégie. — Aphasie.

Le terme d'*apoplexie* indique la brusquerie d'apparition des lésions. Après une période de malaise, de céphalée intense, et souvent brusquement, l'individu atteint d'apoplexie perd connaissance et tombe dans *le coma*, c'est-à-dire dans un état où les fonctions intellectuelles sont profondément troublées ou totalement supprimées. C'est une sorte de somnolence, dont suivant les cas, il est facile ou impossible de faire sortir le malade.

La respiration est quelquefois précipitée.

Pendant la respiration, l'asymétrie faciale est fréquente ; elle résulte d'une *hémiplégie* portant sur la face comme sur les membres. La joue du côté paralysé est projetée en dehors et se gonfle au moment de l'expiration. La température est souvent élevée pendant l'ictus apoplectique. Sa durée est variable, allant de quelques heures à plusieurs jours.

Si l'on pince fortement la peau, le malade réagit peu ou pas, ou dans certains cas ouvre les yeux et pousse un gémissement.

En général, il est possible de reconnaître le côté paralysé, en soulevant les membres et en notant la façon plus ou moins brusque dont ils retombent sur le plan du lit. Les membres du côté paralysé ont perdu toute tonicité musculaire.

Si l'apoplexie peut reconnaître des causes multiples, nous avons en vue ici la plus fréquente de toutes celle résultant d'une lésion brutale du cerveau et produite soit par une *hémorragie cérébrale* soit par un *ramollissement cérébral* de nature embolique.

Il est facile de concevoir une hémorragie cérébrale.

La rupture d'une artère laisse échapper le sang, qui dilacère le tissu cérébral, ou inonde les ventricules cérébraux, et amène une compression de la substance nerveuse.

L'embolie venant du cœur est lancée dans le cerveau par les artères carotides et s'arrête dans une branche artérielle de plus ou moins gros calibre.

Si l'embolie est de fort volume, l'oblitération artérielle amènera une anémie subite dans un territoire cérébral assez étendu, c'est cette anémie brusque qui est la cause de la défaillance cérébrale du malade, c'est-à-dire de l'apoplexie.

Lorsque le sujet revient à lui, il est frappé d'*hémiplégie*.

L'*hémiplégie* siège du côté du corps opposé à la lésion cérébrale

L'hémorragie ou le ramollissement de l'hémisphère gauche correspond à donc l'hémiplégie du côté droit et inversement.

Cela tient à ce que sur une partie de son trajet, au niveau du bulbe, le faisceau moteur (encore appelé *pyramidal*) chargé de transmettre les excitations motrices aux muscles s'entrecroise avec celui du côté opposé.

L'hémiplégie est la paralysie de tout un côté du corps.

Au début, l'hémiplégie est *flasque*, rapidement elle se transforme, la flaccidité fait place à de la *contracture*.

Les membres sont raides, la main est repliée sur elle-même du côté de la paume.

Les réflexes rotuliens du côté paralysé sont exagérés, c'est-à-dire que si l'on vient à percuter le tendon rotulien au-dessous de la rotule, la jambe ayant été convenablement placée au préalable, on obtient, un mouvement d'extension brusque, comme si elle était mue par un ressort.

Lorsque l'hémiplégie siège sur le côté droit, elle correspond à une lésion du cerveau gauche. En pareil cas, il est fréquent de noter des troubles du côté du langage, car dans le cerveau gauche sont situés les centres du langage.

Les altérations du langage portent le nom d'*Aphasie*.

L'aphasie se présente sous des aspects divers. Lorsque le malade ne trouve pas les mots pour parler, bien qu'il sache bien ce qu'il veut dire, si par exemple, montrant une montre, il lui est impossible de prononcer le mot *montre*, on le dira atteint d'*aphasie motrice*.

Si lorsqu'on parle il ne comprend pas ce qu'il entend, ou si lisant il ne saisit pas le sens des mots écrits, on dit qu'il est atteint d'*aphasie sensorielle*, dans le premier cas de *surdité verbale*, dans le deuxième cas de *cécité verbale*. Cette surdité et cette cécité ne doivent être entendues que pour les signes du langage, car un tel malade n'est ni sourd, ni aveugle.

Traitement. — Traiter l'hémiplégie, c'est s'attaquer à ses causes. Or celles-ci sont multiples; c'est affaire au médecin de les dépister.

Il suffira que les sages-femmes sachent que deux espèces de femmes y sont sujettes au cours de la grossesse et de l'accouchement :

a. Celles qui ont une maladie de cœur; *b*. les syphilitiques.

Névrites gravidiques et puerpérales.

Au cours de la grossesse et après l'accouchement, les nerfs périphériques peuvent présenter des altérations considérables, portant le nom de *névrites* ou encore de *polynévrites*, ce dernier terme indiquant la diffusion de la maladie à un grand nombre de troncs ou filets nerveux.

Les malades atteintes de polynévrites, quelle que soit leur cause ont la même symptomatologie.

Les symptômes sont de deux ordres principaux : sensitifs et moteurs.

Au nombre des premiers sont des douleurs plus ou moins

vives siégeant dans les membres sur le trajet des troncs et filets nerveux, réveillées par la pression au niveau des points d'émergence des nerfs et au niveau de leur trajet.

A une époque plus avancée de la maladie, on constate fréquemment des zones d'anesthésie, c'est-à-dire d'insensibilité des téguments.

Ces zones sont distribuées suivant des bandes cutanées allongées dans le sens de la longueur des membres, ou encore suivant des zones circulaires distribuées autour des membres. Le maximum des troubles sensitifs est toujours plus marqué à l'extrémité des membres.

Peu après l'apparition des phénomènes sensitifs ou évoluant dans le même temps apparaissent les troubles moteurs.

Ceux-ci sont constitués par des paralysies, avec atrophies des muscles et modifications des réactions électriques.

Les paralysies affectionnent certaines régions et certains muscles.

Elles siègent plus aux jambes qu'aux mains et atteignent aux jambes de préférence les muscles dits antéro-externes c'est-à-dire les muscles jambier antérieur, extenseurs des orteils et péroniers.

La malade marche difficilement ou pas du tout.

Le pied est tombant et la pointe ne peut être relevée. Aux mains la paralysie porte surtout sur les extenseurs des doigts. La malade ne peut relever le poignet, ni maintenir la main étendue sur l'avant-bras.

Il y a dans cette maladie suppression des réflexes tendineux, c'est-à-dire que si par exemple on vient à donner un coup sec sur le tendon rotulien, la jambe reste immobile, au lieu de répondre par un mouvement d'extension léger et brusque.

Une malade atteinte de polynévrite ajoute souvent aux signes précédents des troubles délirants, caractérisés par de l'agitation ou de la prostration et une grande confusion dans les idées. Il s'agit alors d'une psychose et comme cette psychose accompagne les lésions des nerfs, on dénomme la maladie *psychose polynévritique*.

Une polynévrite avec ou sans psychose est une maladie de durée plus ou moins longue suivant son intensité.

Elle peut tuer lorsque les nerfs du cœur et ceux de la respiration sont atteints.

Le retour complet à l'état normal pour les muscles qui ont été gravement touchés et sont très atrophiés peut ne jamais se faire ou demander des mois quelquefois des années.

Le traitement dans le détail duquel il nous est impossible d'entrer consiste surtout dans l'emploi du massage et de l'électricité.

Il est particulièrement utile de connaître pour une sage-femme ce que nous allons exposer maintenant.

Les *névrites gravidiques* sont celles qui apparaissent au cours de la grossesse avant l'accouchement.

En dehors de toute intoxication ou infection, elles peuvent résulter du seul fait de la grossesse et de l'auto-intoxication si spéciale et si mal connue qu'engendre la grossesse chez certaines femmes.

Dans cette catégorie de cas il est presque de règle de voir survenir des *vomissements graves* même *incoercibles*. Souvent, l'état trop précaire de la malade, sa consomption, sa dénutrition obligent l'accoucheur à provoquer l'avortement pour sauver la femme. S'il est permis d'attendre avant de recourir à cette mesure, l'attente a une limite, au delà de laquelle l'avortement arrive trop tard et n'est plus capable de mettre un terme aux accidents, qui emportent la malade quoi qu'on fasse.

Les *névrites puerpérales* sont le résultat, non plus d'une auto-intoxication de grossesse, mais d'une infection puerpérale ; c'est-à-dire qu'elles ne se développent qu'après l'accouchement.

Une telle névrite n'est jamais la seule manifestation de cette infection. La femme a eu soit de la broncho-pneumonie, soit de la pleurésie purulente, soit un phlegmon iliaque etc., et c'est en général tardivement, longtemps après le début des manifestations infectieuses qu'éclôt la polynévrite.

Sciatique.

La névralgie portant sur le trajet du nerf sciatique a reçu le nom de sciatique.

Cette névralgie se caractérise par une douleur réveillée par la pression en des points correspondant au trajet du nerf et par l'élongation du nerf obtenue en soulevant la jambe tendue le malade restant couché à plat sur le dos.

La sciatique est fréquente chez la femme enceinte. Elle résulte de la compression du nerf produite par l'utérus gravide.

CHAPITRE III

DÉLIRES PENDANT ET APRÈS LA GROSSESSE. FOLIE OU PSYCHOSE PUERPÉRALE. — ENVIES, IMPULSIONS, OBSESSIONS, PHOBIES. — TERREURS NOCTURNES

La grossesse, l'accouchement, les suites de couches, la lactation peuvent se compliquer de troubles mentaux. D'autres fois, au contraire, les troubles mentaux préexistent à la conception. Dans ce deuxième cas, la malade est atteinte d'une forme quelconque de délire, et la grossesse aggrave simplement la situation antérieure en procurant un surcroît de fatigue à l'organisme.

Après l'accouchement, les signes d'aliénation mentale redeviennent ce qu'ils étaient avant la grossesse, ou quelquefois s'accentuent davantage. Aussi ne faut-il jamais conseiller la grossesse comme moyen de guérison pour une femme qui délire, ainsi que je l'ai vu faire au grand préjudice de la malade.

Si par exception, la sage-femme se trouve appelée pour accoucher une femme délirante ; son premier soin après la naissance de l'enfant sera de l'isoler rigoureusement de sa mère qui pourrait le tuer. Cette pratique ne souffre aucune dérogation, car il ne faut pas se fier à une femme délirante, quel que soit le calme apparent dans lequel elle se trouve.

J'ai eu connaissance de la mort d'un nouveau-né, tué par sa mère délirante, qu'on avait laissée seule avec lui.

Ces remarques banales mais fort importantes s'appliquent aussi bien aux femmes dont le délire préexiste à la grossesse, qu'à celles chez qui la maladie n'est apparue qu'au moment de la puerpéralité.

Folie puerpérale. — Psychose puerpérale.

On réserve le nom de *folie ou de psychose puerpérale* aux troubles mentaux évoluant à l'occasion de la grossesse, des suites de couches, ou de la lactation.

Si cette dénomination, dans l'esprit de ceux qui s'en servent, s'adresse à une forme d'aliénation mentale spéciale à la puerpéralité, elle est mauvaise, car il n'y a pas d'espèce morbide délirante propre à la puerpéralité.

Si elle ne vise qu'à spécifier la durée de la maladie, impliquant que ces troubles mentaux auront le sort de l'état puerpéral, c'est-à-dire disparaîtront avec lui, elle est inexacte, car le délire survit souvent à l'accouchement pour s'installer de façon chronique.

Cependant, ce terme mérite d'être conservé, à la condition de lui donner sa véritable signification, qui est seulement celle d'une relation de causalité entre la puerpéralité et la folie. Sous l'influence des perturbations profondes apportées dans l'économie : par la grossesse, par le traumatisme de l'accouchement, par l'infection puerpérale, par les fatigues de la lactation, le cerveau d'une femme peut succomber et le délire s'installer.

La fréquence de cette folie a été diversement appréciée : on peut l'évaluer en moyenne à 1 cas sur 200 à 300 accouchements. Si l'on se reporte à d'autres statistiques on trouve mentionné, que 7 pour 100 des femmes entrant dans les asiles d'aliénés ont des troubles mentaux consécutifs à l'accouchement.

Débutant rarement pendant la grossesse et au cours de la lactation, le délire se montre le plus souvent dans les deux semaines qui suivent l'accouchement, et dans ces cas, il reconnaît quelquefois comme cause, l'infection puerpérale. Certaines femmes délirent à peu près à toutes leurs grossesses.

Sans vouloir entrer dans l'exposé des nombreuses variétés de folies puerpérales, il est deux expressions symptomatiques de cette maladie qu'il faut savoir reconnaître et différencier.

a. **Syndrome maniaque ou manie puerpérale.** — Avec ou sans fièvre et après une phase d'irritabilité anormale du caractère, la malade commence à s'agiter, parlant à haute voix, à tort et à travers, gesticulant, riant aux éclats sans motif, ou quelquefois, et pour de courts moments, prenant un aspect triste et accablé.

En observant certains gestes, certaines attitudes, certaines paroles il devient évident pour le médecin que la malade a des *hallucinations de la vue et de l'ouïe*, c'est-à-dire qu'elle voit ou entend des personnes, des animaux, des choses imaginaires, absurdes, mais presque toujours de caractère terrifiant. Aussi la malade, les yeux hagards, est-elle prise d'une angoisse terrible, laquelle correspond à ses hallucinations.

Dans cette forme, l'élévation continue de la température est d'un mauvais pronostic et la mort peut en être l'aboutissant. Il s'agit alors en effet d'un délire aigu fébrile conditionné par l'infection puerpérale.

Si, au contraire, on note l'absence de fièvre, si la malade, tout en étant très agitée, se livre à des démonstrations excentriques, érotiques, si la volubilité du langage (les idées passant sans raison d'un sujet à un autre) est la caractéristique de l'affection, sans qu'il y ait d'hallucination, si la malade se montre toujours enjouée, prête à rire, si elle est en proie à une gaieté intempestive non motivée, on doit s'attendre à voir les accidents s'amender et disparaître dans l'espace de quelques jours ou quelques semaines. A cette forme curable convient plus particulièrement le terme de *manie simple*.

b. **État dépressif. Confusion mentale.** — Qu'il s'agisse d'une femme enceinte, accouchée ou d'une nourrice, on peut observer une deuxième forme de délire.

Ce qui en constitue la note dominante, ce sont les symptômes dépressifs entrecoupés, par intervalles, d'agitation passagère toujours sous la dépendance d'hallucinations.

Le terme employé pour désigner cet état est celui de *confusion mentale*, indiquant bien le trouble apporté dans l'esprit de la femme qui prend l'air stupide, hébété d'une personne dont les idées sont absentes. La malade est dans la stupeur, impassible, immobile, sans expression, souvent muette.

A force d'insister, on peut par interrogations répétées pénétrer la nature des idées qui hantent le cerveau de la femme. Elles sont de nature triste, *mélancolique* dit-on. La malade se considère comme indigne de vivre parce qu'elle a commis des crimes, toujours imaginaires.

Souvent les filles-mères prétendent que leur maternité est une honte pour elles et leur famille et que seule la mort sera l'expiation de leur déshonneur. Cette obsession permanente les rend angoissées; elles respirent mal, la poitrine est soulevée, à intervalles éloignés par une inspiration profonde, pénible, comme lorsqu'une émotion vous étreint la gorge. Souvent s'ajoutent des hallucinations terrifiantes; la malade se lève, crie, gémit.

Le délire mélancolique nécessite toujours une surveillance attentive, car la personne qui en est atteinte, hantée par le suicide, peut à tout moment profiter pour se tuer d'un moment d'inattention de l'entourage. Il faut donc avoir grand soin d'enlever tous les objets, pouvant être utilisés par la malade pour arriver à ses fins, tels que couteaux, poisons, corde, etc...

Susceptible de guérison dans un grand nombre de cas, la confusion mentale peut n'être que le prélude d'une affection mentale chronique, qui s'installera définitivement. La durée est longue de toutes façons, semaines, mois, années, et souvent, persistera un certain degré de perte de la mémoire.

Dans ces deux types de délires, deux symptômes se retrouvent fréquemment; ce sont l'insomnie et le refus des aliments. Il faut parer à l'un et à l'autre, car l'insomnie et l'abstinence persistantes sont causes d'aggravation de la maladie.

Traitement. — La direction du traitement est exclusivement du ressort du médecin, mais la sage-femme peut être appelée à l'appliquer, si les symptômes s'étant développés peu après l'accouchement, elle se trouve avoir assisté et assister encore la parturiente au moment de leur éclosion. Les soins se divisent en deux classes : les médicaments et le traitement non médicamenteux.

Les médicaments visent l'infection puerpérale, si celle-ci existe ; ce sont alors ceux qu'on utilise en cas d'infection et dont l'énumération et le mode d'emploi trouvent leur place ailleurs. Ou bien, les médicaments ont pour but de combattre les symptômes nerveux et en particulier l'agitation et l'insomnie ; on a alors recours au *bromure de potassium* 2 à 3 grammes par jour dans une potion, associé au *chloral* 2 à 3 grammes par jour également.

Le laudanum de Sydenham en gouttes, X à L par jour, produit de bons effets. Commencer par X gouttes dans un peu d'eau en deux fois, augmenter progressivement tous les deux jours de II gouttes jusqu'à ce qu'on ait obtenu un effet sédatif.

Le traitement, non médicamenteux, réside dans : 1° le séjour prolongé au lit, qui calme bien l'agitation et est nécessité par l'état de faiblesse organique dans lequel se trouve la malade ; 2° la balnéation sous forme de grands bains chauds à 35° de une heure de durée ; un bain le matin, un bain le soir, c'est un excellent remède contre les états d'agitation maniaque et anxieuse ; 3° si la malade refuse les aliments il faut les donner une fois par jour à l'aide de la sonde. On peut être obligé d'attacher la malade pour l'empêcher de se débattre, si elle s'oppose à l'introduction de la sonde.

Envies. — Impulsions. — Obsessions. — Phobies.

Si le délire véritable est relativement une chose rare au cours de la grossesse, il n'en est pas de même d'autres phénomènes tellement habituels, qu'ils ne retiennent pas l'attention de la sage-femme. Ils sont, cependant de façon non douteuse, sous la dépendance d'un déséquilibre mental passager, occasionné par la grossesse et lui survivant dans quelques cas.

Chacun sait en quoi consistent les *envies*. Une femme enceinte est poussée à manger d'un mets avec exagération. Elle cède à son désir ; le besoin qui naît chez elle spontanément, dure pendant tout le cours de la grossesse, ou n'apparaît qu'une seule fois, ou encore se renouvelle à certains intervalles. Ces envies portent sur des aliments usuels, mais quelquefois sur des aliments hors de saison, que les malheureux maris se procurent difficilement. Parfois aussi le goût des malades est dépravé, une de mes malades mangeait du sable.

A côté de ces envies, existent de véritables *impulsions* et *obsessions* ; certaines femmes enceintes deviennent érotiques, ou sont poussées à voler, d'autres prennent en aversion leurs parents les plus proches ; il en est, qui, après l'accouchement, sont obsédées par l'idée de tuer leur enfant, et préfèrent l'éloigner d'elles dans la crainte de céder à la tentation.

D'autres encore présentent l'obsession de la lactation, elles craignent de ne pouvoir nourrir leur enfant, de ne pas avoir assez de lait, d'être la cause de la maladie de leur enfant, d'être mauvaise mère ou mauvaise nourrice ; elles ébauchent presque un accès de mélancolie.

Il est enfin une dernière catégorie de femmes, chez lesquelles se développent des *phobies* ; c'est-à-dire des craintes ridicules. Une de mes malades enceinte fut prise pendant plusieurs semaines de la peur de toucher des couteaux, des aiguilles, toute espèce d'objet en métal, et cela seulement avec la main droite. En général, ces phénomènes ne survivent pas à l'accouchement.

Le meilleur remède à leur opposer consiste à détourner l'attention de la malade de ces bizarreries, sans jamais y faire allusion devant elles. Il faut de plus instituer une hygiène alimentaire rigoureuse, en supprimant toute espèce de boisson alcoolique.

En résumé, si l'on veut bien prendre en considération tous les troubles mentaux petits et grands, qui sont le lot des femmes au cours des différentes phases de la puerpéralité, on en arrive à cette conclusion : que le cerveau de la femme enceinte est très vulnérable et qu'on doit par tous les moyens lui éviter les émotions, les fatigues, les douleurs (accouchements laborieux).

Soutenir le moral de la malade est un devoir impérieux pour la sage-femme.

En terminant ce chapitre, il faut traiter de quelques questions se rapportant à la conception, à l'allaitement et aux troubles mentaux.

Faut-il laisser une délirante nourrir son enfant? *Réponse:* jamais.

Faut-il défendre la grossesse à une délirante pendant le temps de son délire? *Réponse :* toujours.

Doit-on empêcher une femme, qui a eu un accès d'aliénation mentale dont elle est guérie, de devenir mère?

A cette question se rattache le problème de l'hérédité des troubles mentaux. Il n'y a aucune preuve qu'un enfant issu d'une mère atteinte antérieurement à sa conception d'un accès délirant soit fatalement voué par hérédité à la folie. D'abord, le père vient corriger les tendances morbides maternelles. De plus, les facteurs héréditaires sont multiples; il y a les bons représentés par toute l'ascendance des générations antérieures, alors que les mauvais ne sont fournis que par une ou deux générations d'ancêtres. Aussi aucune prédiction ne peut-elle être tenue pour bonne. Les troubles mentaux sont si communs, qu'il existe bien peu de familles où l'hérédité nerveuse comme d'ailleurs toute espèce d'autre hérédité morbide ne puisse être invoquée. Il y a cependant de nombreux faits démonstratifs de certaines influences héréditaires sur la genèse des troubles mentaux chez les enfants; ce sont en particulier ceux qui concernent l'alcoolisme des parents. L'alcoolisme, la syphilis des géniteurs mal soignée engendre des êtres tarés intellectuellement, et je considère qu'il est beaucoup plus dangereux pour un individu d'être le descendant d'un ou d'une alcoolique, d'un ou d'une syphilitique non soignés que d'avoir dans ses antécédents un père ou une mère aliénés, mais ne rentrant dans aucune des deux catégories précitées.

Terreurs nocturnes.

Fréquente chez certains enfants nerveux, *les terreurs nocturnes* sont encore appelées cauchemars. Mais la terreur nocturne est un très grand cauchemar.

Soit au début du sommeil, soit plus souvent en pleine nuit l'enfant se met à crier, à gesticuler, les yeux hagards, grands ouverts, il appelle, et il n'est pas douteux qu'à ce moment il ait des hallucinations terrifiantes, associées à un délire confus. Il ne peut être calmé que par les exhortations de sa mère, des personnes qui veillent sur lui; et la présence assidue à ses côtés de l'une d'entre elles est nécessaire pour qu'il reprenne tranquillement son sommeil interrompu. Le matin au réveil l'enfant n'a conservé aucun souvenir de l'orage de la nuit. S'il vient à s'éveiller au cours d'une de ces terreurs nocturnes, il sera pris de sanglots, mais encore tout bouleversé physiquement, il ne saura dire ce qui s'est passé dans sa sphère psychique.

En un mot, l'amnésie reste un des signes capitaux de la terreur nocturne.

Le *traitement* repose sur l'emploi de mesures hygiéniques et thérapeutiques. Il est nécessaire de ne donner en boisson aucun excitant, de faire prendre le dernier repas un temps suffisant avant le coucher, d'administrer quelques préparations bromurées, et de prescrire un grand bain tiède avant de se mettre au lit ou dans la soirée avant le dîner.

Il est bien entendu que le calme de l'esprit sera au premier rang des prescriptions psychiques.

CHAPITRE IV

CHORÉE (DANSE DE SAINT-GUY) CHORÉE DES FEMMES ENCEINTES

La chorée est une affection nerveuse encore appelée *chorée de Sydenham,* ou *danse de Saint-Guy ;* c'est une maladie de l'enfance, qui se montre avant la puberté.

Symptômes. — La maladie est caractérisée par des mouvements anormaux, involontaires, par des gesticulations non rythmées, par un défaut de coordination dans les actes, rendant la malade maladroite et ridicule. Ces mouvements se font d'une manière continue et subissent une recrudescence à certains moments, par exemple au moment des émotions. Ils se montrent de préférence à l'occasion des actes volontaires, qu'ils rendent grotesques.

Par exemple, ils empêchent l'enfant de manger, entraînant son bras et sa main brusquement loin de la bouche, au moment où les aliments vont y arriver. La figure est grimaçante ; la langue, les lèvres remuent en donnant au visage un aspect idiot.

Ces mouvements atteignent tous les muscles, aussi provoquent-ils des troubles de la parole, de la déglutition, de la préhension, de la marche de la respiration, de la vision et des troubles cardiaques (arythmie, palpitations).

La chorée dans les cas légers de moyenne intensité, disparaît pendant le sommeil. Elle guérit alors toujours. Lorsqu'elle est grave, ce qui est l'exception, les mouvements persistent pendant le sommeil ; le malade s'écorche par le frottement incessant de la peau sur les draps du lit ; et la maladie se complique de troubles mentaux (délire, agitation maniaque). On dit que le sujet est en *état de mal choréique*; il est en danger de mort.

Cette affection débute en général lentement, mettant plusieurs jours à s'installer, sévissant quelquefois d'une façon plus intense sur une moitié du corps. La durée est variable, allant d'un minimum de six semaines à trois, quatre mois et plus.

Étiologie. — La chorée résulte d'une infection de l'organisme par une maladie quelconque, scarlatine, rougeole, grippe, etc., qui agit sur le système nerveux, plus ou moins longtemps après son passage. Mais l'affection dont elle relève dans la majorité des cas, est le rhumatisme articulaire aigu.

Aussi en présence d'une chorée doit-on toujours s'enquérir de la possibilité d'une attaque rhumatismale antérieure, et ausculter le cœur ; car le rhumatisme y produit fréquemment des lésions.

Chorée des femmes enceintes.

La femme enceinte peut être atteinte de chorée, avec des signes semblables à ceux que nous avons énumérés (*chorée de la grossesse*).

Rarement la chorée de la grossesse est primitive. Dans la très grande majorité des cas, la femme a eu la danse de Saint-Guy dans son enfance. Il s'agit donc simplement d'une réapparition d'une maladie antérieure.

Étant donnée la nature rhumatismale fréquente de la chorée, la femme présentera souvent une lésion du cœur, remontant à la deuxième enfance.

La chorée s'observe de préférence chez les primipares jeunes et quelquefois réapparaît à chaque nouvelle grossesse. Dès les premiers mois de la grossesse elle se manifeste par des signes habituels et dure un temps variable, deux à trois mois ou même pendant tout le cours de la grossesse, ne disparaissant qu'au moment de l'accouchement ou quelques semaines après. Si on la voyait se prolonger pendant la lactation, on devrait faire suspendre l'allaitement, pour ménager la santé de la mère.

Lorsque la chorée de la grossesse revêt un caractère de gravité exceptionnelle, elle peut entraîner la mort du fœtus, et l'accouchement prématuré spontané.

Si la femme présente les symptômes d'une dénutrition grave, avec des troubles mentaux de l'agitation maniaque, de la fièvre, si en un mot ses jours sont en danger, on doit provoquer l'accouchement pour sauver la mère.

Traitement. — Le traitement de la chorée réside : dans l'emploi des antispasmodiques (bromure de potassium 1 à 3 grammes par jour ; valérianate d'ammoniaque de Pierlot une cuillerée à café trois fois par jour dans une tasse d'infusion de tilleul sucré, etc.); dans l'administration de douches tièdes, données chaque jour en jet brisé sur tout le corps pendant une demi-minute de durée.

Le médicament le plus facile à manier, en attendant l'avis du médecin, est l'*antipyrine*, dont on a préconisé les bons effets. Donnée à la dose de 1 à 3 grammes par jour, l'antipyrine atténue les mouvements. On doit l'utiliser chez les femmes enceintes, mais non chez les nourrices dont elle diminuerait le lait. Chez les premières, il ne faut y avoir recours, qu'à la condition expresse d'analyser fréquemment les urines (tous les cinq à six jours).

L'antipyrine porte facilement son action sur le rein, en abaissant la quantité des urines et en provoquant même de l'albumine. Il faut donc l'employer avec prudence chez la femme enceinte et cesser son emploi dès les premiers troubles rénaux.

LIVRE VIII

MALADIES DE L'APPAREIL RESPIRATOIRE ET DU CŒUR

CHAPITRE PREMIER

DE QUELQUES AFFECTIONS SPÉCIALES AU NOUVEAU-NÉ ET AUX ENFANTS CAPABLES DE GÊNER LA RESPIRATION ET DE PRODUIRE UNE ASPHYXIE TEMPORAIRE OU PERMANENTE

1° Affections nasales ; 2° Affections de l'arrière-nez ; végétations adénoides ; otite ; 3° Affections du larynx ; stridor du nouveau-né ; faux croup ; 4° Hypertrophie du thymus.

1° Affections du nez.

Deux maladies principales amènent chez l'enfant une gêne respiratoire par l'obstruction plus ou moins complète qu'elles apportent à l'entrée de l'air dans les fosses nasales. Le nouveau-né y supplée tant bien que mal en respirant par la bouche, mais l'air inspiré de cette façon l'est toujours en trop faible quantité pour les besoins du développement, d'où souffrance de l'état général.

Les deux maladies que nous avons en vue : *la syphilis héréditaire*, et *la rhinite aiguë ou subaiguë*, s'accompagnent de symptômes généraux qui viennent s'ajouter à la gêne mécanique de la respiration et occasionnent ainsi un trouble de tout l'organisme.

Syphilis héréditaire précoce des fosses nasales. Coryza syphilitique. — Tout enfant nouveau-né, qui dès la deuxième ou troisième semaine de sa naissance, présente un coryza rebelle, doit être suspecté de syphilis héréditaire jusqu'à preuve du contraire.

Outre la gêne respiratoire, on constate, sortant des narines, un écoulement séreux ou purulent, parfois même sanguinolent. Des croûtes s'accumulent à l'entrée des narines et les bouchent. La peau du nez et de la lèvre supérieure, rougit, se fendille. Il est assez ordinaire de noter d'autres signes de syphilis héréditaire, telles que des plaques muqueuses au niveau des commissures labiales, ou au voisinage des paupières.

Traitement. — Il faut vaseliner les croûtes et ulcérations du pourtour du nez ; verser dans chaque narine matin et soir III à IV gouttes d'huile d'olives stérilisée ; donner à la nourrice (mère) le traitement syphilitique, 30 grammes de sirop de Gibert par exemple et prescrire à l'enfant le mercure, XXV à L gouttes par jour de liqueur de Van Swieten en deux fois dans du lait. Le médecin sera juge de la façon dont il préfère administrer le mercure au nourrison.

Cette affection est tenace, dure des semaines ou des mois.

Rhinite aiguë et subaiguë. — La rhinite aiguë n'est autre que le simple coryza ou rhume de cerveau. Souvent peu grave, elle est à éviter avec le plus grand soin chez les nourrissons, car elle s'accompagne en plus de l'écoulement purulent par les fosses nasales, d'un état fébrile et d'un arrêt dans la croissance de l'enfant. On l'évitera autant que possible en ne laissant pas le nouveau-né avec une personne enrhumée.

L'obstruction nasale chez le nouveau-né entraîne une

grande difficulté dans l'alimentation. L'enfant respire alors avec la bouche Au moment des tétées, celle-ci étant occupée par la succion, il en résulte de l'asphyxie. Asphyxie et inanition compliquent la situation. On peut être amené à nourrir l'enfant à la cuiller à petites doses de lait en surveillant très attentivement la déglutition et la respiration. La gêne respiratoire entraîne parfois des accès de suffocation.

Au nombre des complications possibles de la rhinite aiguë ou subaiguë, purulente ou non, il faut mentionner, la bronchite, l'inflammation des sinus ou sinusite, grave, si elle s'étend aux méninges, et surtout la tuméfaction du tissu lymphatique de l'arrière-nez produisant l'adénoïdite et le développement des *végétations adénoïdes*.

TRAITEMENT. — Tenir l'enfant au chaud, mettre de l'huile, de la vaseline dans le nez, combattre la fièvre par les bains.

2° Affections de l'arrière-nez.

Végétations adénoïdes. — La partie postérieure des fosses nasales s'ouvre dans la région supérieure du pharynx, c'est-à-dire dans une cavité située au-dessus du voile du palais, sous la base du crâne. Cette cavité porte le nom de pharynx nasal ou de cavum.

Au fond de la gorge et du nez, la nature prévoyante a disposé des organes destinés à arrêter jusqu'à un certain point, les germes nuisibles pour l'économie.

Ces gardiens sont : les amygdales pour la bouche, et le tissu adénoïdien pour le nez.

Les adénoïdes sont placées dans le pharynx nasal. C'est à leurs dépens que se développent les végétations adénoïdes, jouant vis-à-vis du nez et de la respiration nasale le même rôle que l'hypertrophie des amygdales vis-à-vis de la bouche.

Les végétations ou tumeurs adénoïdes quoique beaucoup

plus fréquentes chez les enfants du deuxième âge peuvent cependant se voir chez les nourrissons.

La cause la plus ordinaire des végétations est le coryza qui en se propageant à l'arrière-nez, amène au niveau de celles-ci, une inflammation aiguë. Cette *adénoïdite* est dite aiguë, elle peut n'être que passagère et ne rien laisser à sa suite.

Souvent, au contraire, le tissu adénoïdien du pharynx une première fois enflammé, conserve un état inflammatoire chronique et subaigu qui va commander la tuméfaction de l'adénoïde et finalement constituer les végétations ou tumeurs adénoïdes.

Cette affection est tellement répandue qu'il est bon d'entrer dans quelques détails à propos de sa symptomatologie.

SYMPTÔMES. — L'enfant respire par le nez : pour suppléer à la gêne nasale, il ouvre la bouche et la maintient continuellement dans cette position ce qui lui donne un facies spécial dit *adénoïdien*.

Respirant mal et par conséquent insuffisamment, sa poitrine se développe mal et ce défaut d'aération retentit sur tout l'organisme.

La respiration buccale s'accompagne la nuit de bruit et de ronflement ; la gêne respiratoire peut provoquer des accès de suffocation. Une toux persistante, que n'explique pas une affection des poumons, est souvent le résultat d'une inflammation chronique des végétations adénoïdes, dont les sécrétions glissent pendant le sommeil sur le pharynx et viennent irriter le larynx.

Nombre de laryngites et bronchites à répétition sont entretenues par la présence de ces végétations.

L'enfant, par suite de l'obstruction du pharynx nasal, parle mal, nasonne. L'odorat, le goût sont diminués.

Les végétations contenant dans leur intérieur de nombreux microbes, infectent l'enfant, qui a une fièvre inexpliquée, des troubles nerveux portant surtout sur le caractère, sur le développement intellectuel.

Une complication fréquente et fort ennuyeuse est la surdité et l'otite dont nous parlerons plus loin.

Le diagnostic des végétations adénoïdes se complète par le toucher digital, par un examen fait à l'aide d'un miroir (rhinoscopie).

Traitement. — Le traitement radical des végétations adénoïdes est l'ablation à l'aide de pinces et de curettes pénétrant dans le cavum par la bouche.

Chez les enfants de six à douze ans, on peut espérer modifier les végétations en introduisant par la même voie un porte-coton imbibé d'une solution de glycérine iodée : glycérine, 30 grammes, teinture d'iode, 2 grammes.

On répète ce pansement deux à trois fois par semaine. La vaseline mentholée ou résorcinée mise à l'entrée du nez est également à recommander.

Otite. — Nous avons vu qu'une des complications les plus pénibles des végétations adénoïdes est l'otite.

L'inflammation des adénoïdes se propage facilement au conduit d'aération de l'oreille, la *trompe d'Eustache*, (mettant en communication l'oreille moyenne avec le pharynx nasal).

Lorsque le catarrhe de la trompe passe à l'état chronique, il retentit sur l'oreille moyenne (chaîne des osselets), produit leur ankylose et engendre la surdité.

Lorsqu'au contraire ce catarrhe est aigu il peut provoquer un abcès dans l'intérieur de la trompe, abcès qui se fait jour au dehors dans l'oreille externe après avoir perforé le tympan.

L'enfant a alors un écoulement d'oreille.

L'otite aiguë est le plus souvent très douloureuse ; lancements, battements au niveau de l'oreille, douleurs à la pression à la pointe de l'apophyse mastoïde. La douleur cède en général quand le tympan se perfore. En même temps que la douleur, il existe de la surdité du côté de l'oreille malade.

Ces écoulements d'oreille sont plus ou moins longs

comme durée. Ils peuvent passer à l'état chronique, réapparaître à l'occasion d'accès de grippe ; c'est le réchauffement d'une ancienne otite. Les complications les plus graves, mais heureusement rares, qu'on voit au cours des otites, sont la *mastoïdite* et quelquefois exceptionnellement la *méningite*.

Chez le nourrisson qui ne se plaint pas, on aura l'esprit mis en éveil vers la possibilité d'une otite, lorsqu'à la suite d'un coryza, l'enfant continuera à être nerveux, agité, présentera une élévation de température plus ou moins considérable et surtout lorsqu'au moment de sa toilette, on notera une sensibilité spéciale se traduisant par des cris chaque fois qu'on touche l'oreille du côté malade.

Le mieux à faire pour éviter l'otite est de procéder à l'ablation des adénoïdes dès que celles-ci sont reconnues.

Traitement. — Le traitement des suppurations institué par le médecin, est exécuté par l'entourage du malade.

Il consiste, au moment des premiers symptômes de l'otite (douleurs), à donner des bains d'oreille.

Plaçant dans une cuiller à café de l'eau boriquée chaude non brûlante ; on fait couler cette eau dans le conduit auditif externe en faisant pencher la tête du côté de l'oreille saine.

La position est gardée quatre à cinq minutes environ et l'eau renouvelée de façon à ce que le bain reste chaud. Ce bain est donné de même façon à quatre reprises différentes dans la journée.

Si la suppuration apparaît il faut laver l'oreille matin et soir à l'eau boriquée tiède et après chaque lavage verser 3 gouttes de la solution : glycérine 20 grammes, acide phénique 0gr,30.

Telles sont les prescriptions les plus communément indiquées par le médecin ; mais il arrive souvent que la violence de la douleur exige la perforation du tympan, qu'on incise avec un bistouri spécial.

De cette façon on donne issue au pus, qui se trouvait retenu dans l'oreille moyenne.

3° Affections du larynx.

Stridor du nouveau-né. — Il débute dès la naissance et se manifeste par une respiration bruyante, dure plusieurs mois et disparaît dans le courant de la deuxième année.

Lorsque l'enfant respire vite, l'inspiration donne un son aigu (cri du coq), et sa tonalité s'abaisse dès que le calme revient ; mais l'inspiration est toujours stridente.

Cette affection, déterminée par une disposition particulière de l'orifice laryngien, reconnaît des causes multiples que seul le médecin pourra apprécier et dont il pourra évaluer la gravité.

Laryngite striduleuse. Faux croup. — Un enfant du deuxième âge à la suite d'un rhume léger ou quelquefois sans rhume préalable est réveillé la nuit vers onze heures, minuit, par un accès de suffocation. Il se met à tousser avec une voix aboyante, se dresse sur son lit respirant fortement, il étouffe car l'air n'entre que difficilement dans les poumons. Suivant les cas, le cri, la voix sont clairs, ou éteints.

Il s'agit d'un accès de *laryngite striduleuse* ou de *faux croup*, c'est-à-dire d'un spasme du larynx, consécutif à une inflammation très légère de cet organe, à une laryngite.

Ce spasme, si effrayant, est en général peu grave. Il dure quelques heures et l'enfant se rendort ; mais la nuit suivante le même malaise peut se renouveler à la même heure et de façon identique.

Quelquefois la gêne respiratoire dure toute une journée, quarante-huit heures, trois jours comme je l'ai constaté dans un cas.

On peut apporter un soulagement immédiat à cet état, en faisant respirer à l'enfant de la vapeur d'eau, en mettant au-devant du cou une compresse ou éponge chaude qui agit par la vapeur d'eau qu'elle dégage et par la modification apportée par la chaleur au spasme du larynx.

D'autres procédés plus compliqués peuvent être mis en œuvre par le médecin ; à part le tubage employé à titre exceptionnel, ils consistent en médicaments calmants.

4° Hypertrophie du thymus.

Le thymus, glande destinée à disparaître avec l'âge, est situé au-devant de la trachée et plonge dans la poitrine. A sa partie supérieure il sépare la trachée du sternum dans un défilé assez étroit limité en avant par le sternum, en arrière par les premières vertèbres dorsales. Le thymus peut s'hypertrophier au point de venir comprimer la trachée contre la colonne vertébrale et l'asphyxie s'ensuit. L'hypertrophie du thymus se manifeste par de la dyspnée, augmentant dès qu'on vient à renverser la tête en arrière, par des accès de suffocation, par une matité exagérée correspondant à la partie antérieure des espaces intercostaux supérieurs et sur une épreuve radiographique par une ombre très étendue se substituant à la clarté normale fournie par l'image ordinaire des sommets des poumons.

L'hypertrophie du thymus dûment constatée se traite par l'énucléation de la glande. Cette affection est spéciale aux nourrissons.

CHAPITRE II

ÉPISTAXIS. — CORYZA. — MUGUET. — HYPERTROPHIE DES AMYGDALES ABCÈS RÉTRO-PHARYNGIEN. — GANGLIONS DU COU ADÉNOPATHIE TRACHÉO-BRONCHIQUE

Épistaxis.

On entend par *épistaxis*, le saignement de nez.

En général il ne survient que par une seule narine à la fois.

Ses causes sont multiples et lorsqu'il se répète trop souvent, il est bon de passer une revue générale de tous les organes, et en particulier du foie et des reins; l'albumine est une cause fréquente d'épistaxis. Lorsqu'on croit avoir trouvé la cause organique de l'épistaxis, on y portera remède. Il est quelquefois nécessaire de traiter directement l'hémorragie nasale, lorsque le sang n'a pas de tendance spontanée à s'arrêter.

La cautérisation d'une artère dite artère de la cloison, artère le plus souvent en cause dans l'hémorragie nasale, est à la portée du médecin seul.

Mais tout le monde en cas de nécessité peut recourir au procédé suivant. On découpe en longueur une fine et étroite bande de gaze stérilisée ; on la trempe dans le mélange :

Antipyrine	10 gr.
Eau distillée	30 —

et l'on enfonce progressivement la bande dans la narine en ayant soin de la serrer le plus possible contre la cloison nasale. A la faveur de la compression, le sang s'arrête en général assez rapidement. La bande de gaz doit être retirée au bout de vingt-quatre heures.

Coryza.

Le *coryza* est le vulgaire rhume de cerveau. Il guérit par des moyens simples (pommade mentholée (poudre à priser mentholée). Lorsque le coryza se prolonge il passe à l'état chronique et peut être l'expression d'une maladie des fosses nasales (syphilis, tuberculose, polypes).

Muguet.

Le *muguet* porte également le nom de *stomatite crémeuse ou millet*. Il est produit par le développement d'une levure, connue sous le nom de *saccharomyces albicans*.

Le muguet aussi bien chez l'adulte que chez l'enfant est souvent une complication terminale des maladies, s'installant dans la bouche des individus délibités et cachectiques.

Le muguet commence par une irritation de la muqueuse, avec sensation de picotement de la langue. Puis apparaissent de petites taches blanchâtres isolées ou réunies en grands amas recouvrant la langue, le voile du palais, la muqueuse gingivale. On dirait à première vue un enduit laiteux, et il est bon, par un rinçage de la bouche avec légère friction des régions envahies, de se mettre à l'abri de cette cause d'erreur.

La bouche reste douloureuse, sèche, la fièvre augmente, l'état général s'aggrave.

Traitement. — Il faut veiller avec grand soin à la propreté de la bouche des enfants.

Il faut pratiquer de fréquents nettoyages de la bouche avec de l'eau alcaline (eau de Vichy, eau de Vals) et toucher la muqueuse une fois par jour avec un mélange d'eau oxygénée à 12 volumes dans de l'eau, dans la proportion de 1 pour 5.

Hypertrophie des amygdales.

Un certain nombre d'adultes, mais surtout beaucoup d'enfants présentent de grosses amygdales. Elles forment au fond de la gorge deux masses saillantes, ayant tendance à se toucher par leur face correspondante.

Ces amygdales chroniquement enflammées sont susceptibles d'être le siège de poussées aiguës, d'être l'occasion d'abcès emprisonnés soit dans leur intérieur, soit au-dessus d'elles ; elles retentissent défavorablement sur l'état général par l'infection dont elles sont la cause.

De plus, de très grosses amygdales obstruent l'arrière-gorge, et comme elles sont associées la plupart du temps aux végétations adénoïdes, elles entravent la respiration et empêchent le développement de la poitrine.

Chez les adultes, la syphilis est souvent la cause de l'hypertrophie des amygdales.

Lorsque le médecin a acquis la conviction que l'hypertrophie exagérée des amygdales nuit réellement à l'enfant, il doit les enlever par extirpation, ou les détruire par des séries de cautérisations.

Abcès rétro-pharyngien.

L'*abcès rétro-pharyngien* est une collection suppurée située contre la colonne vertébrale au niveau du pharynx. Il se développe aux dépens du tissu lymphatique de la région et constitue un danger réel par la gêne qu'il apporte à la déglutition et à la respiration.

Très fréquent chez le nourrisson, on doit toujours y penser quand on observe les signes suivants.

Les aliments sont rendus par le nez, la tête est rejetée en arrière, la déglutition impossible ou très douloureuse. La salive n'étant pas déglutie coule au dehors. De plus il y a de la dyspnée, la respiration est bruyante. A l'ouverture de la bouche, on aperçoit une masse médiane entre la base de la langue et le voile du palais. Souvent aussi le voile du palais repoussé en avant empêche de bien voir l'abcès.

Avec le doigt introduit dans la bouche on arrive très nettement à sentir au fond du gosier une masse proéminente, mollasse et fluctuante.

Il n'y a qu'un traitement de l'abcès rétro-pharyngien, c'est l'incision au bistouri.

Ganglions du cou.

Beaucoup d'enfants du premier et du deuxième âge, beaucoup d'adultes présentent sur les parties latérales du cou, au niveau de l'angle de la mâchoire ou en arrière du cou, près de la nuque des grosseurs plus ou moins volumineuses arrondies, dures, mobiles. Ce sont des ganglions hypertrophiés.

Il en est de trois sortes principales ; les unes sont dues à la tuberculose ganglionnaire; d'autres à la syphilis ; un grand nombre à des infections banales ayant pour point de départ les muqueuses du nez, de la bouche, de la gorge ou provenant encore d'excoriations infectées de la peau du visage et du cuir chevelu.

Quelles que soient leur provenance et leur étiologie, sauf cependant s'il s'agit de syphilis, ces ganglions peuvent suppurer. Après l'ouverture de l'abcès il subsiste des cicatrices plus ou moins indélébiles, disgracieuses et quelquefois dans la tuberculose des fistules interminables s'installent.

Les adénopathies du cou lorsqu'elles sont très développées indiquent un mauvais état général. Il y a donc lieu de leur opposer un traitement général tonique d'une part et un traitement local variable suivant les cas.

Le *traitement général* est hygiénique, il vise : le régime alimentaire qui devra être substantiel, la cure d'air (séjour aux bords de la mer) et l'adjonction d'une thérapeutique ayant pour base les préparations iodées (sirop iodo-tannique, huile de foie de morue), l'emploi de bains toniques (bains salés de 500 grammes à 5 kilogrammes de sel par baignoire).

Le traitement local pare aux indications du moment en allant au-devant des suppurations par des injections modificatrices ou en limitant les délabrements que causent ces suppurations).

Adénopathie trachéo-bronchique.

Les mêmes infections capables de produire les ganglions du cou interviennent pour hypertrophier les ganglions entourant la trachée et la racine des bronches (*adénopathie trachéo-bronchique*).

Il faut ajouter que ces ganglions en rapport anatomique avec les voies respiratoires, s'hypertrophient le plus souvent à l'occasion d'une affection de la trachée, des bronches ou des poumons.

L'adénopathie trachéo-bronchique par ses connexions avec les bronches, la trachée, les nerfs de la région donnent lieu à une toux quinteuse, spasmodique, quelquefois à une dyspnée permanente.

A l'auscultation pratiquée dans le dos de chaque côté de la colonne vertébrale, le médecin entend un souffle résultant de la propagation du bruit respiratoire à travers les tissus ganglionnaires hypertrophiés et densifiés. De plus la percussion donne lieu à de la matité au lieu de la sonorité normale. Les adénopathies trachéo-bronchiques chroniques sont presque toujours d'origine tuberculeuse.

CHAPITRE III

COQUELUCHE

La *coqueluche* est une maladie contagieuse caractérisée par des quintes ou accès de toux spasmodiques. Elle présente une période d'incubation de deux à sept jours, pendant laquelle elle doit être contagieuse sans que nous puissions l'affirmer. Il semble en effet que la contagiosité soit surtout marquée pendant la période des quintes.

On divise un peu schématiquement son évolution en trois périodes.

1e Période. Début de la coqueluche. — On assiste à une phase de bronchite légère avec ou sans élévation de température. Le malade tousse et continue à tousser ayant des râles de bronchite pendant trois semaines environ ; mais dès les premiers huit jours, quelquefois d'emblée, souvent plus tard, la toux prend une modalité spéciale, elle devient quinteuse surtout la nuit. Au bout des trois semaines on entre dans la deuxième période : celle des quintes.

2e Période. Quintes. — La quinte de coqueluche est constituée par une série d'efforts de toux semblant s'enchaîner les uns aux autres sans que la volonté puisse les arrêter. Seul le manque d'air, l'asphyxie commençante suspend la série pour un moment seulement, permettant ainsi à une certaine quantité d'air de pénétrer dans le poumon. Mais au bout de la quinte devenue de plus en plus violente, le besoin d'air est impérieux et une inspiration profonde attire l'air dans la poitrine à travers un larynx rétréci par le spasme. A ce moment le bruit produit ressemble au *chant du coq* et ce chant annonce en général la fin d'une quinte. Les petites interruptions au milieu des quintes portent le nom de *reprises*.

Etudions maintenant les signes qui précèdent, accompagnent ou suivent la quinte. En général l'enfant sent venir la quinte, et comme elle le rend très malade, il la redoute ; son visage traduit l'angoisse dès qu'elle s'annonce. Elle s'annonce par un malaise indéfinissable, par un chatouillement à la gorge, quelquefois par des séries d'éternuement.

L'enfant s'assied, se redresse sur son lit, se cramponne et se raidit pensant ainsi échapper à son mal.

Pendant la quinte, les yeux pleurent, le nez coule, la salive tombe de la bouche, la langue est projetée au dehors, la face devient violette et les efforts de toux provoquent le rejet de mucosités filantes, gluantes, souvent le vomissement. Après la quinte, l'enfant est abattu, son visage reste bouffi.

Le frein de la langue est le siège d'une ulcération chez les enfants qui ont des dents, car il se coupe sur les incisives inférieures lorsque la langue est violemment projetée au dehors.

Cette période dure au moins trois semaines, quelquefois beaucoup plus.

Elle emprunte sa gravité aux complications pouvant survenir et à la répétition inusitée des quintes dans une même journée.

10 à 20 quintes par vingt-quatre heures sont relativement bien supportées ; 30 indiquent une coqueluche sérieuse, 50 à 60 une coqueluche des plus graves, surtout si cette situation se prolonge quelques jours.

Pendant cette deuxième période, la fièvre n'existe pour ainsi dire pas.

3e période. Terminale. — A la période finale de la coqueluche les quintes s'espacent, la bronchite reparaît quelquefois, ou plutôt l'on met sur le compte d'une bronchite une toux, qui, à de rares moments seulement, a le caractère de la coqueluche. Tout rentre dans l'ordre au bout d'une quinzaine.

Considérations sur la coqueluche.

Il faut compter que cette affection se prolonge pendant deux mois. Evoluant normalement elle n'est pas grave, mais le devient pour les raisons suivantes :

a. La répétition des quintes, jointe aux vomissements, épuise les enfants et favorise les complications ;

b. Les complications les plus habituelles sont : la broncho-pneumonie, les convulsions, les hémorragies : nasales peu graves, cérébrales graves ; le spasme de la glotte avec asphyxie ;

c. La tuberculose se greffe assez souvent sur un terrain débilité par la coqueluche.

La coqueluche ne récidive pas ; c'est une maladie vaccinante ; mais elle peut se montrer à tout âge, avec une prédilection incontestable pour l'enfance.

Chez le *nourrisson*, elle se manifeste par des quintes, et malgré le jeune âge du malade, elle est souvent assez bénigne, si on a chance d'éviter la broncho-pneumonie.

Au point de vue *thérapeutique* tout a été essayé pour calmer les quintes, et l'on peut dire que rien n'a absolument réussi.

Tous les antispasmodiques ont été utilisés, bromure, opium, morphine. Il ne faut pas y avoir recours sans l'avis du médecin. Un médicament facile à manier chez l'enfant et donnant de bons résultats est l'antipyrine. Les doses journalières varieront entre 0gr,25 à 2 grammes ; on aura soin de surveiller le taux des urines, car l'antipyrine ralentit souvent l'urination.

Pendant la période des quintes, et à moins de température exceptionnellement chaude, il vaut mieux ne pas faire sortir les nourrissons ni les enfants du deuxième âge.

Les parents doivent, au cours de la coqueluche, surveiller attentivement la température et demander l'avis du médecin dès qu'ils constatent une élévation atteignant 38°. Ils doivent également noter le nombre des quintes journalières et tenir cette comptabilité bien en règle.

Le rejet des aliments, après la toux, exige souvent le changement des heures de repas et la prise des aliments immédiatement après les quintes.

CHAPITRE IV

MALADIES DES BRONCHES, DES POUMONS, DE LA PLÈVRE. — TUBERCULOSE PULMONAIRE

Il est inutile que les sages-femmes connaissent d'une façon détaillée les différentes espèces d'inflammation de l'arbre respiratoire, et leurs signes distinctifs. Il est bon cependant qu'elles sachent la signification de certains termes techniques couramment employés par les médecins. Elles doivent également être initiées aux principes physiques, qui régissent la transmission des sons à travers la paroi thoracique, c'est-à-dire être aptes à comprendre les données fournies par l'auscultation.

Du fait de la grossesse, les infections pleuro-pulmonaires revêtent une allure spéciale, et retentissent sur la viabilité du fœtus. Ce côté plus particulièrement obstétrical mérite d'être enseigné à la sage-femme.

D'autre part, le médecin appelé à soigner le nourrisson atteint de bronchite, de broncho-pneumonie a besoin de trouver dans la sage-femme une auxiliaire instruite, qui applique avec discernement le traitement prescrit. Nous insisterons donc dans ce chapitre sur toute la partie pratique de la thérapeutique pulmonaire que la sage-femme pourra avoir à mettre en œuvre.

Principes généraux de l'auscultation.

L'auscultation des poumons consiste à percevoir à l'aide de l'oreille appliquée en des points différents de la cage thoracique le bruit fait par l'air pénétrant dans la trachée et les bronches pour aboutir aux alvéoles pulmonaires.

Dans ces alvéoles, l'air abandonne son oxygène au sang contenu dans les capillaires périalvéolaires. L'air des alvéoles reçoit en échange de l'acide carbonique qui est expulsé au dehors.

L'introduction de l'air dans les alvéoles constitue l'inspiration, l'expulsion de l'air en dehors des alvéoles est l'expiration.

Pour inspirer il est nécessaire de pratiquer des mouvements musculaires amenant la dilatation du thorax. Un des muscles, auquel ce rôle est particulièrement dévolu, est le diaphragme, lequel en s'abaissant et s'élevant fait l'office d'un soufflet.

L'expiration résulte surtout de l'élasticité de la cage thoracique, qui reprend sa position de repos dès que les muscles inspirateurs cessent d'agir.

Plus la quantité d'air entrant dans les poumons est grande, mieux on perçoit le bruit qu'il fait dans les bronches. Aussi faut-il recommander au malade qu'on ausculte d'ouvrir la bouche modérément, de façon à ce qu'il prenne de l'air à la fois par le nez et la bouche, alors que normalement sa respiration est exclusivement nasale.

Chez le tout petit enfant, on arrive au même résultat en le faisant souffler. L'acte de souffler correspond à une chasse d'air hors des poumons. Pour remplacer l'air expulsé, l'enfant se trouve naturellement dans l'obligation d'inspirer largement. L'auscultation devient alors possible.

Chez l'enfant qui ne comprend pas ce qu'on lui demande, j'ai l'habitude de l'amuser en l'incitant à éteindre une allumette enflammée, tenue à quelque distance de sa bouche. Il prend vite goût à ce jeu et facilite ainsi l'auscultation. Enfin chez les nourrissons respirant mal, il n'est pas d'autre procédé pour les ausculter que de les faire crier ou pleurer.

L'oreille appliquée directement sur la poitrine entend

un bruit doux produit par l'entrée de l'air, la sortie est moins facilement perçue.

Ce sont les modifications apportées à ce bruit appelé *murmure vésiculaire* qui donnent lieu aux bruits anormaux.

Dans les états morbides, au lieu du murmure vésiculaire, on entend des *souffles* et des *râles*.

Le *souffle* est le renforcement exagéré du bruit normal de la respiration, transmis à travers une partie du poumon densifié.

Une expérience à la portée de toutes les sages-femmes permet de reproduire exactement le murmure vésiculaire et le bruit dit de souffle. Mettez au-devant d'une oreille un stéthoscope obstétrical en bois, mais sans qu'il touche l'oreille ; priez une personne de souffler légèrement dans le pavillon en suivant le rythme respiratoire, votre oreille entendra un bruit doux analogue au murmure vésiculaire normal. Si vous pratiquez la même expérience en collant le pied du stéthoscope contre votre oreille, le bruit sera considérablement renforcé, vous entendrez ce qu'en langage médical on appelle un *souffle*, c'est-à-dire un bruit pathologique. Ici, comme dans le poumon malade, le bruit est fort, soufflant, parce que sa transmission s'est faite par le bois du stéthoscope, c'est-à-dire par un corps dense et non par l'air comme dans le premier cas.

Le poumon est densifié principalement dans deux maladies aiguës : la pneumonie (broncho-pneumonie) et la pleurésie avec épanchement de liquide dans la plèvre.

Si dans le poumon densifié se creuse une cavité (caverne de la tuberculose pulmonaire) le bruit produit par l'air en entrant dans la caverne donne au souffle une résonance un peu spéciale, semblable à celle qu'on obtiendrait en soufflant dans une bouteille, une amphore, c'est ce qui lui a valu le nom de *souffle amphorique* ou encore *cavitaire*.

Râles. — *Les râles ou ronchus* sont divisés en plusieurs catégories.

Il y a les *râles secs ou sibilants* et les *râles humides*.

Un râle est toujours produit par le passage de l'air dans des bronches contenant des exsudats accolés à leurs parois ou mobiles dans leur cavité. Si les exsudats (sécrétions) sont fixés à la paroi et peu flottants, ils entrent en vibration au moment du passage de l'air et produisent des râles secs ou sibilants (première période de la bronchite par exemple). Lorsque les sécrétions mobiles, sont brassées par l'air dans les alvéoles ou les bronches, les râles produits sont humides, et l'oreille a nettement la sensation de ce barbotage des gaz avec du liquide.

Si le mélange de gaz et de liquide se produit dans de grosses bronches ou dans des cavités creusées dans le poumon, les râles sont gros, on les dit *muqueux, sous-crépitants, caverneux*, de *gargouillement*. Si le mélange a lieu dans les cavités les plus fines de l'arbre aérien, c'est-à-dire dans les alvéoles les râles donnent l'impression d'une multitude de petites crépitations analogues à celles qu'on obtient en froissant une mèche de cheveux entre les doigts ; on appelle ces râles *crépitants*. C'est dans la pneumonie qu'on les entend.

Percussion. — Lorsque l'on donne un coup sec sur l'une des parois d'une boîte vide, on obtient un bruit résonnant, sonore ; si la boîte est pleine de liquide, le bruit produit par la percussion sera alors non résonnant, en médecine on dit *mat*.

Le même phénomène se passe au niveau du poumon. Si l'on percute la cage thoracique d'une personne normale en frappant avec la pulpe de l'index d'une main, sur le côté dorsal des phalanges de l'autre main appliquée à plat sur la cage thoracique, on obtient une forte résonance, parce que le poumon est bien aéré. Mais si ce même poumon est congestionné, induré, densifié par compression d'une masse liquide remplissant la plèvre (pleurésie avec épanchement), le son devient mat à la percussion.

Vibrations thoraciques. Palpation. — La vibration des cordes vocales au niveau du larynx produit la voix. Ces vibrations communiquées à l'air contenu dans le poumon se transmettent à la paroi du thorax, et en appuyant la main sur le thorax en faisant compter à voix haute on les perçoit très nettement

Dès qu'il y a un épanchement de liquide dans la plèvre, les vibrations se trouvent abolies du côté de la pleurésie alors qu'elles sont nettement perçues du côté opposé.

Frottements. — La plèvre enveloppant le poumon à la manière d'un sac ou plutôt d'un ballon, dans lequel le poumon entrerait en refoulant sa surface, sans pénétrer dans sa cavité, a deux surfaces en rapport l'une avec l'autre, susceptibles de s'enflammer.

Leur inflammation porte le nom de *pleurésie*. Si du liquide se forme dans la cavité pleurale, on dit la pleurésie *avec épanchement*, si les surfaces sont seulement enflammées et frottent par leurs aspérités l'une contre l'autre, on dit la pleurésie *sèche* et les frottements donnent à l'oreille qui ausculte une sensation de râclement spécial, qu'on a comparé au bruit produit par deux morceaux de cuir neuf frictionnés l'un contre l'autre.

Auscultation de la voix haute. — Dans la pleurésie avec épanchement l'auscultation pratiquée en même temps que le malade compte à haute voix fait entendre la voix avec un timbre particulier (égophonie) comparé à la voix du mirliton.

Auscultation de la voix basse. — Si à l'état normal, on prie la personne qu'on ausculte de parler ou de compter à voix basse, on entend très mal la voix transmise ou mieux on ne l'entend pas du tout.

S'il existe une pleurésie avec épanchement, la voix basse est transmise parfaitement jusqu'à l'oreille de la personne qui ausculte. Il semble qu'on lui parle directement dans l'oreille. Ce signe porte le nom de *pectoriloquie aphone*.

Ces notions succinctes vont nous permettre de comprendre les symptômes que nous énumérerons rapidement à propos des inflammations de l'appareil respiratoire.

Bronchites.

La *bronchite* légère aiguë et passagère est de beaucoup l'inflammation la plus commune de l'appareil broncho-pulmonaire.

Les âges extrêmes de la vie y sont plus particulièrement prédisposés, d'où sa fréquence relative chez les nourrissons.

Elle se voit chez les femmes enceintes, sans prédilection spéciale pour l'état de grossesse.

En général la bronchite succède à un coryza, à un gros rhume, dont les sécrétions se propagent du nez à l'arrière-nez, puis au larynx, à la trachée et enfin aux bronches.

Elle est contagieuse en ce sens que les microbes de la bronchite ayant une certaine virulence sont rejetés avec les crachats, ou dans une crise d'éternuement.

Ces microbes reçus par une autre personne soit en pleine figure pendant l'éternuement, soit par contact avec les crachats ou les poussières résultant de leur dessiccation, puis portés au niveau du nez et de la bouche, peuvent être la source d'une infection bronchique pour autrui.

Pour éviter de disséminer la bronchite, on doit se garder d'éternuer autrement que la figure masquée par un mouchoir.

Le bronchitique ne crachera ni par terre, ni dans son mouchoir, mais dans un vase rempli d'eau contenant un antiseptique tel que l'acide phénique en solution à 20 p. 1000. Les crachoirs seront vidés dans les fosses d'aisance.

Le malade devra fréquemment se laver la bouche et les lèvres pour entraîner les parcelles salivaires fixées sur les muqueuses bucco-labiales.

De cette façon la bronchite de la mère, des personnes de l'entourage de l'enfant, ne sera pas communiquée au nourrisson. Pour éviter encore mieux toute chance de contagion pour l'enfant, il sera préférable de l'isoler.

L'enfant et à plus forte raison le nouveau-né ne crachant pas, avalent leurs crachats; d'où il résulte que leur bronchite est moins contagieuse que celle des adultes. Les vomissements de l'enfant renfermant des crachats sont susceptibles de propager la maladie; ceci nécessitera de la part de la personne chargée de la propreté du petit malade de fréquents lavages de mains.

La bronchite est beaucoup plus une maladie d'hiver que d'été.

Symptômes. — L'*auscultation* à la première période de la bronchite fait entendre dans la hauteur de la poitrine des râles secs et sibilants.

Lorsqu'à l'inflammation aiguë du début succède la période de liquéfaction des sécrétions, les râles humides se mêlent aux râles secs.

Les *crachats* se montrent tout d'abord sous forme de mucosités blanches, puis ils deviennent jaunes, verdâtres, purulents.

La *toux* est sèche, quinteuse, fatigante à la première période ; elle devient grasse ensuite.

La *respiration* sifflante et ronflante au début prend plus tard les caractères de la toux, car en respirant le malade fait barboter gaz et liquides.

La gêne respiratoire ou dyspnée est plus ou moins accentuée. Chez les nouveau-nés elle se manifeste par la fréquence des mouvements respiratoires, le soulèvement rapide des ailes du nez.

La *fièvre* est élevée dans la première huitaine de la maladie, principalement chez l'enfant, 39° à 40°. Elle s'abaisse progressivement dans les dix jours suivants.

État général. — L'enfant est grognon, agité. Il dort mal, refuse de s'alimenter, vomit après la toux. La fièvre l'abat, le rend somnolent. Les selles changent de couleur.

L'adulte supporte mieux la fatigue de la bronchite; mais la toux est quelquefois abominablement pénible.

Chez la femme enceinte, dont les os sont friables, légèrement décalcifiés, les efforts de toux peuvent produire des fractures de côtes, ainsi que je l'ai constaté. Au moment de la fracture la femme ressent une douleur aiguë au point fracturé.

Pronostic. — Le pronostic de la bronchite simple est bénin ; mais chez le nourrisson il faut toujours craindre la terrible complication qu'est la broncho-pneumonie.

Traitement. — Le traitement comporte avant tout l'application de révulsifs sur le thorax.

Au premier rang de ceux-ci pour les adultes nous devons placer les ventouses.

Ventousage du thorax. — Il consiste à couvrir de ventouses, la poitrine, le dos, les côtés ; leur nombre varie de 40 à 60 ; 4 à 5 ventouses scarifiées seront placées aux endroits indiqués par le médecin.

Ventouses sèches. — On se sert de verres spéciaux dits verres à ventouses, dans lesquels on introduit rapidement un morcean de coton, trempé dans l'alcool et monté sur une tige, de façon à échauffer l'air de la ventouse, et par conséquent à le dilater. A ce moment on applique bien hermétiquement la ventouse sur la peau ; l'air en se refroidissant se contracte, aspire la peau dans son intérieur et la congestionne. Lorsque toutes les ventouses sont placées, on les laisse un quart d'heure puis on les enlève en déprimant la peau sur leur bord afin de laisser pénétrer l'air.

Deux précautions sont à prendre ; se servir de ventouses propres, et se hâter dans l'application pour ne pas fatiguer le malade.

Il faut de plus ne pas chauffer les bords de la ventouse pour éviter des brûlures au malade.

Ventouses scarifiées. — La scarification de la ventouse est obtenue à l'aide d'un appareil dénommé scarificateur comportant une série de lames coupantes, qui, mises en mouvement automatiquement et rapidement au moyen d'un ressort, viennent inciser la peau en plusieurs endroits, dans l'étendue d'une surface que pourra recouvrir un verre à ventouse.

Pour ces scarifications on procède de la façon suivante :

A l'endroit désigné on applique le nombre de *ventouses sèches* à scarifier. On les laisse cinq minutes en place de façon à bien congestionner la peau qui conservera la trace de la ventouse sous forme d'une ecchymose. Sur cette ecchymose on applique le scarificateur qui coupe la peau en plusieurs endroits. Pour la deuxième fois et au même endroit, recouvrant par conséquent les incisions, on repose le verre à ventouse; le sang aspiré, à l'intérieur de la ventouse, l'emplit plus ou moins; on enlève la ventouse quand l'écoulement est terminé.

Avec une seule ventouse bien mise et de dimension moyenne, on peut de cette façon retirer la valeur de 10 centimètres cubes à 15 centimètres cubes de sang.

Cataplasme sinapisé. — Un révulsif très usité est le cataplasme sinapisé.

Pour le faire, voici comment l'on procède :

On prend une certaine quantité de farine de lin, variable suivant l'étendue du cataplasme.

On cuit cette farine avec de l'eau dans une casserole. On mélange bien l'eau et la farine pendant la cuisson et l'on s'arrange pour donner au tout la consistance d'une pâte demi solide.

Au moment de verser la pâte dans la mousseline, taillée pour le cataplasme, on mélange à la farine de lin un 1/3 de moutarde (pour adulte) délayée dans un peu d'*eau froide* (un 1/5 seulement pour enfant). La mousseline étant repliée, le cataplasme doit être utilisé de suite. Mais il faut avoir grand soin d'avoir préparé une pâte de lin à une température supportable, faute de quoi on déterminerait d'horribles brûlures.

A chaque instant on voit de malheureux enfants dont la poitrine porte des cicatrices indélébiles de brûlures, occasionnées par un cataplasme trop chaud.

La durée d'application est variable, dix minutes pour un adulte, quatre minutes pour un nourrisson. On lèvera de temps en temps le bord du cataplasme pour examiner la peau et on l'enlèvera dès que celle-ci sera fortement rouge.

Le cataplasme une fois levé, la peau est poudrée de talc ou d'amidon.

Un deuxième procédé consiste à étendre la farine de moutarde en une couche recouvrant la farine de lin, sans mélanger et à poser sur la peau le côté correspondant à la moutarde.

Un troisième procédé consiste à enfermer seule dans la mousseline la farine de lin, et à saupoudrer de farine de moutarde le côté de mousseline qui sera en contact avec la peau. Dans ce cas les grains de moutarde restent collés à la peau d'où la nécessité de procéder à son lavage pour éviter une cuisson prolongée et inutile.

TRAITEMENT DES SYMPTÔMES. — Contre la fièvre et l'agitation on emploie chez l'enfant, avec grand succès, les *grands bains*.

Ils seront donnés à des températures différentes suivant les âges.

Les nourrissons supportent plus difficilement que les enfants plus âgés les températures de 30 à 32°.

Pour eux le bain sera donné à 34°-35°, à moins d'indications spéciales. Sa durée sera de cinq minutes.

Cette balnéation abaisse la température et calme l'enfant, On la renouvellera trois fois dans les vingt-quatre heures ou toutes les trois heures.

Dans le bas âge, les antithermiques ordinairement employés sont l'antipyrine en paquet de 0gr,10 à 0gr,20, ou les suppositoires renfermant soit de l'antipyrine, soit du sulfate de quinine.

Suppositoire :

Beurre de cacao	1 gr.
Sulfate de quinine.	0gr,15

Un suppositoire par jour.

Chez les adultes, le sulfate de quinine doit être considéré comme le meilleur médicament à la dose quotidienne de 0gr,50 ou plus. Chez la femme enceinte, ce médicament doit être manié avec prudence. Certains médecins pensent à juste titre que même à doses moyennes il serait abortif, il ne faut donc pas se mettre dans le cas d'être accusé d'avoir favorisé une fausse-couche ; quand bien même celle-ci relèverait de la bronchite et non du sulfate de quinine.

Chez la femme enceinte, on peut lutter avantageusement contre l'élévation de la température au moyen de lotions froides, faites rapidement sur tout le corps et renouvelées toutes les trois heures. En pareil cas l'eau dont on se servira sera à la température de 20° à 25°.

Contre la toux. — Au début, lorsque la toux est sèche, quinteuse les inhalations de vapeur d'eau de guimauve amèneront une sédation des phénomènes douloureux en aidant la liquéfaction des sécrétions.

Plus tard on calmera la toux chez les adultes avec les préparations opiacées.

Par exemple : 40 grammes de *sirop de codéine* par vingt-quatre heures en plusieurs fois.

Chez l'enfant, à l'opium difficile à manier, on substituera *le bromure de potassium.* L'enfant se trouve fort bien du vomitif.

Le vomitif calme la toux, en permettant à l'enfant de vomir les crachats contenus dans l'estomac et dans les bronches. Le vomitif de choix chez le nourrisson est :

Sirop d'ipéca.	20 gr.
Poudre d'ipéca	0gr,04

Donner toutes les dix minutes une cuillerée à café jusqu'à effet vomitif.

Ne pas dépasser quatre cuillerées à café.

Les inconvénients du vomitif sont la fatigue et la dépression dans laquelle ils plongent quelquefois le petit malade ; aussi, est-il de règle de ne pas le prescrire à ceux qui sont trop affaiblis. S'il est nécessaire, après le vomitif, on frictionnera énergiquement l'enfant avec de l'alcool, de l'eau de Cologne pour relever les battements du cœur défaillant.

A défaut de vomitif, on obtient encore le vomissement en introduisant le manche d'une cuiller jusqu'au fond de la gorge.

Pour tarir l'expectoration. — On prescrit, quand le moment est venu, les infusions de feuilles d'eucalyptus, le benzoate de soude à la dose de $0^{gr},50$ à 1 gramme par jour (pour enfants et adultes).

Chez l'enfant, on donnera une à trois cuillerées à café de sirop de tolu par vingt-quatre heures à prendre dans un peu de lait.

Broncho-pneumonie.

La *broncho-pneumonie*, comme l'indique son nom, procède à la fois d'une inflammation des bronches et du poumon.

Dans le poumon, l'inflammation occupe différentes régions. Les territoires malades sont plus ou moins nombreux, plus ou moins étendus, et c'est de leur nombre, de leurs dimensions, ainsi que de la cause de la maladie que dépend le pronostic de cette affection toujours très grave.

La broncho-pneumonie est particulièrement dangereuse chez le nourrisson, et chez la femme atteinte d'infection puerpérale.

Chez le nourrisson, elle obstrue les bronches grosses et petites ; la bronchite des petites bronches porte le nom de *bronchite capillaire*.

Rarement primitive, cette maladie succède le plus souvent à la bronchite et se montre comme complication de toutes les fièvres éruptives, de la coqueluche, de la grippe, etc.

La broncho-pneumonie se développant sur un terrain débilité par la tuberculose, le diabète, l'albuminurie, est presque toujours mortelle.

Symptômes. — Dans cette maladie, *la température* n'a pas une marche régulière. Elle est toujours très élevée à certaines périodes de la maladie et indique, au moment où elle monte, une nouvelle extension du mal.

La température fait des bonds fréquents ; elle est deux à trois jours à 40°, 41°, redescend à 38°, puis remonte. Elle est oscillante pendant toute la durée de l'affection qui varie de dix jours à cinq semaines.

La dyspnée, c'est-à-dire la difficulté de la respiration, est ce qui gêne le plus les malades.

Chez l'enfant la poitrine se soulève rapidement, les ailes du nez battent. L'enfant *étouffe* plus qu'il ne respire. Il se dresse sur son lit, s'assoit, s'agite ou, au contraire, s'immobilise tout entier occcupé à une seule chose, à respirer. Il ne s'assoupit et ne semble profiter d'un peu de calme qu'au moment où épuisé il prend un repos trompeur, simple avant-coureur de la mort.

Rien n'est plus affreux à observer que ce combat contre l'asphyxie chez l'enfant haletant, ou chez la femme en couches infectée, dont l'intelligence intacte suppute les progrès du mal et en annonce la marche fatale.

Les signes d'auscultation de la broncho-pneumonie sont ceux de la bronchite, auxquels s'ajoutent des bruits de souffle, indiquant une inflammation propagée au poumon. Ces souffles se déplacent suivant les territoires envahis.

Il existe de *la toux quinteuse*, de *la cyanose* des lèvres et des extrémités, *une accélération du pouls*, qui traduit l'état du cœur et dont la petitesse, l'irrégularité doivent être prises en sérieuse considération.

Chez l'enfant les phénomènes nerveux tels que les *convulsions*, ne sont pas exceptionnelles.

PRONOSTIC. — Le pronostic, toujours très grave, dépend de la cause de la maladie et de la santé antérieure du sujet chez lequel elle évolue.

TRAITEMENT. PROPHYLAXIE. — La broncho-pneumonie doit être considérée comme *une maladie contagieuse* éminemment redoutable. L'*isolement* s'impose donc pour mettre à l'abri les autres personnes de l'entourage. Même deux enfants atteints de la même maladie, rougeole ou coqueluche par exemple, devront être séparés si l'un des deux vient à contracter une broncho-pneumonie.

TRAITEMENT SYMPTOMATIQUE. — Semblable à celui de la bronchite, il faut lui ajouter les moyens destinés à lutter contre la dyspnée et l'hyperthermie, destinés aussi à soutenir le système nerveux et le cœur, destinés encore à la période de convalescence à tonifier le malade.

Contre la dyspnée et l'élévation de la température, rien n'est supérieur à l'*enveloppement du thorax* dans une serviette mouillée.

Qu'il s'agisse d'adultes ou d'enfants, le mode de procéder est identique, avec cette différence, que pour le nourrisson on peut élever légèrement la température de l'eau s'il y a tendance à la cyanose. Chez eux on peut ne maintenir l'enveloppement que pendant quatre à cinq minutes, tandis que chez l'enfant plus âgé et l'adulte il doit être laissé dix à vingt minutes. On prend une serviette ou une couche suffisamment grande pour envelopper le thorax. On trempe ce linge dans de l'eau à la température de 18°; on l'exprime et on l'applique tout autour du thorax. Pardessus la serviette on place un taffetas gommé, qui la recouvre entièrement, puis une couche d'ouate et un bandage.

Suivant les nécessités on renouvelle ces enveloppements toutes les deux ou trois heures.

Chez les enfants, on peut les alterner avec les grands bains à 28° ou 34°, tout en surveillant très attentivement chez les petits l'action de ces pratiques hydrothérapiques, dangereuses dans quelques cas par les accès de cyanose qu'elles provoquent.

Si le résultat obtenu n'est pas satisfaisant, on substituera aux bains et enveloppements du thorax, le drap mouillé, qui largement imbibé d'eau à 20° est développé sur un lit de sangle où le malade vient se coucher. On referme le drap sur le malade, et on recouvre le tout d'une couverture de laine préalablement disposée sur le lit.

Un peu d'alcool sous forme de grogs légers, ou d'une vingtaine de gouttes de cognac dans de l'eau sucrée pour le nourrisson, est un adjuvant qui n'est pas à dédaigner.

Enfin l'emploi du collargol en pommade pour une friction matin et soir rentre dans la thérapeutique destinée à combattre la fièvre et l'infection.

Pommade :

Collargol	8 gr.
Lanoline sans eau	50 —

Après lavage de la peau à l'eau, au savon, à l'alcool, prendre gros comme une noisette de cette pommade et frotter pendant cinq minutes.

Contre les défaillances nerveuses et cardiaques. — Injections sous-cutanées d'*huile camphrée*, 0gr,10 de camphre pour 1 centimètre cube. Injecter 2 à 5 centimètres cubes par jour chez l'adulte ; 1/2 à 1 centimètre cube en deux fois chez les nourrissons.

L'huile camphrée s'adresse surtout au système nerveux ; le médicament suivant au cœur :

Injection sous-cutanée de sulfate de spartéine 0gr,05 pour 1 centimètre cube.

1 à 3 centimètres cubes par jour chez l'adulte ; 1/4 de centimètre cube chez un nourrisson.

Un des meilleurs médicaments que nous possédions pour

stimuler les forces de résistance du malade est l'acétate d'ammoniaque.

Il s'administre en potion depuis 0gr,25 jusqu'à 6 et 7 grammes suivant l'âge.

A la convalescence, l'enfant relevant de broncho pneumonie sera soigné tout particulièrement. L'alimentation qui pendant la maladie avait été surtout composée de laitage ou purées, sera plus réparatrice (jus de viande, viande pulpée, gelées de poulet).

Chez les adultes on peut adjoindre à ces prescriptions quelques toniques tels que l'extrait mou de quinquina à la dose de 2 grammes par jour.

Pneumonie.

La *pneumonie* est l'inflammation de tout un lobe du poumon par un microbe appelé *pneumocoque.* Elle siège en général d'un seul côté, le plus souvent à la base des poumons, quelquefois à l'un des sommets.

Primitive ou secondaire à une bronchite légère, elle s'annonce toujours par des symptômes bruyants.

Symptômes. — La température s'élève brusquement à 40° ; un frisson violent secoue le malade ; une douleur vive est ressentie dans le côté correspondant à la pneumonie ou au niveau du ventre. Souvent le malade vomit et se plaint d'une grande gêne respiratoire.

Rapidement il tousse et s'il ne s'agit pas d'un enfant, il crache en émettant une expectoration caractéristique, *rosée ou rouillée,* très collante.

L'auscultation, au point malade, fait entendre des râles *crépitants,* puis un souffle intense dit *tubaire.*

La percussion au même niveau donne un son mat, et les vibrations sont augmentées, ce qui est le contraire de la pleurésie.

La pneumonie dure de six à huit jours ; la température tombe brusquement, le malade transpire abondamment, urine de même ; il fait sa crise de guérison.

Chez certains individus débilités antérieurement, la pneumonie au lieu de guérir continue à évoluer et, comme toute autre inflammation, elle arrive à la période de suppuration.

Dans ce cas, le malade crache du pus vert noirâtre (*jus de pruneaux*), la température ne tombe pas et, rapidement, la mort survient.

Points particuliers à connaître pour une sage-femme. — La pneumonie chez la femme qui vient d'accoucher, soit qu'elle se déclare peu de temps après l'accouchement, soit, surtout, qu'elle débute avant l'accouchement, est particulièrement grave et souvent suivie d'une issue fatale avant même que la maladie ne passe à la phase de suppuration.

La pneumonie du nourrisson est exceptionnelle, celui-ci étant bien plus sujet à la broncho-pneumonie.

L'enfant né viable d'une mère atteinte de pneumonie au moment de son accouchement succombe peu de temps après la naissance, sans présenter toujours, mais cependant en présentant quelquefois, des signes d'infection semblables à ceux de la mère.

Chez l'enfant plus âgé atteint de pneumonie, la maladie ne se manifeste quelquefois pendant les quatre ou cinq premiers jours que par une élévation considérable de la température et une douleur siégeant au niveau de l'abdomen, pouvant par cela même donner le change pour une douleur d'appendicite.

Dans d'autres cas la pneumonie, principalement chez l'enfant si elle siège à l'un des sommets, simule une méningite et il existe une difficulté considérable à différencier ces deux états, si l'on n'a recours à une ponction lombaire permettant de conclure ou non en faveur d'une méningite d'après l'examen du liquide céphalo-rachidien.

Avoir toujours présent à l'esprit que l'enfant ne crache pas.

Traitement. — La pneumonie se traite à peu près comme la broncho-pneumonie. On met en œuvre contre elle la révulsion (ventouses scarifiées et sèches), l'hydrothérapie (enveloppement dans le drap et la serviette mouillée) ; les antithermiques (sulfate de quinine) ; les toniques (alcool, champagne) (voir broncho-pneumonie).

Pleurésie.

La pleurésie est l'inflammation de la plèvre. Celle-ci est dite *sèche*, lorsqu'il n'y a pas de liquide épanché dans sa cavité, et *avec épanchement* lorsque s'accumule du liquide dans l'intérieur de la plèvre.

Le liquide collecté dans la pleurésie peut être de nature différente ; le plus souvent il est *séro-fibrineux*, c'est-à-dire transparent, légèrement jaunâtre. Par le repos dans un verre il se forme dans son intérieur un caillot constitué par de la fibrine.

Le liquide peut être *purulent* et se présenter sous un aspect laiteux jaune, verdâtre plus ou moins fluide.

Enfin, dans quelques circonstances, le liquide retiré de la plèvre est rouge, sanglant, on dit la pleurésie *hémorragique*.

La pleurésie type qu'on rencontre le plus souvent, est la pleurésie dite *a frigore* ou encore à épanchement séro-fibrineux aigu.

Cette forme de pleurésie n'est, dans la presque unanimité des cas, qu'une détermination de la tuberculose sur la plèvre, tuberculose atténuée et curable.

Symptômes. — Brusquement au cours d'une santé d'apparence excellente le malade ressent des frissons et un violent point de côté comme dans la pneumonie.

La toux quinteuse, sèche, réveille à chaque effort une vive douleur thoracique, aussi le malade évite-t-il de tousser, de respirer même. La dyspnée devient intense ; les premiers signes correspondent à la phase du début de l'épanchement.

Dès que celui-ci est moyennement abondant, la gêne respiratoire, la douleur, la toux disparaissent et l'on n'a plus pour diagnostiquer la maladie que la fièvre et les signes d'auscultation.

Au niveau de la pleurésie, l'oreille perçoit un souffle à timbre doux, les phénomènes que nous avons décrits sous les noms de pectoriloquie aphone, d'égophonie. La percussion de la poitrine rend un son mat et les vibrations thoraciques sont abolies. La durée de cette affection est variable, trois à cinq semaines.

Dans les cas simples le liquide épanché se résorbe, mais il arrive fréquemment que son abondance nécessite sa soustraction à l'aide d'un appareil dit aspirateur.

L'abondance du liquide peut en effet présenter des inconvénients sérieux. Le liquide remplit une partie du thorax et refoule les organes qu'il renferme. Le poumon du côté malade se laisse comprimer à la manière d'une éponge ; il n'y a pour lui que demi-mal, mais le cœur ne peut subir pareille pression sans dommage. Pour lutter contre l'envahissement du liquide, il se laisse refouler en masse ; il fuit devant le liquide, on dit qu'il se déplace. Ce mouvement le porte soit vers la droite (pleurésie gauche), soit plus rarement vers la gauche (pleurésie droite). On note ce déplacement par l'endroit de la poitrine où l'on voit battre la pointe du cœur. Une position anormale de la pointe du cœur, rejetée loin en dehors de la situation qu'elle devrait occuper, est la meilleure indication pour le médecin de procéder à l'évacuation du liquide.

Traitement. — En dehors de la ponction, la pleurésie se traite par l'application de ventouses sèches sur le thorax, et les tisanes diurétiques, queues de cerises par exemple, qui en augmentant la quantité des urines ont tendance à diminuer l'épanchement.

Pleurésie purulente. — *La pleurésie purulente* est consécutive à un état infectieux généralement grave, tel que par exemple l'infection puerpérale. En même temps que la plèvre, le poumon est atteint de congestion, de pneumonie ou de broncho-pneumonie.

Plus rarement la pleurésie purulente est lente et torpide dans son évolution, dans ce cas elle relève de la tuberculose; ce n'est pas de cette forme que nous nous occuperons.

Symptômes. — Les signes de la pleurésie purulente sont calqués sur ceux de la pleurésie séro-fibrineuse, avec cette différence que dans la première les phénomènes généraux, abattements, frissons, pâleur ainsi que la fièvre sont beaucoup plus marqués.

La meilleure façon de diagnostiquer cette forme de pleurésie, est la ponction exploratrice de la plèvre faite aseptiquement et permettant de reconnaître *de visu* la nature du liquide.

Cette dernière considération s'applique également à la pleurésie dite *hémorragique* dont la cause la plus habituelle est la tuberculose.

L'évolution de la pleurésie purulente abandonnée à elle-même est grave et souvent mortelle. Ici comme ailleurs une collection purulente non évacuée finit par empoisonner le malade.

La nature remédie jusqu'à un certain point au défaut d'évacuation, en provoquant dans quelques cas une *vomique*.

On entend par là l'ouverture spontanée de la pleurésie purulente dans les bronches, à travers le poumon, et le rejet par la bouche de la collection pleurale. Cette issue de la pleurésie purulente n'est pas sans danger, car une grande quantité de liquide envahissant subitement les bronches peut étouffer le malade.

D'autre part ces ouvertures par le poumon ne sont pas suffisamment grandes, ni suffisamment bien placées par rapport à la collection de la plèvre pour que le pus se vide complètement; aussi est-il rare que cette vomique, quand elle ne tue pas, guérisse complètement le malade.

Traitement. — Le traitement de la pleurésie purulente consiste dans l'ouverture de la plèvre avec le bistouri, en ayant soin quelquefois pour ménager un orifice assez grand, de couper une côte ou deux sur une longueur de plusieurs centimètres.

Tuberculose pulmonaire.

La tuberculose pulmonaire est l'affection, qui en dehors des épidémies passagères, tue le plus grand nombre d'individus de tout âge et de tout sexe.

Elle les tue à longue échéance, aussi pendant longtemps le caractère contagieux de la maladie a-t-il échappé.

Aujourd'hui mieux instruits, nous savons que la tuberculose est contagieuse. La contamination se fait par l'absorption soit par les voies respiratoires, soit par les voies digestives de produits tuberculeux contenant les bacilles de la maladie.

Les crachats desséchés, réduits en poussières sont les agents les plus ordinaires de la propagation de la tuberculose.

La connaissance exacte de la façon dont on prend la maladie nous apprend également comment on l'évite. La sage-femme, détenant de parson instru ction médicale une influence qui peut s'exercer sur son entourage, doit à la fois lutter contre les fautes d'hygiène qu'elle verra commettre autour de ses accouchées et qui amèneraient une contamination possible de la femme en couches ou du nourrisson, et s'élever en même temps contre la tendance assez développée dans certains milieux trop et mal éduqués, tendance qui fait considérer tout tuberculeux comme un paria, dont il faut se garder à tout prix.

Décrire en quelques lignes la symptomatologie de la tuberculose pulmonaire est chose impossible; faire comprendre l'évolution de la maladie est plus aisé. C'est à quoi nous nous emploierons dans l'exposé qui va suivre. Mais nous tenons à insister sur quelques notions capitales en ce qui concerne la réaction des femmes enceintes et des nourrissons vis-à-vis de la tuberculose.

a. La grossesse est relativement assez bien supportée par les tuberculeuses, à condition que les lésions pulmonaires ne soient pas trop avancées; mais le traumatisme produit par l'accouchement donne une poussée terrible à la maladie : il semble que l'incendie s'allume après lui et consume rapidement la malade.

Chez les tuberculeuses avancées, il est presque de règle de voir se produire l'avortement ou l'accouchement prématuré. Bien souvent la grossesse s'arrête entre le sixième et le septième mois.

b. Chez les nourrissons la tuberculose est rare, même s'ils sont issus de mères tuberculeuses. Dans les cas exceptionnels où les enfants sont atteints, ce qui ne peut guère se déceler que par l'état de cachexie dans lequel ils tombent, la tuberculose se généralise et est rapidement mortelle.

Symptômes. Évolution. — La tuberculose pulmonaire revêt toutes les formes des inflammations broncho-pulmonaires. On peut suivant les malades, suivant les moments de la maladie percevoir soit des signes de bronchite, soit des signes de pneumonie, soit des signes de broncho-pneumonie.

Ce qui est très spécial à la tuberculose dans sa symptomatologie physique c'est l'ensemble des phénomènes correspondant à la présence de cavernes dans l'intérieur des poumons. Au nombre de ceux-ci il faut placer en première ligne les râles cavernuleux ou caverneux, ou encore le gargouillement, bruits qui donnent à l'oreille la sensation d'un courant d'air venant remuer du liquide enfermé dans une poche de dimension plus ou moins grande.

La toux est un signe constant dans cette affection ; et l'expectoration qui l'accompagne est constituée par des crachats verdâtres purulents qui, à l'examen microscopique après coloration, montrent la présence de nombreux bacilles de la tuberculose ou bacilles de Koch.

La fièvre des tuberculeux est variable. On peut dire qu'elle est en rapport avec la gravité du mal.

L'état général laisse peu ou beaucoup à désirer ; deux choses dominent, ce sont l'amaigrissement et les transpirations abondantes.

La tuberculose pulmonaire revêt deux formes principales : l'une aiguë ressemblant à une maladie infectieuse quelconque ; l'autre plus lente, subaiguë chronique.

Pour comprendre l'évolution de la forme aiguë, il suffit de savoir que les bacilles envahissent en masse tout le poumon, créant des lésions toxi-infectieuses tuant le malade par hyperinfection sans laisser à ces bacilles le temps de végéter dans l'organe et de le détruire morceaux par morceaux.

Ce type porte encore le nom de *granulie*, terme indiquant que les bacilles ont eu le temps de se développer assez pour produire dans l'intérieur du poumon des petites formations semblables à des grains de chènevis.

Dans la deuxième forme, l'affection a été plus localisée. Elle s'est cantonnée à une partie du poumon, le sommet en général, et c'est là que le bacille a progressé lentement, luttant contre les défenses que lui oppose l'organisme. De cette lutte résultent les différents aspects sous lesquels se présente la tuberculose chronique

Le bacille engendre la granulation, la granulation le tubercule, d'où la maladie tire son nom, c'est-à-dire une nodosité plus ou moins considérable, de consistance assez dure, de coloration blanchâtre à la coupe, et dont le centre est en train de se ramollir.

C'est la destination de ces tubercules de se mortifier vers leur partie centrale, de se liquéfier par un processus de suppuration. Lorsqu'ils ne sont pas renfermés dans une coque solide, ou lorsqu'ils s'ouvrent à travers un orifice de cette coque, dans une cavité correspondant avec l'extérieur comme les bronches, ils s'y vident, laissant une caverne dont les parois farcies de bacilles continuent à s'étendre dans le poumon et augmentent sans cesse la dimension de la cavité. Les sécrétions emplissant la caverne, sont rejetées au dehors au fur et à mesure de leur formation.

Rapidement ces cavités suppurantes sont envahies par d'autres microbes que ceux de la tuberculose et la présence de ces microbes associés au bacille de Koch entretient ou plutôt augmente la suppuration et dans nombre de cas conditionne le mauvais état général des tuberculeux.

Pronostic. — La tuberculose pulmonaire, a-t-on dit, est la plus curable des maladies.

Cette opinion émise et soutenue par des médecins éminents mérite explication. Elle repose sur une confusion provenant à mon sens d'une erreur médicale. Voici sur quels faits elle s'appuie :

A l'autopsie de presque tous les adultes morts d'une affection quelconque, on trouve un certain nombre de tubercules guéris par transformation en tissu calcaire; d'où cette conclusion que dans la majorité des cas la tuberculose est curable. Nous savons aujourd'hui que ces tubercules calcaires sont souvent susceptibles de reproduire la tuberculose chez les animaux (cobaye) auxquels on les inocule ; cette expérience prouve que la tuberculose n'est pas éteinte. De ce qu'une série d'individus soit plus ou moins réfractaire à la tuberculose il ne s'ensuit malheureusement pas que cette loi soit générale, tant s'en faut.

Il y a tout un groupe d'individus chez lesquels la tuberculose commençant par des lésions locales, continue à évoluer fatalement quoi qu'on fasse, plus ou moins vite, plus ou moins lentement.

Chez les premiers, ceux qui calcifient leurs lésions, la maladie la plupart du temps n'a pas existé; à aucun moment ils ne se sont soignés pour quoi que ce soit. Ils n'ont pas été malades au sens clinique du mot. Les seconds au contraire succombent le plus souvent, et si chez une grande partie d'entre eux, les lésions s'atténuent, il n'est pas rare de voir celles-ci reprendre sous une autre forme plusieurs années après leur apparente guérison.

En un mot la tuberculose pulmonaire est spontanément curable, elle n'est pas très modifiable par les procédés thérapeutiques dont nous disposons actuellement. Elle le deviendra sans doute quand on aura découvert un remède nouveau, c'est tout ce que nous sommes autorisés à dire.

La tuberculose pulmonaire est compatible avec une existence prolongée quand elle reste locale ; et c'est vers ce résultat que doivent tendre tous nos efforts.

Traitement. — Le traitement de cette maladie est surtout hygiénique, le médicament n'intervenant que pour combattre tel ou tel symptôme.

L'hygiène réside dans une formule assez peu compliquée :

Repos. Aération. Lumière. Vie a la campagne. — Alimentation suffisante avec adjonction de 100 à 120 grammes de viande crue de cheval par vingt-quatre heures ; la viande de cheval ayant cet avantage d'avoir peu de goût et de ne pas donner, comme le bœuf, le ver solitaire.

Eviter les excès de boissons, les fatigues de toute espèce.

Les médications seront dirigées contre la toux, les crachements de sang (hémoptysies), les transpirations.

Il est tout à fait inutile d'essayer de donner même un aperçu de ce qui a été préconisé pour améliorer le sort des phtisiques.

CHAPITRE V

MALADIES DU CŒUR CHEZ LA FEMME ENCEINTE. LEUR RÉPERCUSSION SUR LA GROSSESSE ET L'ACCOUCHEMENT. — MALFORMATIONS CONGÉNITALES DU CŒUR. LEURS CAUSES ET LEURS SIGNES CHEZ L'ENFANT.

Considérations sur le fonctionnement défectueux des valvules du cœur.

Le cœur, d'où partent les contractions destinées à envoyer le sang dans la grande circulation et la petite (circulation pulmonaire) est un organe creux à quatre cavités, deux oreillettes (droite et gauche), deux ventricules (droit et gauche). Chaque oreillette déverse son sang dans le ventricule correspondant ; et ce ventricule le chasse, le droit dans l'artère pulmonaire, le gauche dans l'aorte.

Entre les oreillettes et les ventricules existent des valvules ou clapets, disposés de telle façon qu'ils se ferment lorsque les ventricules se contractent, en sorte que le sang se trouve dans l'impossibilité d'être poussé dans les oreillettes et doit suivre la voie qui s'ouvre devant lui, c'est-à-dire la voie des gros vaisseaux : aorte et artère pulmonaire.

Le sang, ayant ainsi pénétré dans ces deux artères, est empêché de refluer dans les ventricules, au moment où ceux-ci cessent leurs contractions, par la présence à l'entrée de l'aorte et de l'artère pulmonaire, d'un système de valvules (valvules sigmoïdes) qui se ferment dès que le ventricule entre en repos.

C'est le mécanisme si délicat de ces quatre groupes de valvules (*a, valvule mitrale* entre l'oreillette et le ventricule gauche ; *b, valvule tricuspide* entre l'oreillette et le ventricule droit ; *c* et *d, valvules sigmoïdes* à l'entrée de l'aorte et de l'artère pulmonaire) qui, pour des causes multiples, au nombre desquelles il faut placer en première ligne le rhumatisme et la tuberculose, vient parfois à se fausser et à créer la majorité des affections du cœur.

Ces différentes valvules sous l'influence de l'inflammation toxi-microbienne se gonflent, se durcissent et finalement ne remplissent plus le rôle qu'on doit en attendre.

Comme dans une pompe, dont le clapet fuit, au moment où il devrait fermer complètement certaine direction au liquide aspiré, les valvules du cœur se mettent à fuir elles aussi, c'est-à-dire à ne plus empêcher le sang d'aller là où il ne devrait pas retourner.

En voici un exemple, la valve mitrale entre l'oreillette et le ventricule gauche vient-elle à fuir, ou devient-elle *insuffisante* pour parler un langage médical ; le sang, au moment de la contraction du ventricule gauche, au lieu de s'engager exclusivement dans l'aorte, passera en partie à travers la valve mitrale insuffisante et entrera dans l'oreillette gauche. Résultat : l'aorte ne reçoit pas assez de sang et n'en distribue pas assez à ses branches, qui vont irriguer tout l'organisme sauf les poumons : l'oreillette gauche reçoit trop de sang puisqu'elle se remplit 1° comme chez tout individu normal avec le sang que lui apportent les veines pulmonaires, 2° avec une partie du sang qui devrait passer dans l'aorte et qui ne lui était nullement destiné. Gorgée de sang, l'oreillette se dilate comme un réservoir élastique trop plein, elle arrête l'écoulement de sang des veines pulmonaires puisqu'elle se trouve en partie pleine au moment où elle devrait être vide.

Le sang stagne non seulement dans les veines pulmonaires mais aussi dans les poumons d'où arrivent ces veines et les poumons se congestionnent.

On peut tenir le même raisonnement pour l'un des

quatre systèmes de valvules plus haut mentionnées, lorsqu'elles deviennent insuffisantes.

Au cas où l'un des quatre orifices, par lesquels passe le sang pour aller des oreillettes dans les ventricules, ou des ventricules dans les artères, se rétrécit, la gêne du cœur se fait différemment. Supposons par exemple que l'orifice aortique soit plus étroit qu'il ne devrait; le ventricule gauche ne pourra envoyer dans l'aorte pendant le temps de sa contraction tout le sang qu'il contient, puisque la porte de sortie a été rétrécie.

Résultat : il garde dans sa cavité une certaine quantité de sang, dont il ne peut se débarrasser au moment où il aurait besoin de toute sa place pour recevoir le sang lui arrivant normalement de l'oreillette gauche par l'orifice mitral. Aussi ce ventricule se dilate-t-il; faisant plus d'efforts pour vaincre la résistance que lui oppose l'orifice aortique rétréci il prend peu à peu plus de force comme tout muscle que l'on fait travailler et à la dilatation s'ajoute de l'hypertrophie musculaire, en résumé le ventricule grossit.

Comme plus haut, un raisonnement analogue peut s'appliquer à tous les orifices du cœur.

Les insuffisances et rétrécissements des orifices du cœur donnent lieu à des bruits, surajoutés à ceux que l'on entend en auscultant un cœur normal. Ces bruits produits par le passage du sang à travers des conduits toujours étroits, même lorsqu'ils sont insuffisants, sont tous semblables à eux-mêmes bien que plus ou moins forts et sont soufflants, d'où le nom de *souffles* qui leur est donné.

Suivant l'endroit du cœur où on les entend le mieux (pointe ou base), suivant le moment de la révolution du cœur où on les perçoit, contraction des ventricules (systole) ou repos des ventricules (diastole), le médecin leur attribue leur signification véritable et dit qu'il s'agit soit d'*insuffisance* soit de *rétrécissement* de tel ou tel orifice.

A ces notions succinctes il faut en ajouter une très importante. Lorsque le cœur ou encore le myocarde, c'est-à-dire le muscle cardiaque, est épuisé par une lutte trop longue, par un travail trop fatigant nécessité par le trouble qu'apportent dans son fonctionnement les insuffisances et les rétrécissements, il est vaincu et se contracte mal comme tout muscle de l'économie qu'on aurait surmené. Il cesse de battre régulièrement et devient incapable de chasser le sang qui se trouve dans son intérieur : on dit qu'il entre en *asystolie*.

Ce mot indique qu'il n'existe pour ainsi dire plus de systole du cœur, c'est-à-dire plus de contraction.

Vouloir approfondir plus intimement le mécanisme des maladies du cœur sortirait du cadre de cet ouvrage destiné à des auxiliaires des médecins et non à des médecins eux-mêmes.

Cependant il n'est pas inutile qu'une sage-femme sache reconnaître à quelques signes extérieurs les troubles occasionnés par les affections du cœur.

De quelques phénomènes devant attirer l'attention sur le cœur.

Dyspnée. — La dyspnée c'est-à-dire l'essoufflement trop facile à l'occasion du moindre mouvement est au nombre des signes dont se plaignent souvent les cardiaques.

Vertiges. — Les vertiges se voient lorsque l'aorte recevant peu de sang, il en arrive au cerveau une quantité insuffisante. Dans ce cas, le visage est pâle parce que mal irrigué.

Cyanose. — Une cyanose légère indique une congestion passive du poumon (comme nous l'avons vue se produire plus haut dans le cas de lésion mitrale). Les poumons congestionnés fonctionnent mal, le sang n'y trouve pas la quantité d'oxygène désirable.

Œdème. — Surtout marqué au niveau des membres inférieurs, il est la preuve que le cœur se fatigue, se vide

Œdème de la jambe gauche, comme on peut le rencontrer dans les affections du cœur. La jambe droite est représentée normale pour comparer.

PLANCHE III

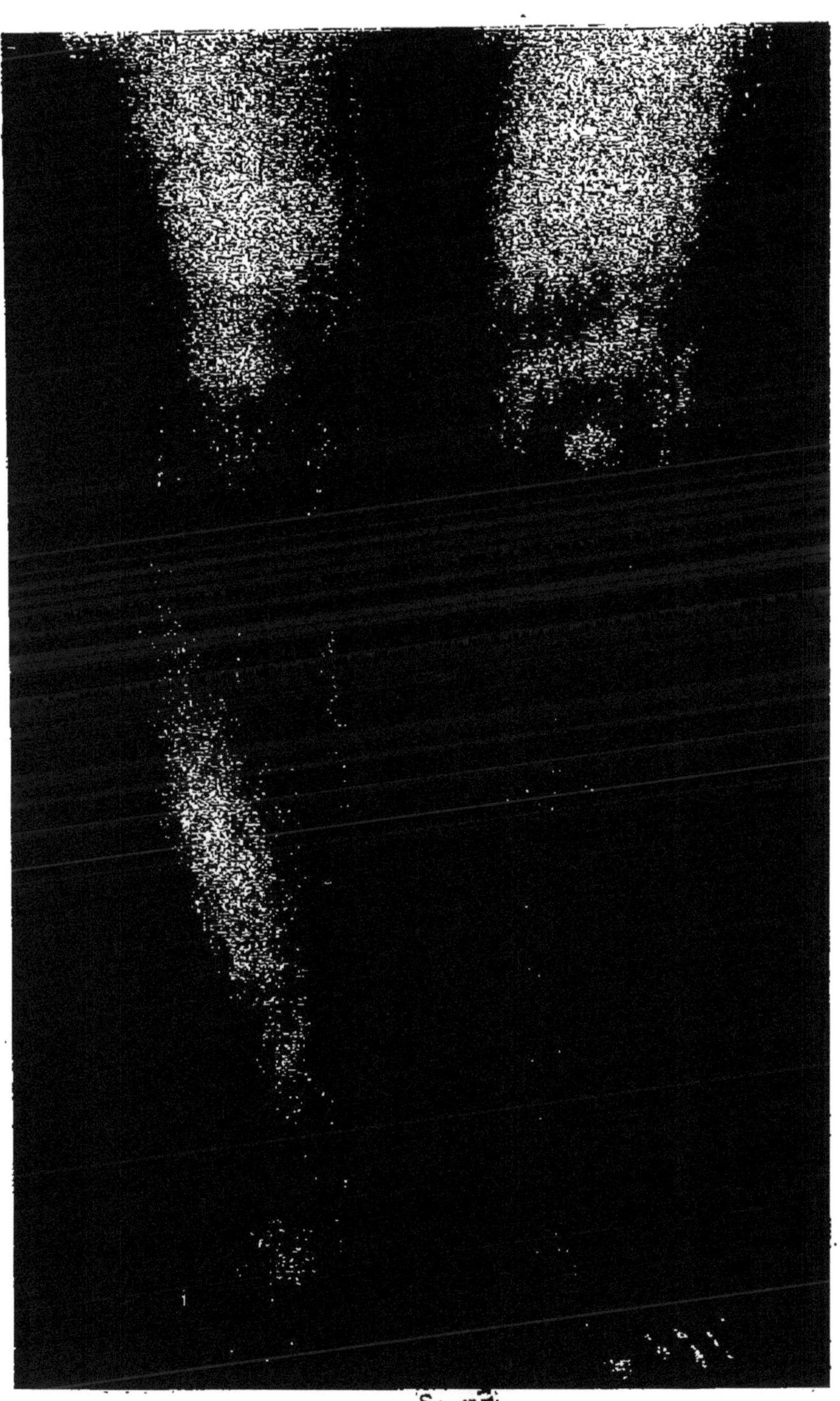

Endocardite. Péricardite.

Lorsqu'au cours d'une maladie infectieuse quelconque la maladie vient à se localiser sur la surface interne du cœur, elle produit une inflammation dont on ne peut pressentir l'issue. Celle-ci peut être favorable c'est-à-dire guérir, ou laisser après elle une lésion sous forme d'une insuffisance ou d'un rétrécissement des orifices, dont nous avons parlé plus haut.

Cette détermination initiale de la maladie du cœur porte le nom d'*endocardite aiguë*.

Cette même inflammation siégeant sur l'enveloppe du cœur, c'est-à-dire le péricarde, prend le nom de *péricardite*.

L'une et l'autre sont améliorées par les révulsifs appliqués au niveau du cœur, sous forme de ventouses scarifiées ou encore de vessie de glace laissée en permanence sur le cœur, en ayant soin de placer entre la vessie et la peau une flanelle assez épaisse qui empêchera une gelure et l'eschare consécutive.

Influence des affections du cœur sur la grossesse, l'accouchement et l'allaitement.

Première proposition. — En dehors de l'asystolie nombre de femmes enceintes atteintes d'affections du cœur accouchent normalement.

Deuxième proposition. — Une maladie de cœur bien supportée en dehors de la grossesse présente au moment de la grossesse le danger d'une nouvelle poussée infectieuse, venant se greffer sur la maladie ancienne et assombrir le pronostic.

Cette poussée infectieuse résulte souvent d'une maladie intercurrente comme une bronchite, une grippe, qu'il faut éviter à tout prix chez la femme enceinte entachée de maladie de cœur.

Troisième proposition. — L'asystolie chez la femme

enceinte est toujours une chose grave. Elle nécessite le plus souvent un accouchement provoqué.

Quatrième proposition. — Lorsque l'asystolie s'installe au moment de l'accouchement, ou peu après celui-ci, elle est toujours d'un très mauvais pronostic.

Cinquième proposition. — La mort subite peut être le résultat de certaines affections du cœur

Sixième proposition. — Il est impossible de donner une règle en ce qui concerne l'allaitement d'une femme atteinte d'affection du cœur.

Tout dépend des circonstances, il faut supprimer l'allaitement s'il fatigue la mère.

Malformations congénitales du cœur chez l'enfant.

Nous avons vu au début de ce chapitre, que le cœur était constitué par quatre cavités, deux oreillettes et deux ventricules, d'où partaient deux artères, l'aorte et l'artère pulmonaire.

Au début du développement embryonnaire le cœur est formé d'une seule oreillette, d'un seul ventricule et d'un seul canal artériel. Ce n'est qu'au cours de la vie intra-utérine que les cloisons apparaissent pour achever les compartiments nécessaires à l'indépendance des deux circulations : la grande et la petite.

Jusqu'à la naissance les poumons ne fonctionnant pas ne reçoivent qu'une très faible quantité de sang. Aussi existe-t-il jusqu'à ce moment une disposition spéciale permettant au sang d'être détourné.

Le résultat est obtenu à l'aide : *a*) de la persistance pendant la vie fœtale d'un trou faisant communiquer entre elles les deux oreillettes (*trou de Botal*) et *b*) de la persistance pendant la vie fœtale d'un petit canal, dit *canal artériel*, reliant l'artère pulmonaire à l'aorte. Grâce à ces deux moyens de dérivation, voici comment se fait la circulation.

Le sang oxygéné arrive du placenta dans le corps du

fœtus par la veine ombilicale et se déverse dans la veine cave inférieure. La veine cave inférieure aboutit à l'oreillette droite. A son embouchure une valvule portant le nom de *valvule d'Eustache* dirige le sang dans le trou de Botal et de là dans l'oreillette gauche.

De l'oreillette gauche il passe dans le ventricule gauche, puis est chassé dans l'aorte.

L'aorte répartit ce sang dans tout l'organisme. De la partie abdominale de ce vaisseau naissent les artères ombilicales, qui par le cordon ramèneront le sang au placenta. Les autres branches aortiques sont destinées à l'irrigation des viscères et des tissus du fœtus. Comme chez l'adulte le sang venant de l'aorte est collecté et ramené au cœur par deux grosses veines, les veines caves supérieure et inférieure, s'ouvrant dans l'oreillette droite. Le sang de la veine cave inférieure se mêle à celui de la veine ombilicale et nous avons vu sa destination. Le sang de la veine cave supérieure entre dans l'oreillette droite passe normalement dans le ventricule droit. Le ventricule droit par sa contraction l'envoie dans l'artère pulmonaire, mais comme les poumons ne fonctionnent pas, l'existence du canal artériel entre en jeu et conduit la plus grande partie de ce sang (inutile pour les poumons) de l'artère pulmonaire dans l'aorte. Une petite portion suit cependant l'artère pulmonaire, irrigue le poumon et est ramenée à l'oreillette gauche par les veines pulmonaires. De l'oreillette gauche il passe dans le ventricule de même nom, puis dans l'aorte.

A la naissance, veine ombilicale et artères ombilicales deviennent inutiles et disparaissent.

Le canal artériel et le trou de Botal, également inutiles, devraient disparaître ; mais dans certains cas ils continuent à fonctionner. Il en résulte dans l'aorte un mélange de deux sangs, l'un oxygéné, celui de la grande circulation, l'autre non oxygéné, celui de la petite circulation, qui au lieu d'aller aux poumons suit une voie anormale et déviant de sa route directe continue comme pendant la vie fœtale à être déversé dans l'aorte sans avoir reçu au niveau des poumons l'oxygène qui doit changer sa couleur et de noir le faire devenir rouge écarlate.

Une autre malformation congénitale aboutit au même résultat, c'est celle connue sous le nom de perforation de la cloison interventriculaire. A la faveur du défaut de séparation qui à un certain moment de la vie intra-utérine aurait due s'établir entre les deux ventricules, les sangs de ces cavités, le noir et le rouge, se mélangent entre eux.

Comme plus haut, cette malformation amène dans l'aorte une certaine quantité de sang noir c'est-à-dire non oxygéné. Il est facile de comprendre ce qui va en résulter.

Dans ces différentes malformations l'aorte charriant du sang noir c'est-à-dire veineux, sans oxygène, la peau, les muqueuses recevront un liquide noir et prendront la couleur de ce liquide. On dit dans ce cas qu'il existe de la *cyanose* par malformation congénitale ou encore une *maladie bleue*, la coloration des téguments étant plutôt bleu violacé que noire.

Cyanose.

La *cyanose* est plus ou moins marquée. Elle devient plus intense dans les efforts, les cris, pendant la succion, dans la toux.

La respiration est plus rapide, plus courte; l'enfant, en précipitant les mouvements respiratoires, cherche à suppléer par le nombre des respirations à la quantité d'oxygène diminuée pour chacune des inspirations considérée isolément.

Le cœur bat souvent, vite et irrégulièrement. La température du corps est très abaissée. L'enfant peut avoir des convulsions. S'il ne meurt pas prématurément, il se développe mal.

L'auscultation permet d'entendre au-devant du cœur un souffle spécial qu'il appartient au médecin d'apprécier.

Le *pronostic* est toujours grave, car s'il vit, l'enfant reste plus ou moins frêle et finit la plupart du temps tuberculeux pulmonaire.

Traitement. — On ne peut opposer aux malformations congénitales du cœur que des soins hygiéniques.

LIVRE IX

MALADIES DES ORGANES GÉNITO-URINAIRES ET LEURS COMPLICATIONS. DIABÈTE. — MALADIES VÉNÉRIENNES

CHAPITRE PREMIER

PHIMOSIS. — INCONTINENCE NOCTURNE D'URINE HYDROCÈLE

Phimosis.

Lorsque chez le garçon le prépuce est trop long et présente une ouverture trop étroite, de telle façon qu'on ne puisse, en le tirant en arrière, découvrir le gland, on a affaire à une mauvaise conformation, qui a reçu le nom de *phimosis* (fig. 40).

Les inconvénients du phimosis chez les jeunes enfants sont les suivants : l'urine stagnant entre le prépuce et le gland, impossible à bien nettoyer, arrive à la longue à produire une irritation fort pénible, amenant des démangeaisons et quelquefois de mauvaises habitudes.

Les sécrétions glandulaires s'accumulent dans le même endroit et aboutissent au même résultat.

A la faveur de cette inflammation se développent des adhérences reliant le prépuce au gland, adhérences entraînant à leur suite des sensations réflexes anormales.

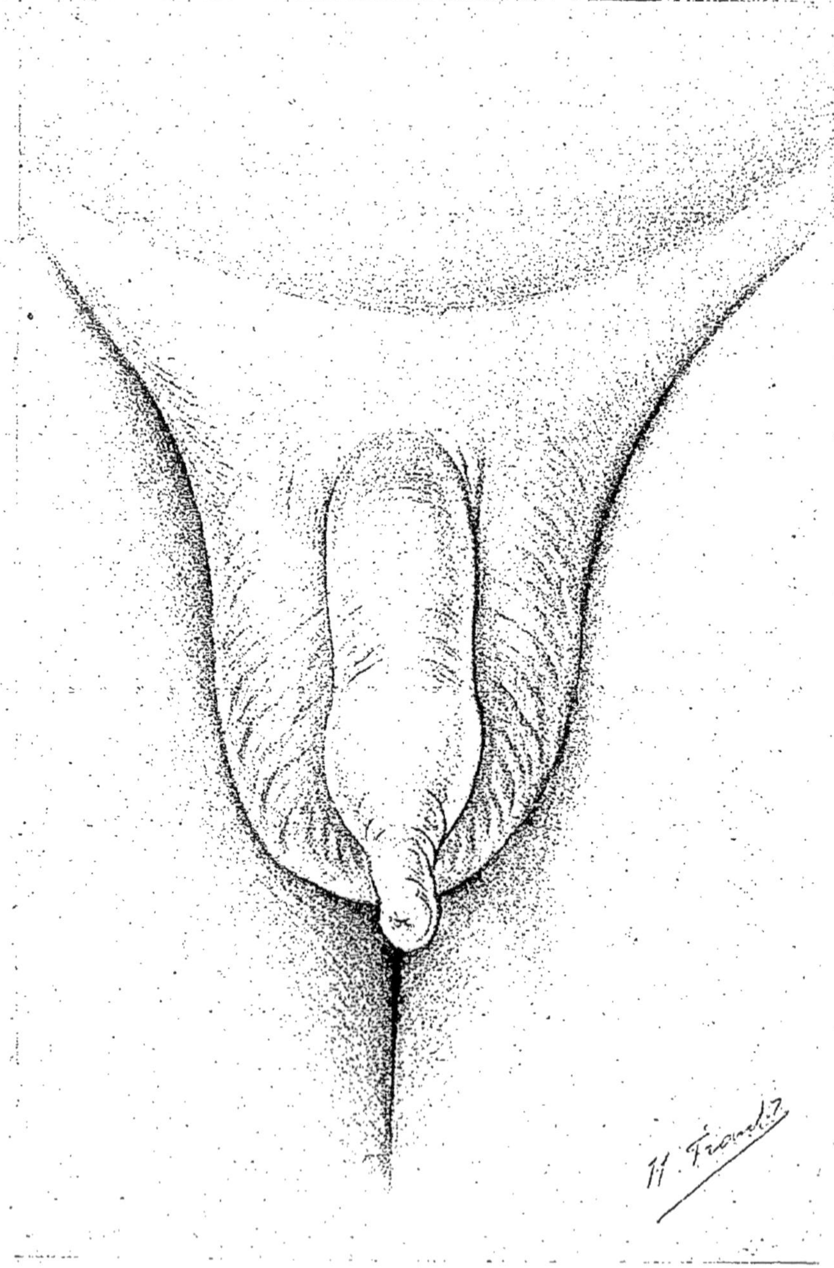

Fig. 40.
Phimosis.

L'enfant a des érections fréquentes, des besoins d'uriner constants et souvent de l'incontinence d'urine.

Il est très facile de remédier à tous ces troubles soit en pratiquant une petite opération, la *circoncision*, soit en dilatant progressivement le prépuce trop étroit.

Incontinence nocturne d'urine. — Un grand nombre d'enfants même bien conformés et ayant atteint l'âge où ils pourraient être propres continuent à pisser au lit la nuit au cours de leur sommeil.

Il en résulte une grande difficulté pour garder la literie en bon état ; les couvertures, les draps, macérant dans l'urine, sont rapidement mis hors d'usage. Ils développent une odeur fort désagréable d'ammoniaque et les mères de famille sont souvent fort ennuyées par cette infirmité de leur enfant.

Les causes de l'incontinence nocturne d'urine sont multiples. Le premier soin doit être de passer l'inspection des organes génitaux externes; le phimosis, des adhérences préputiales, pouvant à elles seules l'expliquer.

Lorsqu'on ne trouve rien de défectueux, on reporte la responsabilité de cet état sur une certaine manière d'être du système nerveux, un état de débilité musculaire du sphincter vésical, une hyper-réflectivité exagérée de la muqueuse vésicale, incitant cet organe à se vider dès que la volonté n'intervient plus comme à l'état de veille.

Pour remédier à cette infirmité, on a imaginé toute espèce de traitements.

Le plus logique, le plus simple de tous, qui d'ailleurs donne un assez grand nombre de succès, consiste à réveiller l'enfant à heures fixes pour le faire uriner.

Mais cela ne suffit pas toujours. Aussi a-t-on eu recours aux médicaments nervins antispasmodiques, l'antipyrine, la belladone, le bromure, la valériane.

Quand on échoue, on passe à une autre thérapeutique : électricité, injections épidurales.

Si l'on échoue encore, il est inutile d'aller plus loin, il faut savoir attendre. Cette infirmité est en effet de celles qui disparaissent d'elles-mêmes entre huit et quatorze ans.

Les procédés à ne pas recommander sont les corrections manuelles ou autres.

Quelques esprits simplistes se figurent qu'en grondant l'enfant, en lui infligeant une bonne fessée, on le débarrassera d'une mauvaise habitude, qu'on met volontiers sur le compte de la paresse. Il n'en est rien. L'enfant qui continue à un certain âge à uriner au lit la nuit, n'est coupable ni de paresse, ni de méchanceté, et toute correction est inutile et injuste puisqu'elle tombe à faux.

Hydrocèle.

Peu de temps après la naissance, on peut voir gonfler l'enveloppe d'un ou des deux testicules. Il s'agit ou d'une hernie, ou très souvent d'une hydrocèle, c'est-à-dire d'un épanchement de liquide se faisant dans la tunique vaginale séreuse qui entoure le testicule.

Cette espèce d'hydrocèle est bénigne, ne doit pas préoccuper, car elle disparaît spontanément dans les mois qui suivent la naissance.

Chez les adultes, l'hydrocèle est une affection assez souvent observée, mais chez eux elle a tendance à s'accroître et nécessite soit la ponction suivie d'injection iodée, soit une opération chirurgicale destinée à empêcher toute récidive.

CHAPITRE II

ALBUMINURIE. — PYURIE. — HÉMATURIE. PIGMENTS BILIAIRES. — GLYCOSURIE. — NÉPHRITES. PYÉLITES. — CYSTITE. — CATHÉTÉRISME DE L'URÈTHRE. COLIQUES NÉPHRÉTIQUES. — CALCUL VÉSICAL. REIN MOBILE. — CANCER DU REIN. TUBERCULOSE DU REIN. — DIABÈTE.

L'examen des urines donne en médecine des renseignements d'une importance capitale. Il permet de constater entre autres choses, l'existence d'albumine, de pus et de sucre.

L'urine doit être recueillie aussi proprement que possible lorsqu'il s'agit de l'analyser, c'est-à-dire placée dans un vase convenablement nettoyé.

Pour écarter les causes d'erreur chez la femme, elle doit être prélevée en dehors des règles pour éviter le mélange du sang. De plus, si la femme a des pertes vaginales, elle devra procéder à une toilette vulvaire et prendre une injection avant l'urination. De cette façon le muco-pus des sécrétions vaginales ne se mêlera pas à l'urine, ce qui arrive très fréquemment.

Ces précautions une fois prises, il faut encore tenir compte des indications suivantes.

Si, par exemple, on veut avoir une idée exacte sur la nature de l'albuminurie, on prélèvera des échantillons d'urine à certains moments de la journée et dans des conditions différentes et on examinera ces échantillons séparément sans les mélanger.

On peut savoir ainsi si l'albumine se retrouve dans les

urines pendant toute la période de vingt-quatre heures, ou si elle n'apparaît que le soir à la fin de la journée, ou seulement après la marche ou encore après les repas.

Albumine. Pus.

Comment reconnaître la présence de l'albumine, et comment cliniquement la différencier du pus ?

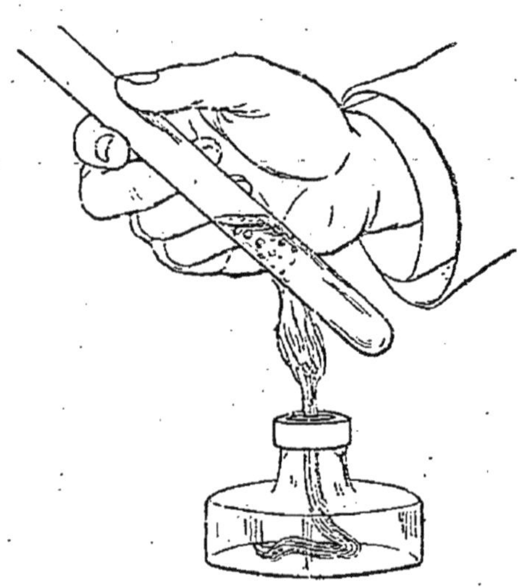

Fig. 41.
Recherche de l'albumine.

Pour résoudre ces deux problèmes, il est nécessaire de posséder les notions suivantes :

Si, dans un tube à essai, on verse une urine contenant de l'albumine jusqu'à mi-hauteur du tube ; si, d'autre part, on chauffe la partie supérieure de l'urine du tube jusqu'à ébullition[1], on verra se former un nuage floconneux dans la partie ainsi chauffée. Le nuage ne pourra être considéré comme révélant la présence de l'albumine que s'il persiste après adjonction dans le tube de deux gouttes d'acide acétique glacial (fig. 41).

On exprime toute cette réaction en disant que l'albumine se coagule par la chaleur en milieu acide (pl. IV).

En effet, supposons une urine non albumineuse, mais riche en sels (phosphates et carbonates terreux). Au moment où l'on chauffe cette urine, il se produit également un trouble, mais par l'adjonction de deux gouttes d'acide

1. Tenir le tube par en bas ou par en haut, chauffer la partie supérieure seulement pour juger du trouble par comparaison avec la partie inférieure du liquide.

acétique ce trouble disparaît, ce qui le différencie absolument de l'urine précédente.

L'urine par le repos ou même au moment de l'émission peut être trouble, il faut alors la filtrer. Elle ne s'éclaircit pas toujours après filtration.

Après examen d'une semblable urine par l'ébullition plusieurs cas peuvent se présenter.

Si la chaleur fait disparaître le trouble sans adjonction d'aucun acide, c'est qu'il s'agit de sels (urates); si, au contraire, le trouble se forme par la chaleur, mais disparaît par l'acide acétique, il s'agit encore de sels (voir plus haut).

Les urines peuvent être émises claires et ne se troubler que secondairement par le repos dans le vase.

Dans ce cas, il ne s'agit pas de pus, car lorsque des urines contiennent du pus elles sont troubles au moment de l'émission.

Toutes les urines troubles au moment de l'émission ne sont pas nécessairement des urines purulentes. En effet, dans certaines urines le trouble à l'émission peut provenir de la présence de certains sels en grande quantité (phosphates).

Comment reconnaître la présence de pus dans une urine?

Une urine contenant du pus est toujours trouble, jamais limpide. Comme le pus contient de l'albumine (albumine du pus), cette urine augmentera son trouble par l'ébullition et addition d'acide acétique.

Si on laisse reposer plusieurs heures une urine où l'on soupçonne du pus; si l'on décante cette urine et qu'on ajoute au dépôt moitié de son volume d'ammoniaque, on obtiendra par le battage prolongé du mélange avec une baguette de verre, une gelée blanche visqueuse, collante, indice du pus.

En résumé sans le secours d'un microscope on peut affirmer la présence du pus d'après les caractères suivants :

a. L'urine est rendue *trouble* au moment de l'*émission*.

b. Cette urine ne s'éclaircit pas au début du chauffage

dans le tube à essai, ni au moment de l'ébullition ; son trouble augmente (albumine du pus) lorsqu'on ajoute après ébullition quelques gouttes d'acide acétique.

c. Battue avec de l'ammoniaque, elle se prend en gelée.

Il est très important de différencier le pus de l'albumine, car le traitement de la pyurie et celui de l'albuminurie sont totalement différents.

Notions indispensables à connaître lorsqu'on fait usage d'acide acétique pour la recherche de l'albumine.

a. Ne jamais verser l'acide acétique avant l'ébullition, ou, si l'on procède ainsi, ne pas tenir compte du trouble qui se produirait à froid. On précipite ainsi de la mucine, ce n'est pas de l'albumine.

b. Ne jamais verser dans le tube, après ébullition, de trop grandes quantités d'acide acétique, car l'acide en excès redissolvant l'albumine, le coagulum pourrait disparaître, alors qu'il s'agirait bien d'albumine.

Comment doser l'albumine ? Tube d'Esbach.

Il y a avantage à doser la quantité d'albumine rendue par vingt-quatre heures.

On se sert d'un tube gradué (*tube d'Esbach*) et d'un liquide précipitant l'albumine à froid (liquide composé d'acide citrique et picrique), *réactif d'Esbach.*

Les urines rendues dans les vingt-quatre heures ayant été recueillies intégralement dans un bocal, on verse de l'urine du bocal dans le tube jusqu'au trait marqué U et on ajoute du réactif jusqu'au trait marqué R. On bouche le tube et on le retourne une vingtaine de fois de façon à bien opérer le mélange. On laisse reposer le tube vingt-quatre heures et l'on regarde au bout de ce temps la hauteur à laquelle s'élève le dépôt d'albumine. La paroi inférieure du tube porte à différentes hauteurs des graduations et la limite supérieure de l'albumine s'arrêtant à l'une de ces graduations, on dit qu'il y a dans l'urine examinée $0^{gr},25$

a. *Le premier tube à gauche indique par sa couleur rouge la présence du sucre dans l'urine. Ce sucre a changé la couleur de la liqueur de Fehling qu'on a représentée dans la partie supérieure du tube avec la coloration bleue qu'elle conserve lorsque l'urine qui lui est mélangée, ne contient pas de sucre.* — b. *Le deuxième tube, dit d'Esbach, sert au dosage de l'albumine. Dans ce tube, l'albumine précipitée au fond affleure jusqu'à la division 4, et correspond par conséquent à 4 grammes par litre.* — c. *Dans le troisième tube, l'urine seule a été chauffée à sa partie supérieure avec quelques gouttes d'acide acétique. L'albumine qui y était contenue s'est coagulée par la chaleur sous forme de flocons blanchâtres.*

PLANCHE IV

dans le tube à essai, ni au
trouble augmente (albu…
après ébullition quel…

c. Battue avec …

Il est très i…
car le tr…
sont …

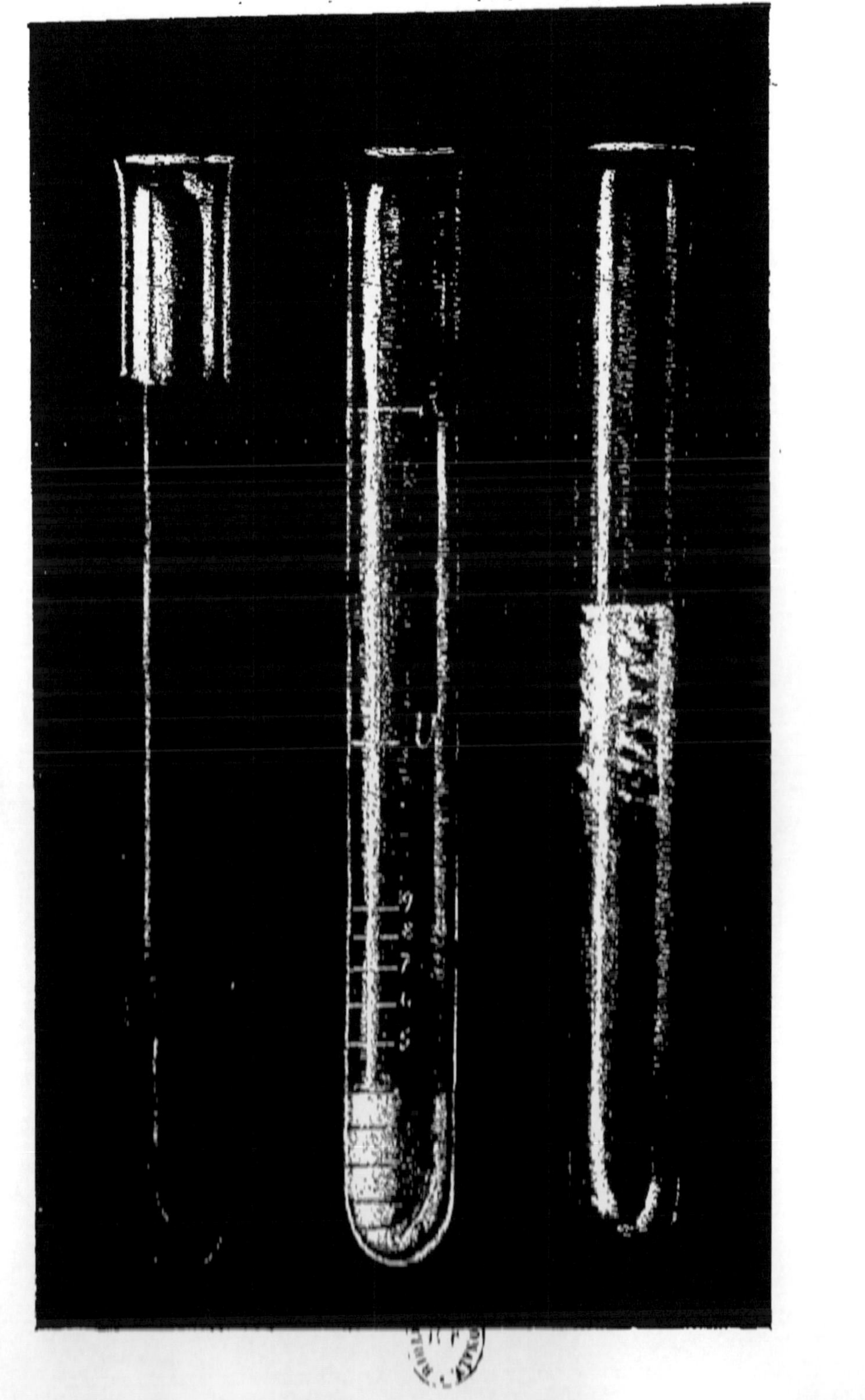

ou 1 gramme ou 4 grammes d'albumine *non pas par vingt-quatre heures mais par litre,* suivant que le niveau de l'albumine affleure à l'un ou l'autre trait.

Pour avoir la quantité d'albumine émise par vingt-quatre heures, il suffit de rapporter au volume d'urine des vingt-quatre heures, le chiffre trouvé pour un litre (pl. IV).

Comment procéder pour analyser l'urine au point de vue de l'albumine, si l'on n'a pas apporté le matériel nécessaire.

Verser sur un tampon de coton gros comme une amande un peu d'alcool, ou d'eau de Cologne, ou d'eau dentifrice, ou de kirsch, ou d'eau-de-vie. Placer ce coton sur une cheminée. L'enflammer au moment de l'usage. Ce sera la lampe à alcool. Trouver dans la maison un tube à vanille pour y verser l'urine, et en guise d'acide acétique se servir de vinaigre.

Coloration de l'urine. Sang. Hématurie.

L'urine, au cours de certaines affections fébriles, après l'absorption de pyramidon, peut être très rouge et sembler contenir du sang. Le sang donne à l'urine une coloration rouge ou brun noirâtre ; par le repos, il se fait au fond du vase un dépôt de globules rouges. Le microscope permet, par examen de ce dépôt, d'affirmer que ce sont bien des globules rouges ; cependant à défaut de microscope une urine de coloration sanglante, peut être tenue comme renfermant réellement du sang, si cette urine donne une réaction considérable d'albumine par la chaleur ; dans ces conditions l'albumine du sang se coagule.

Examen des urines par l'acide nitrique (acide azotique).

L'acide nitrique s'emploie à froid et donne les renseignements suivants dans l'examen des urines.

On verse dans un verre à pied une certaine quantité d'urine, puis l'on fait couler le long des parois du vase de l'acide nitrique, le tiers environ de la quantité d'urine.

Si l'urine contient de l'albumine il se produit un épais anneau blanchâtre à la limite de séparation des deux liquides. Au-dessus de cet anneau, on en voit quelquefois s'en former un deuxième dû à la présence d'urates. Cette réaction est donc plus difficile à apprécier, aussi ne la recommandons-nous pas aux sages-femmes.

L'acide nitrique nitreux c'est-à-dire légèrement fumant montre encore autre chose en cas de présence de bile dans l'urine (jaunisse).

On voit se former à la séparation des deux liquides deux anneaux colorés en rouge et en vert indiquant l'existence de pigments biliaires (*réaction de Gmelin*).

Recherche du sucre.

Lorsqu'une urine renferme du sucre, on dit qu'il y a de la *glycosurie*. Pour mettre ce sucre en évidence, chauffer jusqu'à ébullition dans un tube à urine 3 centimètres cubes de *Liqueur de Fehling* (liqueur cupropotassique) de couleur bleue. La bonne liqueur ne doit pas changer de couleur, si elle vire au rouge elle est mauvaise. Quand la liqueur vient de bouillir, ajouter dans le tube une quantité égale d'urine ; faire de nouveau bouillir en évitant de se brûler par les projections du liquide. S'il y a du sucre le mélange, de bleu qu'il était, tourne au jaune rouge et il se fait au fond du tube un précipité de même couleur (pl. IV).

Néphrites.

Par *néphrite* on désigne d'une façon générale les maladies du rein autres que les tumeurs de cet organe. Il y a un assez grand nombre de néphrites différant, les unes des autres, soit par leur cause, soit par leur évolution.

Ici, où il peut être seulement question de donner un aperçu de cette affection nous nous contenterons de séparer les néphrites en deux grandes classes : les aiguës et les chroniques. La néphrite chronique a encore reçu le nom de *mal de Bright*.

D'une façon générale, toute néphrite correspondant à un mauvais fonctionnement du rein, la fonction de cet organe s'exécute de façon *insuffisante*. Le rein sécrète l'urine ; et cette sécrétion consiste à extraire de l'organisme des substances qui, soit par leur qualité, soit par leur quantité, empoisonneraient les tissus si elles n'étaient éliminées. Aussi dans toute néphrite aiguë ou chronique faut-il compter plus ou moins avec les symptômes résultant d'un certain degré de rétention des substances à éliminer.

Au nombre des symptômes principaux des néphrites il faut ranger l'*albumine* dont la présence dans l'urine nous révèle simplement la maladie du rein.

Ces deux ordres de symptômes : rétention de produits toxiques et albuminurie marchent souvent de pair mais non toujours. Une albuminurie très intense n'est pas nécessairement liée à un très mauvais fonctionnement du rein et réciproquement.

Symptômes. — *L'albuminurie* est le signe capital démontrant que le rein est malade.

L'insuffisance de dépuration urinaire implique des symptômes dits objectifs, c'est-à-dire que le médecin perçoit des symptômes subjectifs, c'est-à-dire ceux dont se plaint le malade. Parmi les premiers les œdèmes tiennent une place importante.

L'œdème ou enflure résulte d'une élimination insuffisante de l'eau et du chlorure de sodium. Elle débute par les paupières, les malléoles, les jambes et s'étend ensuite à tout le corps.

L'œdème donne lieu : à des râles fins d'œdème dans les poumons avec suffocation et expectoration abondante : à de la torpeur cérébrale, à des convulsions (œdème cérébral), à des crises de diarrhée (évacuation des œdèmes par l'intestin), à des hydropisies des séreuses (pleurésie, ascite).

Lorsque l'œdème est partout (peau, organes, séreuses) on dit qu'il y a de l'*anasarque*. Dans ces conditions le malade urine à peine (*urémie*).

Au nombre des symptômes subjectifs il faut mentionner les céphalées, les étouffements, les oppressions dont se plaignent les malades et qui relèvent de l'intoxication.

Les formes aiguës sont susceptibles de guérison ou d'une amélioration telle que la vie reste compatible avec la néphrite. Dans la forme chronique, ou mal de Bright, les lésions évoluent lentement et finissent par emporter le malade.

L'éclampsie des femmes enceintes est intimement liée dans la majorité des cas à la présence de l'albumine dans les urines, c'est-à-dire à un mauvais fonctionnement du rein, d'où résulte l'empoisonnement de la femme et les crises convulsives.

Toutes les infections, toutes les intoxications sont capables de provoquer des néphrites, et il faut de plus faire jouer un rôle important au froid dans la genèse de cette maladie.

Traitement. — Les médicaments ont peu d'importance dans le traitement des néphrites. Au contraire le régime alimentaire a un rôle de premier ordre.

Puisque le rein élimine mal, il convient de lui donner à éliminer un minimun de poisons; puisqu'il est malade il faut que ces substances soient aussi peu irritantes que possible. Pour atteindre ce double but on a recours au régime lacté intégral, 3 litres par jour, ou encore à une alimentation dont on supprime absolument le sel en réduisant autant que faire se peut les boissons.

Certains accidents dits urémiques tels que les convulsions mettent en danger immédiat la vie du malade. Il faut donc les combattre activement et rapidement. C'est à la saignée qu'on s'adresse en pareil cas, en enlevant 500 à 600 grammes de sang dont le retrait débarrasse le malade d'une partie des poisons que son rein ne peut éliminer.

La saignée se pratique de préférence au niveau d'une

des veines du pli du coude, que l'on ouvre après avoir ligaturé le bras. Cette opération n'est pas à la portée d'une sage-femme, tandis que l'application de ventouses scarifiées, de sangsues peut être plus facilement réalisée.

En face d'un accès éclamptique lié à l'albuminurie, le rôle d'une sage-femme serait d'appeler en toute hâte un médecin ; s'il tardait à venir, elle serait autorisée à appliquer 20 à 30 ventouses scarifiées faisant l'office d'une saignée.

Toute sage-femme doit donc savoir poser des ventouses scarifiées.

Pyélite. Cystite.

La *pyélite* est l'inflammation du bassinet, c'est-à-dire de la portion du conduit urinaire réunissant le rein à l'uretère. Cette inflammation aboutit rapidement à la production de pus, lequel est déversé dans la vessie et rejeté au dehors avec les urines.

Les causes favorisant la pyélite sont au nombre de deux principales à savoir : 1° l'élimination par les urines de microbes (comme cela est la règle dans presque toutes les infections) ; 2° un ralentissement à l'écoulement de l'urine dans l'uretère du côté où existe la pyélite.

Cette deuxième condition explique la fréquence relative de la pyélite au cours de la grossesse et de toutes les tumeurs siégeant sur l'utérus ou dans le petit bassin.

A la faveur de la compression de l'uretère, le bassinet retient l'urine dans son intérieur; la stagnation de cette urine favorise son infection et la pyélite se trouve constituée.

A un degré plus marqué de rétention, l'urine remplit et dilate les calices, et cette forme de la maladie prend le nom de *pyo-néphrose* dès qu'il y a infection de l'urine et d'*hydronéphrose* tant que la poche rénale contient seulement de l'urine sans adjonction de pus.

La pyélite est assez difficile à reconnaître et à différencier de la cystite. Dans le premier cas le pus vient d'en haut, dans le deuxième il vient d'en bas.

Un des meilleurs signes est fourni par la douleur spontanée et provoquée au niveau du rein du côté malade.

Dès que la rétention d'urine et de pus est suffisamment marquée, le rein augmente de volume et devient plus douloureux.

La pyélite légère ou de moyenne intensité se traite par le repos, les grands bains, les tisanes diurétiques (queues de cerise), et des médicaments désinfectants des voies urinaires tels que l'*urotropine* à la dose de 1 à 2 grammes par jour.

La cystite est l'inflammation de la vessie ; on lui reconnaît deux formes anatomiques suivant qu'elle intéresse le col ou le corps de la vessie (*cystite du col, cystite du corps*).

Comme pour le bassinet toutes les causes s'opposant à l'évacuation complète de la vessie favorisent la cystite.

L'inflammation de l'urèthre (blennorrhagie ou autres), un sondage malpropre sont susceptibles d'infecter la vessie, soit par l'ascension spontanée des germes, soit par l'apport de germes au moyen de la sonde, germes que renferme une sonde non stérilisée, ou encore germes se trouvant dans le canal de l'urèthre et entraînés jusque dans la vessie par le bec de la sonde.

On voit donc combien il est important de sonder les femmes et les hommes avec le plus de soin possible, et de ne jamais pratiquer cette opération à l'aveuglette. Aussi indiquerons-nous ici comment la sonde doit être introduite par le cathétérisme de l'urèthre chez la femme.

Cathétérisme de l'urèthre. — Avant de sonder une femme, la sage-femme doit procéder avec des mains propres à une toilette très soignée des organes génitaux externes. Elle doit laver la vulve à l'eau et au savon, et particulièrement la région vulvaire supérieure sous-clitoridienne où se trouve l'orifice uréthral.

La sonde doit être en caoutchouc rouge (sonde de Nélaton n° 16) ou en verre ou en métal (sonde de femme). Elle doit avoir été stérilisée ou bouillie pendant vingt minutes.

Elle est tenue par son pavillon de la main droite, et de la main gauche il faut écarter les petites lèvres, déplisser la muqueuse vulvaire sous-clitoridienne, de façon à voir l'orifice uréthral. Celui-ci se présente sous forme d'un trou à côtés triangulaires, la base du triangle se trouvant en bas.

Dès qu'on aperçoit l'orifice et seulement à ce moment engager la sonde dans l'urèthre et laisser écouler l'urine.

Pour retirer la sonde, boucher le pavillon avec le pouce de façon à ce que l'urine contenue dans la sonde ne coule pas par terre.

Cystite du col et cystite du corps sont en général douloureuses. Dans la première la douleur provoque des spasmes du sphincter vésical avec besoins fréquents et impérieux d'uriner, et recrudescence de ces spasmes pendant et à la fin de l'urination. Le malade éprouve le besoin de vider la vessie alors qu'elle ne renferme que quelques gouttes d'urine.

La cystite du corps produit également des paroxysmes douloureux au moment des mictions, mais aussi des crises douloureuses siégeant au-dessus du pubis et un état de sensibilité permanente de la vessie dès qu'on vient à la palper dans la région sus-pubienne.

On a recommandé l'expérience suivante pour connaître l'endroit d'où venait le pus en cas de pyurie.

Si l'on fait uriner la malade dans deux verres, le premier recueillant le premier jet de l'urine, le deuxième le second jet, on voit que dans les cas où la cystite n'a pas envahi le corps de la vessie mais est restée localisée au col, on voit, dis-je, l'urine du premier verre être seule troublée, celle du deuxième est limpide.

Si au contraire les deux verres sont troubles c'est que le pus est renfermé dans le corps vésical.

Les cystites aiguës s'accompagnent souvent d'émission d'urine sanglante. Il y a de la fièvre.

Certaines cystites sont simples c'est-à-dire produites par des germes qu'on a chance de voir disparaître facilement par un traitement approprié. D'autres revêtent une allure chronique et progressive ; au nombre de celles-ci il convient de mentionner spécialement *la cystite tuberculeuse.*

La cystite banale est très commune chez la femme enceinte, aussi y a-t-il lieu de se méfier de son existence dès qu'on trouve au cours d'une grossesse de l'albumine dans les urines. C'est là qu'il importe de bien différencier la vraie albuminurie, d'une albuminurie produite par du pus (voir plus haut).

TRAITEMENT. — Une cystite banale se traite : 1° par un régime alimentaire approprié (régime lacté, pas de vin, pas de mets épicés) ; 2° par l'absorption de médicaments désinfectants pour les urines (urotropine, un gramme ou plus par jour) ; 3° par l'absorption de médicaments modificateurs des voies urinaires (essences de térébenthine et de santal) ; 4° par des lavages de la vessie qui peuvent être laissés à faire à la sage-femme.

Pour laver une vessie on emploie le liquide prescrit par le médecin (eau boriquée tiède par exemple, solution de nitrate d'argent à 1 p. 1.000), on fait tiédir la solution. On a à sa disposition une seringue d'Albarran, bouillie, une sonde de Nélaton n° 16. On introduit la sonde dans la vessie, on laisse écouler l'urine et l'on injecte doucement avec la seringue adaptée à la sonde 200 centimètres cubes environ du liquide prescrit.

Une vessie enflammée peut être peu tolérante. Aussi convient-il, si le besoin d'uriner est intense, de ne pas injecter les 200 centimètres cubes d'un coup et de laisser écouler l'eau du lavage par la sonde, en dégageant la seringue sans retirer la sonde.

Un seul lavage doit faire passer 300 à 400 centimètres cubes de liquide. Il faut en général le renouveler journellement.

En cas de cystite l'usage des boissons diurétiques abondantes est indiqué (queues de cerises par exemple) ; les grands bains chauds prolongés calment assez bien les douleurs, ainsi que la prise une à deux fois par jour d'un petit lavement à garder, contenant pour chaque lavement de 100 centimètres cubes d'eau, $0^{gr},50$ à 1 gramme d'antipyrine, X à XV gouttes de laudanum de Sydenham.

Coliques néphrétiques. Calcul vésical.

Lorsqu'un *calcul* formé dans le rein se mobilise, il suit les voies d'excrétion de l'urine, calices, bassinet, uretère, puis tombe dans la vessie (fig. 42).

Son passage à travers des canaux trop petits ne se fait qu'avec une extrême lenteur ; parfois même, le calcul, n'arrivant pas à se frayer un passage, s'arrête et ne peut être expulsé.

La migration de ce calcul donne naissance à une série de symptômes englobés dans le syndrome qui porte le nom de *colique néphrétique*.

Les *signes* les plus communs de la colique néphrétique sont la douleur et l'hématurie ou pissement de sang.

La douleur néphrétique est des plus pénibles ; elle siège au niveau des reins droit ou gauche, et se propage le long de l'uretère, c'est-à-dire est ressentie dans le flanc, profondément dans la fosse iliaque, puis au niveau du bord supérieur du pubis (vessie).

Chez la femme elle descend dans les lèvres, chez l'homme dans le testicule correspondant et jusqu'à l'extrémité de la verge.

Cette douleur est atroce, survient par crises de plus ou moins longue durée, s'accompagne de vomissements, et arrache des cris au malade, qu'elle met dans un état d'agitation extrême.

Pendant la crise la quantité des urines baisse considérablement. Elles sont rendues à petits coups sous forme de liquide foncé, très coloré, quelquefois sanguinolent.

L'hématurie précède, accompagne ou suit la colique néphrétique ; le sang est mélangé à l'urine. Suivant son abondance, l'urine est à peine teintée ou semble n'être constituée que par du sang pur.

Il y a tous les degrés dans l'intensité de la colique néphrétique. Elle peut durer plus ou moins longtemps, quelques heures à plusieurs jours. Elle n'est calmée spon-

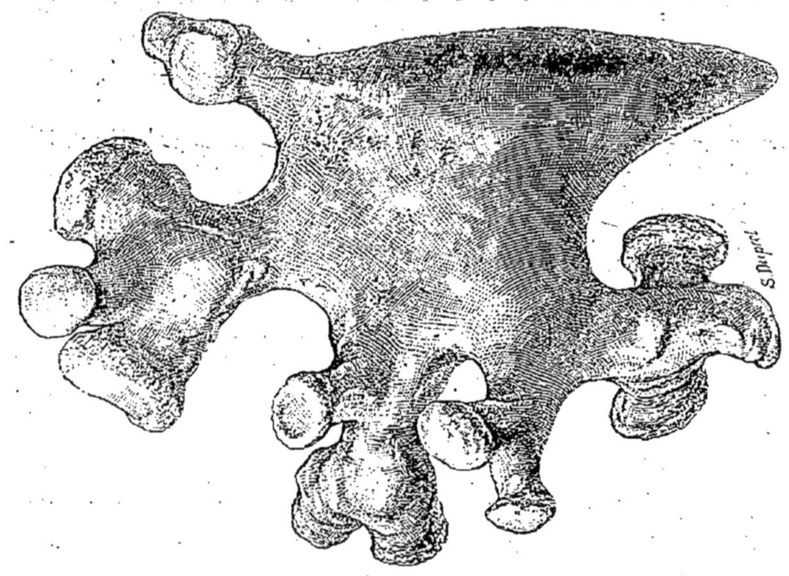

Fig. 42.
Gros calcul du rein, encastré dans l'organe non mobilisable.

tanément que de deux façons : 1° par fixation du calcul dans une loge rénale ; 2° par la chute du calcul dans la vessie.

A la fin de la crise, les urines qui étaient supprimées sont émises en grande quantité. On dit qu'il y a une diurèse critique, ce dernier terme indiquant la terminaison de l'accès.

Calcul vésical.

La présence de pierres dans la vessie ou *lithiase vésicale* peut être supportée sans douleurs vives. En général il n'en est pas ainsi, et le ou les calculs vésicaux sont fort douloureux (fig. 43).

Le malade souffre spontanément, et lorsqu'il est secoué

par des cahots (voiture, cheval, etc.). Il urine du sang très souvent et ressent des douleurs assez vives au moment des mictions.

Le calcul vésical, à cet instant, a tendance à être expulsé au dehors. Soit par excès de volume, soit qu'il présente des aspérités qui le coincent au niveau du col, il se heurte

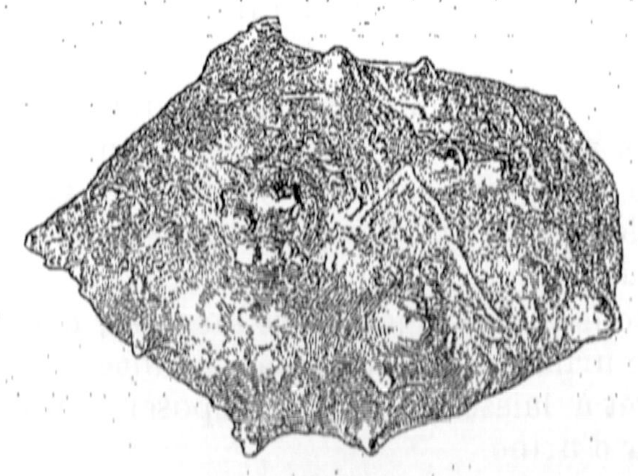

Fig. 43.
Calcul du rein mobilisable, tombé dans la vessie.

au sphincter vésical, détermine un spasme, un arrêt de l'urine.

La douleur en pareil cas est souvent reportée à l'extrémité du canal uréthral.

Le calcul demeure dans la vessie ou est rejeté au dehors. Dans le premier cas, les souffrances persistent indéfiniment au niveau de la vessie, du périnée, etc. Le malade perd du sang et s'anémie, jusqu'au moment où une intervention vient le guérir.

L'évacuation de la pierre en urinant soulage immédiatement ; elle n'est possible que pour un petit calcul.

Les calculs du rein et de la vessie sont favorisés par plusieurs causes, se rencontrant assez souvent chez les femmes enceintes.

L'infection des voies urinaires est au nombre de celles-ci : la pyélite et la cystite si fréquentes chez elles peuvent donc y prédisposer.

La sédentarité est également un facteur de lithiase rénale, et la grossesse oblige souvent la femme à l'immobilité et la prive de l'exercice nécessaire.

Les calculs de la vessie, voire même du rein, se rencontrent avec une fréquence relative chez les nourrissons. Ils sont produits par une élimination abondante d'acide urique, qui est toujours considérable chez le jeune enfant.

Traitement. — Les coliques néphrétiques sont à traiter pendant les accès. On doit soulager le malade par des piqûres de morphine ; on y adjoint de grands bains chauds prolongés de une heure, renouvelés deux fois dans la même journée.

Les boissons sont à rejeter à ce moment, car il est inutile de faire uriner le malade en abondance. Il y a au contraire intérêt à laisser le rein se reposer, c'est-à-dire ne pas sécréter d'urine.

L'accès passé, il convient de laver les voies urinaires par l'usage d'eaux diurétiques (Evian, Vittel, Contrexéville), prises en boissons à la dose de 1 litre et plus par jour ; et on prescrira un régime approprié, c'est-à-dire d'où sont exclus les mets épicés, faisandés, la charcuterie, l'oseille, les épinards, le cacao, etc.

La lithiase vésicale se traite médicalement par les grands bains prolongés et les boissons. Mais si ces moyens très souvent efficaces échouent, on est obligé de pratiquer des opérations destinées à enlever les cailloux logés dans le rein, la vessie ou l'uretère.

Avant de pratiquer ces interventions, il faut de toute nécessité établir son diagnostic sur des bases indiscutables, accumuler les preuves de la présence des calculs, et fixer, autant que faire se peut, leur siège et leur volume.

Pour obtenir ces résultats, on a recours à l'épreuve radiographique dont les renseignements sont précieux lorsqu'ils sont positifs.

Pour la vessie la cystoscopie ou examen à la lumière de la cavité vésicale et l'exploration à la sonde métallique fournissent des données dont on ne peut se passer actuellement.

Rein mobile.

Le nom donné à cette affection indique nettement de quoi il s'agit. Le rein, presque toujours le droit, est mobile, c'est-à-dire qu'il se déplace.

Bien des causes pourront rendre le rein mobile, la grossesse, en refoulant les organes de l'abdomen, empêche les reins de se mobiliser; elle a même tendance à remettre à sa place et à fixer un rein antérieurement mobile.

L'accouchement a un effet contraire. Après lui, la paroi abdominale est relâchée, la cavité abdominale, un instant bien remplie, est vidée d'une partie de son contenu et pour peu que le rein ait une velléité de sortir de sa loge, il devient tout à fait mobile.

Même phénomène se produit chez les personnes qui maigrissent beaucoup. Le capiton graisseux périrénal et abdominal venant à disparaître favorise la chute du rein.

L'usage des corsets trop serrés à la taille comprime les organes, foie et rein; c'est le rein qui cède la place au foie; c'est encore une des raisons pour lesquelles le rein droit est plus souvent abaissé que le gauche.

Il n'est question ici que des reins mobiles sans tumeur de l'organe. Car il est tout naturel qu'une augmentation du volume de l'organe pathologique occasionne son déplacement.

Quand on parle simplement de rein mobile, on entend n'envisager que les reins déplacés sans adjonction d'autre maladie.

Chez quelques femmes le rein mobile passe pour ainsi dire inaperçu, et ne donne lieu à aucun symptôme. Chez d'autres, par contre, il provoque des troubles nerveux retentissant sur la santé, et des douleurs constantes rendant la vie insupportable.

Ces douleurs siègent dans la région rénale, aux lombes, sous les fausses côtes, dans la région ombilicale.

Pour constater le déplacement du rein, on pratique avec les deux mains une double palpation. La malade est étendue sur le dos, les cuisses pliées. Le médecin glisse une main sous le rein, la paume en dessus; l'autre main est placée sur l'abdomen, la paume en dessous. Il palpe simultanément ou successivement les lombes et la région sous-hépatique; il essaie de saisir soit le rein en entier, soit seulement son pôle inférieur.

L'organe est facilement reconnu à sa forme. S'il est mobile, il échappe entre les mains pour se replacer dans sa loge sous l'effet de la pression.

Le *traitement* de la mobilité rénale est chirurgical lorsqu'on se résout à fixer le rein dans sa loge ; mais il est surtout médical, et consiste alors dans le port d'une ceinture abdominale avec ou sans pelote. Une ceinture pour rein mobile doit maintenir le rein par la pression qu'elle exerce à travers la paroi abdominale sur toute la masse intestinale.

Pour qu'elle soit utile, il est nécessaire qu'elle comprime la paroi et ne se contente pas de prendre point d'appui sur les épines iliaques.

On arrive à ce résultat chez les personnes obèses à gros ventre. Chez celles dont le ventre est creux, il faut absolument rembourrer la ceinture, faute de quoi, la contention du rein devient illusoire. Cette ceinture ne doit ni se déplacer, ni remonter, ce qu'on obtient par l'emploi de sous-cuisses ou de jarretelles fixées au bord inférieur de la ceinture.

Cancer du rein. Tuberculose du rein.

Les tumeurs rénales, la tuberculose rénale, n'ont pas de signes qui leur soient propres.

Augmentant le volume de l'organe, elles se manifestent par une tuméfaction qui descend à la fois dans la région lombaire et dans l'abdomen. On perçoit cette tuméfaction par un procédé identique à celui qui est mis en usage pour constater la mobilité du rein.

Les douleurs précoces ou tardives simulent quelquefois

des crises de coliques néphrétiques, enfin l'*hématurie*, c'est-à-dire le pissement de sang, est un signe presque constamment observé au cours de ces maladies.

La tuberculose rénale donne lieu en plus à une émission d'urine purulente, dont il est facile de reconnaître la nature en inoculant cette urine au cobaye.

L'animal qui reçoit une urine tuberculeuse devient tuberculeux en trois semaines et son autopsie donne la clef du diagnostic.

La tuberculose rénale n'est pas rare au cours de la grossesse et pour ma part j'en ai observé plusieurs exemples. Elle n'est pas un obstacle à la conduite d'une grossesse jusqu'à son terme, mais elle subit du fait de celle-ci et de l'accouchement une recrudescence.

Si pendant la grossesse une femme urine du pus, il ne sera donc pas mauvais de pratiquer l'inoculation de l'urine au cobaye pour élucider la nature de cette pyurie.

Le cancer du rein existe chez l'enfant sous une forme spéciale, rapide dans son évolution (sarcome du rein).

Diabète.

Le diabète a comme symptôme capital l'émission d'urine contenant du sucre en proportion variable. Au cours de la grossesse ou de la lactation, il est fréquent de constater de faibles quantités de sucre dans l'urine.

Le fait est connu depuis longtemps, on dit qu'il s'agit simplement de glycosurie de la grossesse, car il manque pour le diabète tout un ensemble de symptômes que nous allons énumérer brièvement.

Le vrai diabète donne lieu à une *soif* et à une *faim* exagérées.

La quantité d'urine rendue en vingt-quatre heures est de plusieurs litres.

Des signes nerveux, tels que fatigue, douleurs ; des signes cutanés, tels qu'éruptions, eczémas, sont constatés au cours de cette maladie.

Les modifications du sang produites par sa teneur exagérée en sucre rendent très graves les maladies que peuvent contracter les diabétiques.

L'anthrax, la tuberculose, la pneumonie, évoluant chez un diabétique amènent une issue fatale à bref délai.

Ce qu'il est le plus utile de savoir pour une sage-femme c'est que bien souvent certaines démangeaisons vulvaires, certains eczémas vulvaires sont liés à la présence du sucre dans l'urine. Il suffit d'examiner les urines pour reconnaître la cause de ces affections, qu'un traitement local est impossible à guérir. Au contraire on s'en rend facilement maître par un régime alimentaire approprié.

Dans le diabète, il existe deux types bien tranchés :

Le premier est le diabète des gens obèses, c'est le meilleur diabète ; le deuxième est celui qui provoque un amaigrissement rapide, on l'a rapporté à une lésion du pancréas, c'est le diabète grave ou maigre qui tue rapidement.

Au cours du diabète peuvent se produire des empoisonnements de tous les viscères et en particulier du système nerveux. Ce dernier se traduit par un coma particulier dénommé *coma diabétique*, d'un pronostic presque toujours fatal.

Traitement. — Le traitement du diabète réside avant tout dans le régime alimentaire.

Il consiste à supprimer tous les mets sucrés ou aboutissant à la formation de sucre après transformation digestive. Ces derniers sont représentés par les hydrates de carbone renfermés dans les farineux, fruits, pâtes, pain, lait.

Le diabétique doit se nourrir presque exclusivement de viande, légumes verts, œufs, graisses.

On ajoute à ce régime des eaux de Vichy et de l'antipyrine dont le pouvoir de réduction du sucre est vraiment merveilleux.

CHAPITRE III

BLENNORRHAGIE. CONJONCTIVITES DU NOUVEAU-NÉ, ET DES ENFANTS DU PREMIER AGE.

On entend sous le nom de *blennorrhagie* une maladie contagieuse, produite par un microbe appelé *gonocoque*, maladie sévissant plus spécialement sur les organes génitaux et transmissibles surtout pendant les rapports sexuels.

Le gonocoque greffé sur les muqueuses uréthrale et vulvo-vaginale, provoque une inflammation assez particulière, qui engendre un écoulement de pus.

Le pus de la blennorrhagie, qu'il sorte par l'urèthre ou par la vulve, est jaune, vert, crémeux, plus ou moins liquide. Il tapisse la vulve, les petites lèvres et peut être mis en évidence chez la femme à la partie antérieure de l'urèthre par une pression digitale exercée d'arrière en avant à l'aide de l'index introduit dans le vagin, vidant l'urèthre de son contenu.

Cette inflammation uréthrale donne lieu à des cuissons, brûlures, douleurs vives au moment de l'émission des urines (*chaudepisse*) et peut, si elle atteint le col de la vessie, provoquer de la cystite du col, d'où s'ensuivent des besoins fréquents et impérieux d'uriner.

Chez la femme la maladie est surtout vaginale et engendre des pertes abondantes tachant le linge en jaune vert, et enflammant douloureusement la muqueuse du vagin. Ces écoulements blennorrhagiques ont une durée variable et persistent quelquefois pendant des mois, surtout si l'on n'y prend garde.

Les dangers de la blennorrhagie résident dans ses complications, elles sont nombreuses et de grande importance dans l'un et l'autre sexe. Au premier rang de celles-ci il faut placer *la conjonctive blennorrhagique* résultant d'une infection des yeux par les doigts porteurs de sécrétions à gonocoques. Le tableau est alors celui de l'ophtalmie purulente des nouveau-nés. Le nouveau-né peut s'inoculer au moment de son passage dans le vagin pendant l'accouchement. Il faut donc veiller particulièrement aux yeux des enfants de mères atteintes de blennorrhagie.

A cause des connexions intimes de l'urèthre chez l'homme, du vagin chez la femme avec les organes génitaux, ceux-ci sont particulièrement exposés au cours de cette maladie.

Chez l'homme le testicule se trouve atteint par l'ascension des germes dans le canal déférent (*orchite*). Le testicule grossit, devient rouge et douloureux surtout au niveau de l'épididyme, et si l'inflammation est très vive, il peut en résulter une atrophie de l'organe avec perte des fonctions reproductrices, c'est-à-dire absence de formation de spermatozoïdes et stérilité ultérieure. Il faut pour cela que les deux glandes aient été touchées.

Chez la femme l'inflammation gagne l'utérus, provoquant *une métrite blennorrhagique*. Le ventre devient sensible, le toucher digital est douloureux au niveau du col de la matrice. L'écoulement de pus se fait par l'orifice du col et il n'est pas rare qu'il s'y ajoute des pertes de sang (*métrorrhagie*).

L'infection gonoccique franchit la muqueuse de l'utérus, s'engage dans les trompes dont l'orifice utérin ne tarde pas à s'oblitérer. Enfermé dans un conduit oblitéré, le pus se collecte dans la trompe sous forme d'abcès et aboutit à la formation d'une poche ou *salpingite*.

Enveloppant l'utérus et les trompes, le péritoine ne tarde pas à réagir à l'inflammation et cette péritonite localisée au petit bassin évoluant autour de la matrice, des trompes, donne lieu aux phénomènes habituels de cette maladie : vomissements, douleurs abdominales, fièvre.

Elle a reçu le nom de *pelvi-péritonite* ou encore de *périmétrite, péri-salpingite, péri-métrosalpingite.*

A moins que l'une des poches salpingiennes ne vienne à crever dans le ventre, éventualité assez rare, l'évolution de cette péritonite blennorrhagique est relativement bénigne. Mais les résultats en sont désastreux pour la fécondation et l'enfantement.

Beaucoup de femmes doivent leur stérilité à des métrites, à d'anciennes salpingites blennorrhagiques. Chez la femme la vulvite s'étend quelquefois aux glandes de Bartholin et produit un abcès enkysté, *Bartholinite*.

La blennorrhagie ne se contente pas dans certains cas de porter ses désordres sur les organes génitaux, elle est susceptible de se faire sentir loin de son point de départ, ressemblant en cela aux autres processus infectieux auxquels est soumis l'organisme.

Une des complications les plus fréquemment observées est l'*arthrite gonococcique*.

Une ou plusieurs articulations sont le siège d'un gonflement rouge, douloureux, d'évolution lente, dont le danger réside dans la production d'une ankylose terminale, si la maladie est mal soignée.

Le cœur lui-même est lésé quelquefois et il crée alors une affection organique du cœur.

De beaucoup la complication la plus habituelle, dépendant souvent d'une thérapeutique intempestive par les injections faites dans l'urèthre, est la cystite ou inflammation de la vessie.

La vessie infectée par des germes, qu'une sonde ou un lavage de l'urèthre transporte de ce canal dans sa cavité, s'enflamme, devient douloureuse et suppurante, saigne facilement. Au cas de cystite aiguë la fièvre s'allume, les douleurs du bas-ventre sont très vives, et chaque émission d'urine est la cause d'une recrudescence de douleurs au niveau du col.

Considérations générales sur la blennorrhagie.

Par ce qui précède on peut aisément se rendre compte qu'une blennorrhagie mal soignée n'est pas une chose sans importance.

Peu d'hommes y échappent, aussi y a-t-il nécessité pour eux à ne pas se livrer au coït pendant l'évolution de cette maladie, car la contamination d'une femme, outre les désordres immédiats en résultant, peut toujours devenir d'une gravité irréparable en provoquant la stérilité.

TRAITEMENT. — La blennorrhagie uréthrale se traite par des médicaments internes tels que l'urotropine (1 gramme par jour), les essences de santal et de térébenthine, et dans quelques cas par des lavages ou injections antiseptiques faibles.

Chez la femme où l'uréthrite est souvent peu de chose et la vulvo-vaginite presque toute la maladie, la blennorrhagie relève presque exclusivement des injections.

Si l'inflammation du début est très marquée, on pourra avoir avantage à préconiser dès le début des injections émollientes à l'eau de guimauve.

Au bout de peu de jours on les remplacera par des injections vaginales prises deux à trois fois par jour et dans lesquelles entrera un antiseptique à faible dose comme du permanganate de potasse, du sublimé, ou de l'oxycyanure de mercure à la dose de 1 p. 6 à 7.000 d'eau.

Quant aux complications, leur traitement peut passer suivant leur évolution de la phase médicale à la phase chirurgicale. Mais il ne faut pas trop se hâter d'intervenir car en pareille matière le repos, la patience, quelques pansements de la muqueuse utérine, viennent souvent à bout de métrites et de salpingites, qui au premier abord semblaient devoir être opérées.

Conjonctivite.

La conjonctivite du nouveau-né, encore appelée *ophtalmie purulente,* est une affection grave presque toujours causée par le gonocoque du vagin, c'est-à-dire par la blennorrhagie de la mère.

SYMPTÔMES. — Elle débute peu de temps après la naissance du deuxième au quatrième jour. Les yeux de l'enfant présentent alors une sécrétion anormale, qui s'accumule dans l'angle interne et sur le bord des paupières en se concrétant sous forme de croûtes. L'enfant a les yeux collés et les maintient fermés.

A un stade plus avancé de la maladie, les paupières surtout la supérieure sont boursouflées, à cause de l'œdème dont elles sont le siège et parce qu'elles sont soulevées par le liquide purulent accumulé à leur intérieur.

Il est de toute nécessité d'entr'ouvrir les yeux de l'enfant, ce qu'on fait en écartant les paupières avec les doigts, en ayant soin de se servir de compresses propres pour éviter le plus possible les contacts entre les doigts et l'œil malade. Par les paupières entr'ouvertes s'écoule un liquide louche ou un pus crémeux, jaune verdâtre.

Si l'on peut retourner légèrement les paupières, on voit, sur leur face oculaire c'est-à-dire muqueuse, un exsudat épais, presque membraneux, recouvrant une surface rouge facilement saignante.

La conjonctivite revêt des degrés d'intensité variable. Elle siège toujours sur les deux yeux, intéressant souvent l'un plus que l'autre.

Il faut avoir grand soin, lorsqu'on entr'ouvre les paupières de l'enfant, d'éloigner autant que possible son visage de celui du malade, car le pus comprimé derrière les paupières peut s'échapper en giclant assez haut au moment de leur écartement et sautant dans l'œil de la sage-femme l'infecter.

Les conjonctivites du nouveau-né mal soignées ou soignées tardivement compromettent l'intégrité de l'œil, car elles entraînent l'ulcération de la cornée et favorisent la production de taies, qui gênent la vision ou la suppriment quelquefois. Elles peuvent également se compliquer de fonte purulente et de destruction complète du globe oculaire, et laissent aveugles les pauvres enfants.

Conjonctivites simples des enfants du premier âge.

Les yeux des nourrissons ou des enfants plus âgés peuvent être infectés soit par des attouchements malpropres, provenant de l'enfant lui-même, soit du fait des personnes de son entourage.

Souvent une mère, une nourrice, une garde atteinte de vulvo-vaginite peut porter dans les yeux du bébé des germes qu'elle puise au niveau de sa vulve et dont elle ne débarrasse pas les mains par un lavage soigné.

Les conjonctivites sont encore fréquentes à la suite de certaines maladies éruptives en particulier après la rougeole. Elles sont plus ou moins sérieuses, siègent sur les conjonctives palpébrales et oculaires ou restent cantonnées aux rebords des paupières et sont alors appelées *blépharites*.

Symptômes. — Ces conjonctivites se manifestent par une rougeur très accentuée du globe de l'œil et des paupières, par un écoulement abondant de larmes, par une sécrétion muco-purulente, par une douleur très vive comparable à la sensation produite par l'entrée d'un grain de poussière dans l'œil et par de la *photophobie* ou impossibilité à supporter la lumière; aussi l'œil est-il constamment fermé.

Les complications de ces conjonctivites intéressent surtout la cornée qui peut s'ulcérer, présenter des épaississements entraînant des taies et compromettant la vision.

Traitement. — Le traitement de la *conjonctivite du nouveau-né* est avant tout prophylactique, c'est-à-dire qu'il consiste à nettoyer complètement le vagin des femmes avant l'accouchement. De cette façon les yeux des enfants ne risquent pas de s'infecter au passage.

Le traitement prophylactique consiste aussi chez tout enfant qui vient de naître à essuyer les yeux avec une boulette de coton très propre et, après avoir entr'ouvert les paupières, à instiller une goutte de solution de nitrate d'argent à 1 p. 100. On prescrira en conséquence :

Nitrate d'argent.	0gr,10
Eau distillée.	10 cent. cubes.

Il n'est pas absolument nécessaire de recourir au nitrate d'argent, on peut le remplacer par du jus de citron, coupé d'eau par moitié. 2 gouttes dans chaque œil.

Il faut savoir que pendant les trois à quatre jours suivants, ces instillations peuvent entraîner une légère rougeur de l'œil, et on ne devra pas confondre cette rougeur avec le développement d'une conjonctivite.

Traitement curatif. — La maladie une fois déclarée, le traitement est tout autre. Il consistera à laver les yeux quatre fois par jour avec une solution aqueuse de permanganate de potasse à 1 p. 8.000 C'est-à-dire :

Permanganate de potasse.	0gr,12
Eau distillée.	1 litre.

ou encore avec la solution suivante :

Oxycyanure de mercure.	0gr,10
Eau distillée	1 litre.

Pour faire ces lavages, il faut écarter les paupières de l'enfant avec des mains bien propres, faire tomber de quelques centimètres de hauteur avec du coton hydrophile très propre un des liquides marqués ci-dessus préalablement tiédi. Ces lavages nécessitent naturellement la présence de deux personnes.

Au cas où la conjonctivite est grave, il faut de plus cautériser la muqueuse avec un pinceau trempé dans une solution de nitrate d'argent dans l'eau distillée à 2 p. 100 et après la cautérisation toucher les surfaces à l'eau salée pour neutraliser l'excès de nitrate d'argent. Ces cautérisations sont répétées deux fois par jour ou moins fréquemment suivant l'état des yeux. Dans l'intervalle des soins, on place sur les paupières des compresses d'eau fraîche souvent renouvelées.

A la période d'amélioration ou de déclin de la maladie, on supprime les cautérisations et l'on évite de prolonger trop longtemps l'usage des solutions antiseptiques, qui peuvent devenir irritantes. A un certain moment les lavages simples à l'eau salée à 8 pour 1.000 doivent être employés de préférence à tout autre.

Traitement des conjonctivites simples, blépharites,

Lavages à l'oxycyanure de mercure comme plus haut. Pour modifier l'ulcération de la cornée et la blépharite, appliquer une fois par jour sur le bord des paupières mais de façon à la faire pénétrer dans l'œil, et en se servant pour cet usage d'une baguette de verre et non du doigt, un peu de la pommade suivante :

Précipité jaune	0gr,05
Vaseline.	15 gr.

CHAPITRE IV

VÉGÉTATIONS VULVO-VAGINALES ET ANALES
SYPHILIS

Sur la vulve, le vagin, au pourtour de l'anus, poussent quelquefois des végétations et il semble que la grossesse favorise leur développement.

Ces végétations sont d'abord constituées par de petites saillies grosses comme la tête d'une épingle; et il est parfois assez difficile de les différencier de petites villosités existant normalement sur la muqueuse vulvaire aux environs des franges hyménéales.

Lorsqu'elles progressent elles peuvent atteindre des dimensions considérables, masquant l'entrée de la vulve, du vagin et de l'anus. Elles sont alors mamelonnées, leurs surfaces ressemblent à celles d'énormes framboises ou mûres; on les désigne dans ce cas sous le nom de choux-fleurs. A leur niveau et dans leur interstice il se fait une sécrétion d'odeur infecte (fig. 44).

La végétation simple, papillomateuse, le choux-fleur, sont contagieux, ils se propagent de proche en proche, d'où l'urgence de les extirper dès leur apparition.

Si ces végétations accompagnent souvent la blennorrhagie, elles ne sont certainement pas causées par elle et relèvent d'un autre parasite. Leur aspect muriforme permet de les différencier d'autres productions végétantes, lesquelles occupent de préférence le pourtour de l'anus, et sont de nature syphilitique. La surface de ces condylomes syphilitiques est lisse, suintante, nullement mûriforme.

TRAITEMENT. — Toute végétation vulvaire, vaginale, ou

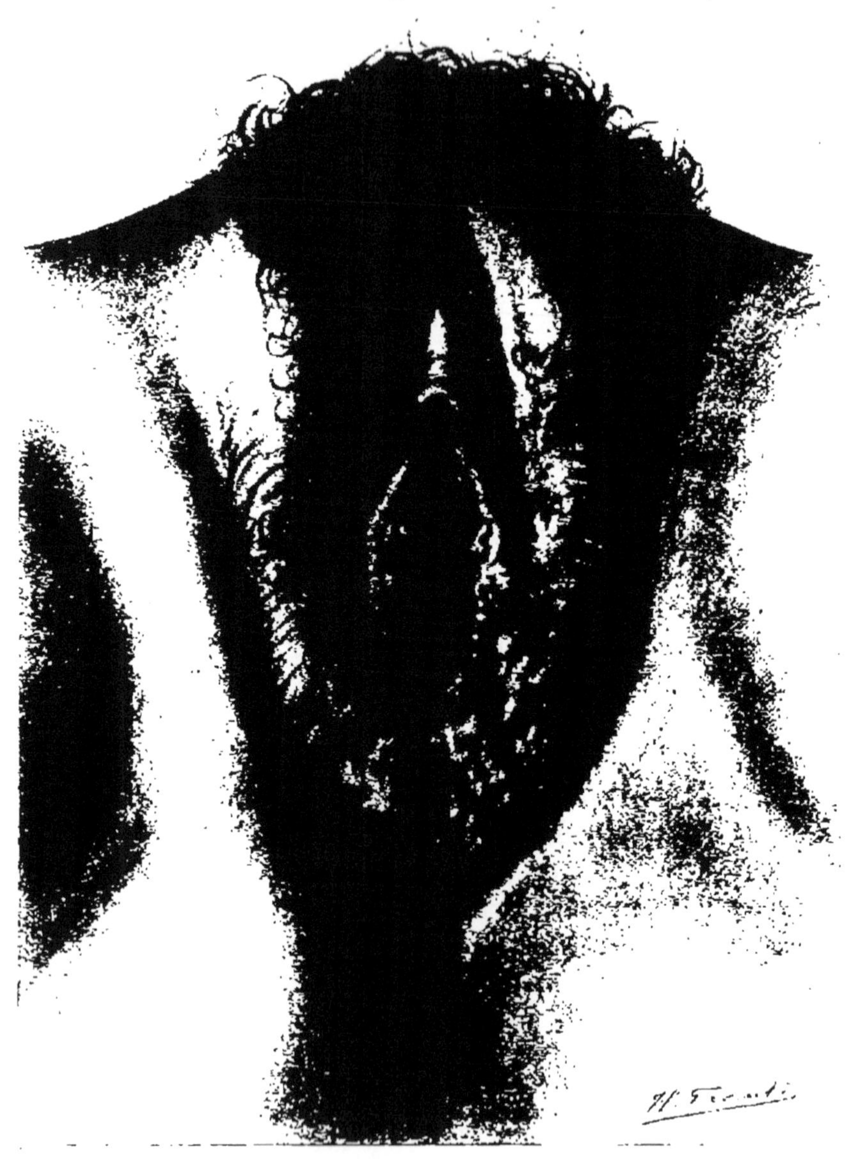

Fig. 44.
Végétations vulvaires.

anale doit être enlevée soit d'un coup de ciseau à la base, soit d'un coup de curette. De plus pour empêcher qu'elles ne repoussent sur leur base d'implantation, il faut cautériser la surface saignante où elles prennent naissance.

Si ces végétations sont peu nombreuses on fera usage d'un caustique chimique, nitrate d'argent par exemple ; si les végétations sont nombreuses et volumineuses on cautérise avec le thermo-cautère.

Les végétations, développées dans l'intérieur du vagin, subiront le même traitement, il faut pour les enlever s'aider du spéculum. Lorsque ces végétations apparaissent à la fin de la grossesse et sont petites, il n'est pas rare de les voir disparaître spontanément après l'accouchement.

Syphilis.

La *syphilis* ou *vérole* est une maladie dite *vénérienne*, parce que dans la majorité des cas elle se contracte à la suite de rapports génitaux. C'est une maladie microbienne due à un parasite ayant l'aspect d'une petite vrille. Il porte le nom de *sphirochète de Schaudinn*, ou encore de *tréponème pallidum*.

La syphilis se transmet d'un être à un autre de trois façons différentes :

La manière la plus habituelle est la suivante : une sécrétion humaine contenant le germe syphilitique est déposée en un point des téguments, peau, muqueuse, où, à la faveur d'une érosion légère, le germe pénètre dans les tissus et s'y développe localement d'abord, pour ensuite envahir l'organisme.

Une deuxième manière de prendre la syphilis est spéciale à l'être pendant la vie intra-utérine, c'est-à-dire au fœtus. Il s'agit alors de ce que l'on désigne sous le nom de syphilis héréditaire pour l'opposer à la première dite syphilis acquise.

Dans ce cas, les germes circulant dans le corps de la mère sont apportés au fœtus par la circulation placentaire. Si le sperme du père renferme le parasite, celui-ci infectera directement le fœtus pendant son développement dans la cavité utérine.

La troisième façon de devenir syphilitique nous intéresse particulièrement puisqu'elle se rencontre uniquement chez la femme enceinte. Le fœtus est syphilitique parce que le spermatozoïde dont il dérive provient d'un père en puissance de syphilis virulente. En se développant dans l'utérus ce fœtus syphilitique infecte par la voie sanguine placentaire l'organisme maternel. Cette syphilis porte le nom de syphilis conceptionnelle. D'où trois types de syphilis :

Syphilis acquise.
Syphilis héréditaire.
Syphilis conceptionnelle.

Il faut se garder de croire qu'un sujet, issu de syphilitique, soit sûrement atteint de syphilis héréditaire de même qu'une femme enfantant du fait d'un homme syphilitique n'est pas forcément atteinte de syphilis conceptionnelle. Il en va de même pour la syphilis acquise, il ne suffit pas de toucher un sujet syphilitique, ni même d'avoir des rapports sexuels avec ce sujet pour prendre la syphilis.

Dans cette maladie, il y a des périodes où le syphilitique est contagieux et d'autres où il semble ne plus pouvoir transmettre son mal.

Syphilis acquise.

La syphilis acquise résulte, nous l'avons vu, de l'introduction au niveau d'une érosion de la peau ou des muqueuses d'une sécrétion contenant le microbe de la maladie ; ce microbe peut chez le syphilitique se trouver partout : sur la figure, dans le nez, au niveau des organes génitaux, au niveau de l'anus, sur un point quelconque de la peau. Aussi dans la cohabitation sexuelle ne sera-t-il pas toujours déposé sur les organes génitaux de la personne saine ; mais on peut dire, que dans la majorité des cas, c'est par les parties sexuelles que le germe pénétrera dans l'organisme.

Le dépôt des microbes de la vérole provoque localement une lésion initiale, à laquelle on a donné le nom de

Chancre syphilitique de la vulve situé sur une des grandes lèvres.

Planche V

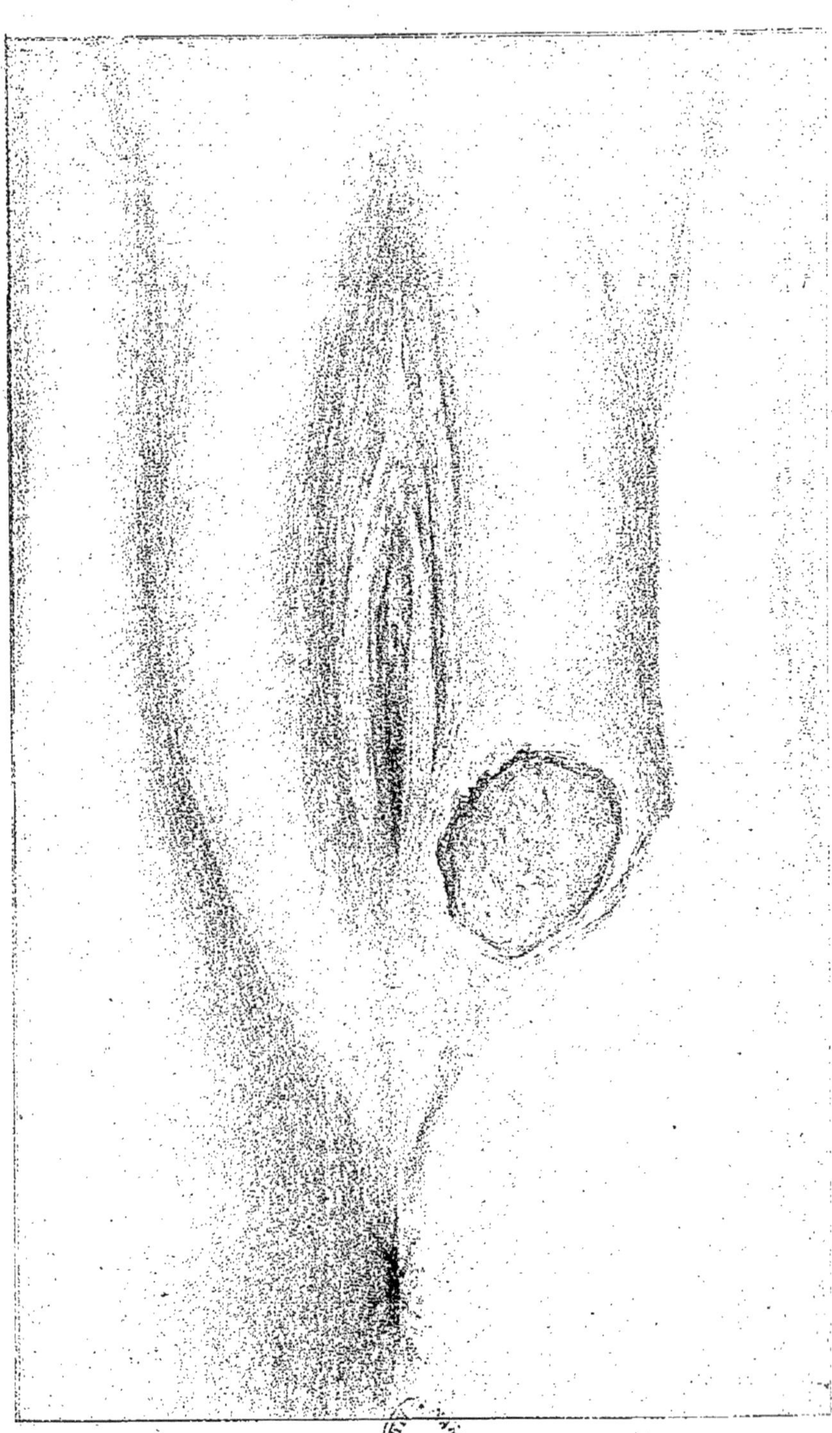

BIBLIOTHÈQUE NATIONALE R.F.

Chancre syphilitique du sein chez une nourrice (mamelon).

Planche VI

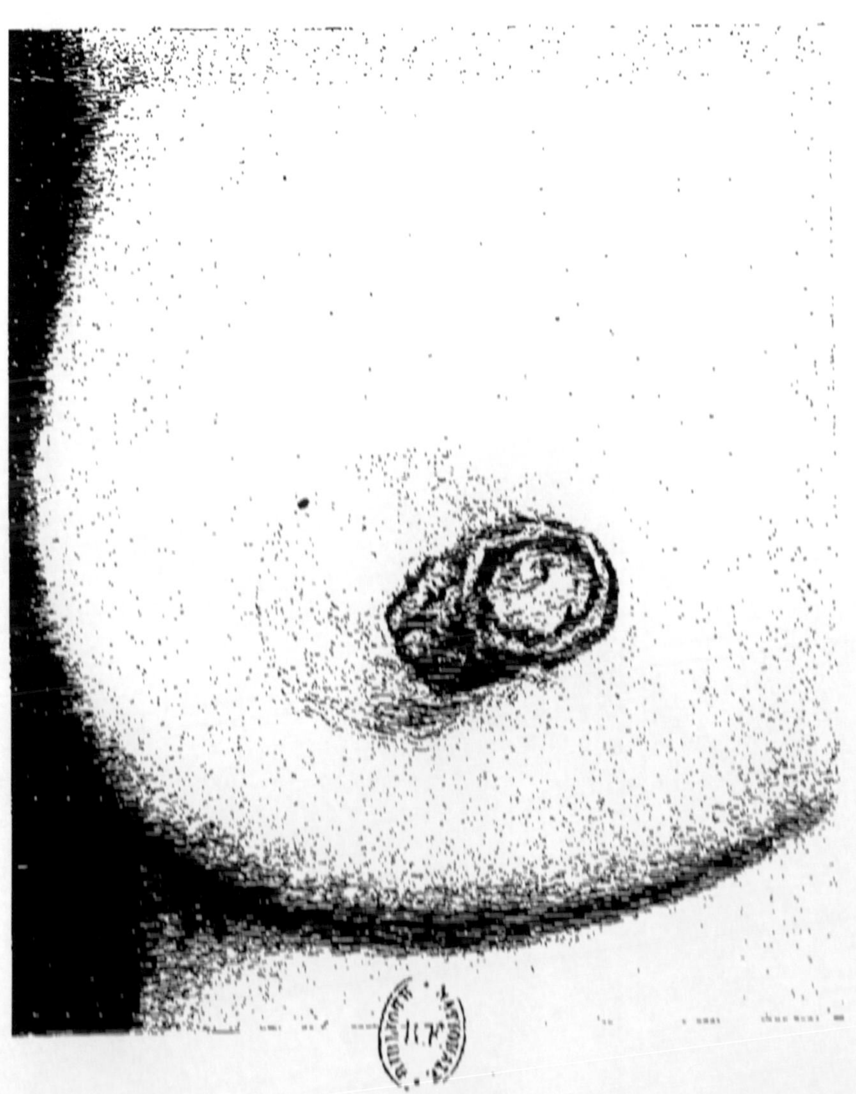

Syphilide pigmentaire du cou encore appelée collier de Vénus.

PLANCHE VIII

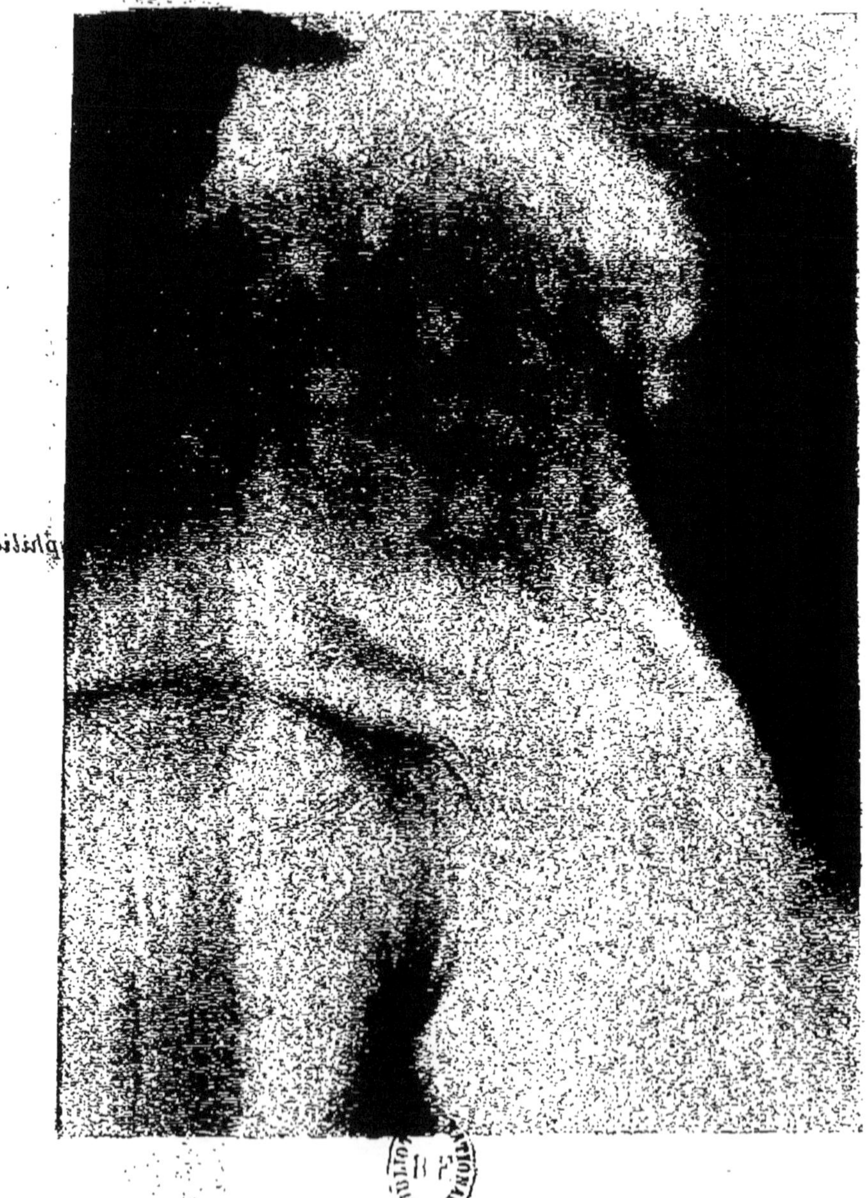

même ulcération d'un chancre mou et d'un chancre syphilitique, leur union porte le nom de *chancre mixte*.

Deuxième période ou période secondaire. Roséole. — Du vingtième au quarantième jour après l'apparition du chancre, le syphilitique entre dans la deuxième période de la maladie.

Au point de vue de l'état général elle est caractérisée par un mauvais état général, de la fièvre parfois, des douleurs de tête plutôt nocturnes, des névralgies disséminées, de l'anémie, du gonflement des ganglions dans les régions axillaires, inguinales, de la nuque, un mal de gorge tenace avec hypertrophie des amygdales. Sur la peau et les muqueuses vont éclore une série d'accidents dont le premier en date est représenté par la *roséole syphilitique*. La roséole syphilitique est formée de taches (macules) de la dimension d'un pois, d'une pièce de 50 centimes, de coloration rose jambonné, ou cuivrée, et répandues à profusion sur le corps, les membres, la face, et particulièrement le front. Les taches ne donnent lieu à aucune démangeaison. Un sujet peu soigneux de sa personne les laisse passer inaperçues (planche VII).

Un médecin averti peut en soupçonner l'existence lorsqu'il voit au niveau du front une manifestation de la roséole sous forme de taches rouge sombre. Cette disposition porte le nom de *couronne de Vénus ;* mais avant d'affirmer un diagnostic de roséole syphilitique, il faut éliminer toutes les autres affections lui ressemblant, au nombre desquelles nous citerons la rougeole et la rubéole.

Dans les premiers mois après le chancre, on peut noter, surtout chez les femmes, une manifestation syphilitique siégeant de préférence au cou et ayant reçu le nom de *syphilide pigmentaire, collier de Vénus* (planche VIII).

Cette syphilide pigmentaire consiste en une série de placards plus ou moins étendus de coloration brune, entremêlés de taches blanches ; lorsque la lésion est peu marquée, il faudra pour la reconnaître regarder le cou à jour frisant.

Cette syphilide est d'un grand secours pour permettre

Dans la gorge, à la vulve, à l'anus, les plaques muqueuses sont entretenues par la présence des microbes contenus dans ces cavités, et par toutes les causes d'irritation locale, telle que le tabac pour la bouche.

A l'anus elles sont parfois végétantes, entourant la marge de l'anus d'une série de bourgeons suintants, fissurés et par cela même douloureux.

Ces plaques muqueuses hypertrophiques, végétantes très spéciales à cette région portent le nom de *condylomes*.

Alopécie. Onyxis.

Une des conséquences très fréquentes de l'infection syphilitique consiste dans la chute des cheveux ou *alopécie*. Elle se manifeste avec le plus d'intensité vers les troisième, quatrième et cinquième mois de la maladie, elle est disséminée sur le cuir chevelu, peut atteindre les sourcils, les cils, la barbe. Pour la différencier de l'alopécie de la pelade, qui, elle, dénude complètement toute une surface du cou, on la dit *en clairières*. Jamais cette chute de cheveux n'est définitive, la repousse se fait toujours dans un certain laps de temps.

Les altérations des ongles s'observent quelquefois à la même période. Elles sont dues en grande partie à des lésions syphilitiques portant sur la matrice de l'ongle. L'ongle devient craquelé ou augmente d'épaisseur en son milieu, alors qu'il s'amincit et s'effrite sur les bords, allant même quelquefois jusqu'à tomber. Les altérations des ongles portent le nom d'*onyxis*. Lorsqu'elles siègent au pourtour de l'ongle sur la matrice dont les bords deviennent rouges, boursoufflés, ulcéreux, on dit qu'il s'agit de *périonyxis*.

Considérations générales sur la période secondaire de la syphilis. — Suivant les sujets, suivant la qualité du germe, la durée de la période secondaire est fort variable. Elle peut se compter par mois ou par années. Il est des syphilitiques mal soignés ou dans un mauvais état de santé antérieur, chez lesquels on voit se reproduire des accidents secondaires, tels que les plaques muqueuses bien au delà des limites ordinaires.

Au cours de cette période secondaire, l'infection affecte quelquefois des localisations viscérales ou autres n'épargnant aucun organe, ni aucun tissu ; on assiste alors à l'éclosion d'ictère syphilitique, de néphrite syphilitique, de méningite cérébro-spinale syphilitique, d'encéphalite syphilitique, de névrites syphilitiques, de périostites syphilitiques (douleurs vives dans les os), d'artérite syphilitique, de phlébites syphilitiques.

Période tertiaire. — Plus l'on s'éloigne du début de la syphilis, plus les lésions ont tendance à se localiser en un point de l'organisme et à s'y implanter profondément. Le danger de ces lésions locales résulte de leur progression constante, leur extension étant régulière du centre vers la périphérie.

Au niveau de la peau, on notera sur une surface très limitée le développement de tubercules, rouge sombre, épais, encastrés profondément dans le derme, arrivant à s'ulcérer à leur surface ou à se recouvrir de croûtes, ayant surtout comme caractère de gagner de proche en proche, en agrandissant toujours le cercle de la lésion, et en dessinant une bordure arrondie alors que les parties centrales guérissent, laissant à leur place une peau cicatricielle parsemée de zones blanches (cicatrice) ou brunes (régions simplement pigmentées).

On lui donne le nom de *syphilide, tuberculo-ulcéreuse circinée*, ce dernier terme rappelant la disposition circonférencielle de la lésion.

D'autres fois, l'ulcération est la seule manifestation de la période tertiaire. Suivant son siège anatomique, son étendue, l'épaisseur des croûtes qui la recouvrent, elle est dite dans un premier type *syphilide ulcéreuse*, dans un deuxième *rupia syphilitique*, s'il existe à sa surface une croûte épaisse noirâtre formée de plusieurs assises ou stratifications, qui la font ressembler assez bien à une écaille d'huître.

Sous le nom de *gomme*, on désigne une troisième espèce de manifestations tertiaires revêtant à leur début l'aspect d'une tumeur. Cette tumeur est dure, sphérique, grosse comme un pois, une noisette, une amande. Elle arrive à s'ouvrir comme un abcès (période de ramollissement, puis d'ulcération) et laisse échapper son contenu sous forme de débris de tissus mortifiés, d'aspect caséeux c'est-à-dire ressemblant à la caséine du lait coagulée. Dès que l'ulcération gommeuse est constituée, son fond devient sanieux, sécrétant ; ses bords sont rouges violacés souvent taillés à pic.

Considérations générales sur la période tertiaire de la syphilis. — La plupart des syphilitiques bien soignés, et ayant une bonne hygiène arrivent à la période tertiaire sans présenter d'accidents. Ceux-ci relèvent le plus souvent d'un défaut de traitement ou de cette forme de la maladie dite syphilis maligne ou grave.

De même qu'au cours de la période secondaire, la syphilis tertiaire peut atteindre tous les organes et tous les tissus, amenant des désordres locaux dont les symptômes sont ceux appartenant aux organes lésés.

Les gommes peuvent se développer dans le cerveau, comme dans les os. Si elles ne sont pas douloureuses par elles-mêmes, elles le sont au même titre que toute autre tumeur par les compressions, qu'elles exercent autour d'elles.

L'époque d'apparition du tertiarisme est variable. En général, c'est à partir de la deuxième année que l'on peut en constater les manifestations. Quant à la durée, pendant laquelle le sujet peut y être soumis, elle est indéfinie.

Période quaternaire. — Vers la dixième année après le chancre, quelquefois plus tôt, souvent plus tard, la syphilis abandonnant la peau, sauf exceptions, se cantonne plus volontiers sur certains organes ou tissus : au nombre de ceux-ci il convient de citer.

a. *La langue et la muqueuse buccale.* Sur les bords de la langue, sur la face interne des joues, on peut voir des plaques de couleur blanche nacrée, légèrement parquetées, fissurées, connues sous le nom de plaques de *leucoplasie buccale et linguale*. C'est à leur niveau, que naît le cancer des fumeurs.

b. *Le cœur*, *la fibre musculaire* cardiaque s'altèrent, on dit qu'il y a de la myocardite, le cœur devient irrégulier dans ses battements.

c. *Le foie* est aussi touché surtout chez les buveurs (cirrhose syphilitique).

d. Mais c'est surtout *le système nerveux*, qui dans nos pays de civilisation avancée et par conséquent de surmenage nerveux paie le plus lourd tribut à la syphilis quaternaire. Il est admis aujourd'hui et avec juste raison que la paralysie générale et le tabes ou ataxi-locomotrice progressive relèvent dans la presque unanimité des cas d'une syphilis ancienne.

Pronostic. — Tenter d'établir un pronostic global de la syphilis est chose impossible et inutile.

Prendre la syphilis est toujours sérieux, à cause des éventualités qui lui sont inhérentes. Mais s'il est du devoir du médecin de connaître ces éventualités pour les dépister au besoin et les combattre si possible, il ne lui est pas moins nécessaire de savoir rassurer ses malades en leur faisant entrevoir la rareté des complications si le traitement est bien et longuement appliqué, et en cela il ne fait que leur exposer des vérités établies sur de longues années d'observation.

La syphilis est en effet une des affections les plus répandues surtout parmi les hommes, et l'on a établi sur des statistiques dignes de foi qu'un sixième des hommes habitant les grands centres ont eu ou auront la syphilis. Bien que trop souvent on ait encore à constater les méfaits de la vérole, il faut bien avouer qu'ils sont peu marqués en proportion du nombre de sujets infectés. Ils le seront d'autant moins que le traitement sera mieux, plus tôt et plus longtemps appliqué.

Traitement. — Jusqu'à ce qu'une médication nouvelle

ait été trouvée et malgré les efforts faits dans ces derniers temps pour substituer certaines préparations arsenicales aux préparations mercurielles, il faut proclamer très haut que le meilleur médicament que nous ayons, contre la syphilis, est le mercure et ses composés.

Mais avant de donner un aperçu des applications thérapeutiques du mercure, il est bon d'insister sur des notions utiles à connaître et faciles à prescrire aux syphilitiques. Elles découlent de cet aphorisme.

« La syphilis va où on l'appelle ».

Voici quelques exemples. Un homme irrite sa gorge par la fumée de tabac, il lui sera à peu près impossible de guérir ses plaques muqueuses tant qu'il fumera.

Une femme a des plaques muqueuses vulvaires, entretenues par des pertes vagino-utérines. Tant qu'elle se tiendra sale, elle ne guérira pas ses plaques muqueuses.

Un sujet légèrement alcoolique, transpirant beaucoup et particulièrement de la tête, soignant peu son cuir chevelu, verra, malgré le traitement, s'installer et persister dans ses cheveux des papules squasmeuses et croûteuses syphilitiques, dont il aura raison en modifiant ses boissons et en veillant à la propreté des cheveux.

Un nourrisson syphilitique mal tenu, ayant de l'érythème fessier, présentera une éclosion de papules ulcéreuses syphilitiques dont un traitement local viendra à bout, combiné au traitement général.

Il est inutile de multiplier ces exemples.

Ce qui est vrai pour la peau et les muqueuses l'est aussi pour les organes. Si l'on veut que la syphilis ménage le foie, le système nerveux, il ne faut pas commencer par les surmener, soit par des excès de boisson, soit par des excès de travail intellectuel ou génital.

Application de la médication mercurielle.

Le mercure à l'instar des autres médicaments peut être introduit dans l'organisme par trois procédés principaux.

On peut le faire absorber par le tube digestif (ingestion), par la peau (friction), par le tissu cellulaire sous-cutané (piqûre). Les autres voies d'absorption telles que la voie anale (suppositoires) sont employées exceptionnellement ; nous n'en parlerons pas.

Injections. — Par la bouche, les préparations mercurielles sont administrées le plus communément en pilules ou en liquides. Les liquides seuls conviennent aux enfants.

Pour les pilules, on emploie de préférence les deux sels suivants : le *biodure de mercure* et le *protoiodure de mercure*.

Avec le premier, on prépare des pilules de 1 centigramme chaque ; avec le deuxième des pilules de 4 à 5 centigrammes chaque.

La méthode la plus classique pour administrer le mercure en liquide consiste à le faire prendre sous forme de *liqueur de Van Swieten*. Cette solution contient avec une certaine quantité d'alcool pour faciliter sa dissolution 1 gramme de bichlorure de mercure pour un litre d'eau.

Chaque cuillerée à soupe représentant 15 grammes correspond par conséquent à 15 milligrammes ou 1 centigramme 1/2 de bichlorure ; la cuillerée à café étant le tiers de la précédente (5 grammes) correspond par suite à 1/2 centigramme ou 5 milligrammes. XX gouttes de cette liqueur représentent 1 gramme et par suite 1 milligramme de bichlorure mercurique.

Les doses habituelles journalières pour les adultes sont de une cuillerée à soupe à deux, faisant ingérer au malade 1 centigramme 1/2 à 3 centigrammes de substance active.

Pour les nourrissons, on débute par XX gouttes par jour, et on élève progressivement la dose jusqu'à XL et L gouttes. Les enfants plus âgés prennent une demi à une cuillerée à café par vingt-quatre heures.

A cause du goût un peu styptique du médicament, on le prescrit de préférence dans du lait sucré.

Frictions mercurielles. — La peau absorbe les médicaments, par sa surface, et par ses glandes. Elle les absorbe d'autant plus qu'une friction prolongée amène au niveau de la partie où est déposé le médicament une vascularisation plus intense et par conséquent un fonctionnement plus actif des éléments cutanés (cellules et glandes).

Le mercure est appliqué sur la peau à l'état métallique, incorporé avec un corps gras à parties égales de mercure et d'axonge dont le mélange dans ces proportions porte le nom d'*onguent napolitain*.

La dose quotidienne à employer pour un adulte est de 4 grammes par friction ; pour un enfant du deuxième âge 1 à 2 grammes suffiront, $0^{gr},25$ à $0^{gr},50$ seulement pour un nourrisson,

Ce qui intéresse plus particulièrement la sage-femme n'est pas la dose à prescrire, car c'est au médecin que ce soin incombe, mais bien la manière d'appliquer la médication. Les principes de la méthode que nous allons exposer, sont les mêmes pour les enfants et les adultes.

Quelle que soit la personne chargée de faire la friction, elle devra toujours avoir soin de ne pas frotter avec les doigts sans les recouvrir d'un morceau de flanelle.

Cette précaution est destinée à empêcher l'absorption du médicament par la personne chargée du traitement. La friction sera faite de préférence le soir avant le coucher ou au moment du coucher de façon que le malade dorme avec la pommade sur la peau et ne l'enlève que le matin au réveil avec de l'eau et du savon.

La friction doit être pratiquée chaque jour à des places différentes pour ne pas irriter la peau. Les régions les plus ordinairement choisies sont les suivantes : plis des coudes, jarrets, paroi latérale du thorax. La manière de frotter est très importante. Supposons qu'on veuille utiliser à chaque friction une dose de 4 grammes d'onguent napolitain.

On dispose cette dose à la portée de la main, on ne prélève chaque fois que le 1/4 ou le 1/5 et l'on frotte lentement la peau jusqu'à ce que cette quantité ait bien pénétré, ou mieux jusqu'à ce que la partie frottée soit redevenue à peu près sèche. On prend une nouvelle partie de la dose et l'on continue de même façon. La durée de chaque friction doit être de dix à quinze minutes en moyenne. Lorsqu'elle est terminée, on enveloppe le membre d'un morceau de flanelle jusqu'au lendemain.

Injections mercurielles. — Les injections mercurielles représentent un excellent mode d'administration du mercure. On est sûr, en effet, que la quantité injectée sera totalement absorbée et en se servant de la voie sous-cutanée, on ne fatigue pas le tube digestif. On utilise deux espèces d'injections absolument différentes.

Les premières sont constituées par les compositions mercurielles dites *insolubles*, c'est-à-dire dont le mercure se trouve incorporé dans un véhicule sans y être dissous, s'y trouvant seulement en suspension.

L'une de ces préparations est l'huile grise, qui comprend du mercure métallique mélangé à un corps gras ou similaire, vaseline par exemple. La solution la plus courante est à 40 de mercure pour 100 du volume total, ce qui indique que le 1/4 d'une seringue de Pravaz de 1 centimètre cube renferme 10 centigrammes de mercure métallique.

L'autre préparation insoluble est le calomel incorporé à la vaseline. On établit des mélanges renfermant 5 centigrammes de calomel pour 1 centimètre cube.

Les injections de préparations insolubles présentent l'avantage suivant, c'est de n'être faites que tous les huit, dix, quinze jours ou même plus.

On introduit dans l'organisme, en une fois, une dose par exemple de 10 centigrammes de mercure métallique ou de 5 centigrammes de calomel, dont l'absorption se fera en plusieurs jours. Le mercure dans cet état a besoin de subir une transformation préalable avant d'être utilisé par l'organisme, et encore sous cette forme le mercure met-il en œuvre une réaction organique, dont les manifestations ne se produisent que lentement pour arriver à l'absorption complète de la dose injectée. Le danger de l'huile grise lorsque l'on répète les injections est de rester dans la place où on la met, comme un corps étranger. Brusquement, sans qu'il soit possible d'en déterminer la cause, plusieurs injections faites antérieurement se résorbent simultanément et le malade risque d'être profondément intoxiqué.

Le calomel moins difficile à manier pour le médecin est quelquefois très mal supporté par les malades.

Le mercure est administré en injections d'autre façon, sous forme de *sels solubles* ; les injections les plus couramment employées sont celles de biodure de mercure, et de benzoate de mercure ; à la dose de 1 centigramme ou plus par jour pour une seringue de 1 centimètre cube.

L'injection doit être renouvelée tous les jours ou tous les deux jours suivant les cas. Chez le nourrisson, seules ces injections de sels solubles doivent être utilisées mais à dose beaucoup plus faibles 1 à 2 milligrammes par jour.

Précautions à prendre pendant la médication mercurielle. — Le mercure, excellent médicament, devient quelquefois toxique.

L'intolérance pour le mercure se manifeste de façon précoce au niveau des gencives, chez les personnes pourvues de dents, c'est dire que les nourrissons y échappent. Les signes buccaux de l'intolérance sont d'autant plus précoces et intenses que la dentition est en mauvais état et la bouche malpropre.

Aussi chaque fois qu'il sera utile de prescrire la médication mercurielle, devra-t-on y joindre des indications d'hygiène buccale et dentaire. Celles-ci consisteront : 1° en la mise en état des dents si elles sont cariées ; 2° en des soins de propreté exceptionnels pendant la durée du traitement : brossage des dents, et gargarisme trois fois par jour avec une solution de chlorate de potasse à 10 ou 20 pour 1000.

Après la bouche, l'organisme accuse l'intoxication mercurielle par des troubles digestifs, diarrhée dysentériforme, avec épreintes anales, hémorragies intestinales, et par des altérations rénales présence d'albumine dans l'urine. Dès que l'un ou plusieurs de ces signes apparaissent, il faut de suite suspendre la médication.

Iodure de potassium.

A côté du mercure, le meilleur médicament spécifique, c'est-à-dire dans le cas particulier anti-syphilitique, est *l'iodure de potassium.*

L'iodure de potassium est plutôt réservé pour les périodes avancées de la maladie, mais il est des cas où il fait merveille dès le début de l'infection, associé au mercure.

On le prescrit à des doses journalières variant de 2 à 6 grammes. Il provoque un écoulement abondant de sérosité du côté des muqueuses buccales, nasales, lacrymales. Il congestionne la muqueuse pharyngée et laryngée et pour cette raison il doit être absolument proscrit lorsqu'il s'agit de traiter une affection syphilitique du larynx. On l'a vu dans ce cas produire sur un larynx déjà ulcéré de l'œdème de la glotte et bouchant ainsi l'entrée des voies aériennes, mettre le malade en état d'asphyxie.

Considérations générales sur le traitement de la syphilis. — Dans la presque unanimité des cas le mercure sous une forme quelconque est supporté par les malades, mais on rencontre exceptionnellement un sujet chez lequel la plus petite dose de ce médicament provoque des phénomènes d'intolérance aiguë, au nombre desquels se place une éruption cutanée assez semblable à la scarlatine.

En pareille circonstance, il faut renoncer à l'emploi du mercure, c'est alors que les sels d'arsenic pourront rendre des services.

On doit traiter la syphilis dès qu'elle commence à paraître, c'est-à-dire dès le chancre ; il faut la traiter pendant toute la durée de ses manifestations externes et internes ; mais aussi entre ces manifestations pour en empêcher le retour, et pendant toute la durée de l'existence, même en l'absence de manifestations visibles.

Evidemment, le médecin sera seul juge de la façon dont

ce traitement devra être conduit. Il ne consistera pas dans les périodes éloignées du début à soumettre le malade à la prise quotidienne du médicament.

Il sera échelonné sous forme de périodes intermittentes de cures ; mais il ne sera jamais abandonné. Il y va de l'intérêt du malade et de celui de ses descendants, qui, à cette condition seulement, auront toute garantie contre la transmission héréditaire de la syphilis.

606

Depuis le milieu de l'année 1910, Ehrlich a préconisé un nouveau traitement de la syphilis par injection d'une préparation arsénicale connue sous le nom de *606*.

Syphilis héréditaire.

La syphilis, nous l'avons vu, peut se transmettre au fœtus soit par le père, soit par la mère ; c'est ce que l'on désigne sous le nom de syphilis héréditaire.

Au moment de la procréation, plus les procréateurs sont près du début de leur syphilis, plus grands sont pour le fœtus les dangers de contamination.

Lorsqu'une mère prend la syphilis au cours de sa grossesse, le fœtus est obligatoirement infecté, à moins que l'infection de la mère ait eu lieu dans le dernier mois de la gravidité (neuvième mois), et encore les chances d'infection du fœtus sont-elles alors considérables.

Peut-être cela tient-il à ce que la syphilis se localise pendant un certain temps à sa porte d'entrée, c'est-à-dire au chancre avant de se disséminer dans l'organisme. Il faut envisager les méfaits de la syphilis héréditaire sur le fœtus avant la naissance et après la naissance.

La première porte le nom de syphilis fœtale, la deuxième de syphilis du nouveau-né.

Syphilis fœtale. — Il est actuellement démontré que la

syphilis est une des causes les plus habituelles d'avortement et d'accouchement avant terme.

L'*hydramnios* est fréquente chez les femmes enceintes syphilitiques.

Le *placenta* est gros, égalant le quart du poids du fœtus au lieu du sixième ; on peut observer à sa surface des noyaux gris, se détachant sur la coloration habituelle des cotylédons, ils peuvent être assimilés à des gommes. Les villosités hypertrophiées sont en dégénérescence graisseuse. Le placenta est souvent friable, le cordon rouge, très volumineux présente des altérations de ses vaisseaux.

Les altérations vasculaires sont responsables des hémorragies multiples qu'on peut rencontrer chez le fœtus syphilitique. Le fœtus meurt avant terme ou à terme et est expulsé macéré, rouge, sanguinolent.

Un grand nombre de malformations fœtales sont imputables à la syphilis héréditaire. Au nombre de celles-ci nous citerons, le pied-bot, le spina-bifida, le bec-de-lièvre, la microcéphalie, l'hydrocéphalie (idiotie), les arrêts de développement des membres, des os, des organes génitaux, etc.

Syphilis du nouveau-né. — Certains enfants hérédo-syphilitiques arrivent au monde en vie, cependant ces enfants ont une existence limitée à quelques jours ou à quelques semaines.

Quoi qu'on fasse, ils dépérissent avec des troubles digestifs, présentent les signes d'une anémie rebelle à tout traitement, revêtant le masque de l'athrepsie. Ils succombent sans signes extérieurs à la cachexie syphilitique, qui a continué son œuvre commencée pendant la vie intra-utérine.

Dans d'autres cas, le nouveau-né est d'assez belle apparence, mais il porte sur la peau, et rapidement sur les muqueuses, les stigmates de la syphilis en évolution.

Ce sont :

1° La syphilide bulleuse ou pemphigus syphilitique. —

Ce pemphigus existe le plus souvent à la naissance, quelquefois il apparaît dans les premières semaines qui la suivent.

Il est dit palmaire et plantaire parce que son développement se fait symétriquement dans la paume des mains et à la plante des pieds. Rarement il s'étend à d'autres parties du corps.

Le pemphigus est formé d'une éruption de bulles de dimension très petite ou moyenne (petite lentille), remplies de sérosité, séparées par de la peau saine ou rouge, mais cependant assez confluentes.

Ces bulles, en se crevant, laissent à leur surface une ulcération violacée, ou se dessèchent sur place, avec formation d'une croûte peu épaisse, dont la chute se fait ultérieurement. Ce pemphigus est très caractéristique.

2° Autres syphilides cutanées. — Dans les semaines qui suivent la naissance, on peut rencontrer d'autres manifestations cutanées de la syphilis. La roséole, les syphilides papuleuses, les syphilides ulcéreuses semblables aux déterminations de même nom de la syphilis acquise.

Une grande difficulté se pose chez certains enfants pour le diagnostic des érythèmes vésiculeux et érosifs siégeant au niveau des fesses et à la racine des cuisses.

On sait que facilement, chez des enfants mal tenus ou ayant des troubles digestifs, apparaît dans ces régions une rougeur diffuse sur laquelle se greffent de petites ulcérations violacées, arrondies en forme de petites lentilles.

Dans le groupe des nourrissons atteints de cet érythème vésiculo-érosif, il en est de non syphilitiques et il en est d'autres, chez lesquels incontestablement la syphilis est en cause.

En dehors de l'épreuve du traitement antisyphilitique il me semble impossible dans certains cas de faire un diagnostic différentiel. Pour arriver à connaître la nature de la maladie, il faudra se baser sur les commémoratifs, c'est-à-dire sur les antécédents personnels et héréditaires du nouveau-né. Rechercher d'autres signes de syphilis, instituer d'abord une bonne alimentation et des soins de propreté, qui suffiront à amener la guérison en cas de troubles imputables à la simple macération. Si l'on échoue, le traitement syphilitique devra être tenté.

Les gommes sont rares dans la syphilis héréditaire du nouveau-né, mais l'alopécie et l'onyxis s'observent assez fréquemment.

Il faut éviter de prendre pour de l'onyxis une inflammation périunguéale produite par le mâchonnement du bout des doigts assez constant chez les nourrissons.

3° Syphilides des muqueuses. — Les plaques muqueuses sont très fréquentes au niveau de la vulve, des lèvres (commissures), du voile du palais. Mais de beaucoup, la manifestation muqueuse la plus précoce et la plus caractérisée est le *coryza syphilitique*. Dès les premiers jours ou les premières semaines, l'enfant a le nez qui coule abondamment, il rejette du pus par les narines, ce pus forme croûte et se dessèche à l'entrée des narines, celles-ci irritées deviennent rouges ; l'induration envahit la lèvre supérieure.

Par suite des rapports anatomiques unissant le nez à la conjonctive et à l'oreille moyenne, l'irritation gagne par les canaux lacrymaux l'œil et par la trompe d'Eustache l'oreille. On voit apparaître alors des conjonctivites et kératites (inflammation de la cornée) pouvant compromettre la vision, et des otites moyennes suppurées, avec possibilité de mastoïdite et de surdité terminale.

Si la syphilis atteint les plans profonds des fosses nasales, elle détruit le squelette osseux du nez, qui s'effondre (nez en lorgnette).

4° Autres signes de syphilis héréditaire. — L'hérédo-syphilitique a le foie et la rate hypertrophiés, de nombreux ganglions perceptibles à la nuque, au cou, aux aisselles, aux aines. Les os sont déformés, particulièrement les tibias, dont l'arête bombe en avant (tibias en lame de sabre).

Le crâne a des bosses frontales et pariétales très saillantes (crâne en forme de fesses).

Au bout de quelques semaines, une lésion osseuse assez spéciale, souvent symétrique, peut se constituer ; c'est la *pseudo-paralysie syphilitique de Parrot*. Cette lésion provoquant de la douleur, immobilise le membre, d'où apparence de paralysie ; l'enfant crie dès qu'on touche ou remue le membre malade. Cette affection siège aux extrémités des os longs un peu au-dessus des surfaces articulaires, l'extrémité osseuse est gonflée ; il se produit au niveau du cartilage de conjugaison, réunissant la tête de l'os (épiphyse) au corps de l'os (diaphyse), un processus syphilitique, qui détache l'épiphyse. Le résultat correspond assez bien à ce qui se passe dans une fracture, avec cette différence que si l'on intervient à temps dès les premiers signes de gonflement, de douleurs, on arrête l'évolution de la maladie avant la production de la disjonction épiphysaire. Détail important à noter ; il n'y a pas de fièvre.

Tous les organes peuvent être atteints, poumons, système nerveux, foie, testicule. Il sortirait du cadre de cet ouvrage de donner la description de ces diverses lésions.

Syphilis héréditaire tardive. — On entend par là les méfaits qui peuvent résulter de la syphilis héréditaire non pas dans les premiers mois de l'existence, mais plus tard dans la seconde enfance.

Parmi les stigmates de cette forme tardive, nous citerons en première ligne les altérations dentaires portant sur la deuxième dentition. Les dents sont petites, ou manquent, ou sont malformées. La malformation dite de *Hutchinson* porte sur les incisives médianes supérieures. Leur bord libre se trouve échancré en demi-lune. De plus, ce bord au lieu d'être coupant est usé, la dent peut être rétrécie sur un point de son diamètre transversal. Elle est souvent plus courte.

Les os, les articulations, accentuent leurs difformités. Du côté des articulations peuvent exister des exostoses amenant des arthrites déformantes.

L'épilepsie; une raideur des muscles consécutive à une affection des centres nerveux entravant la marche (maladie de Little), etc., des affections oculaires telles que kératite, iritis; la surdité; l'arrêt de développement total ou infantilisme, sont au nombre des accidents possibles de la syphilis héréditaire tardive.

Considérations générales thérapeutiques sur la syphilis héréditaire. — La syphilis non soignée ou trop récente des parents se transmet aux enfants qu'elle n'a pas tués dans l'œuf. Parmi ceux venus au monde vivants, elle en tue un certain nombre sans accidents appréciables, ce sont des débiles, ils continuent à mourir bien qu'ils naissent avec les attributs de l'existence. D'autres, imprégnés de germes syphilitiques virulents, bien traités, peuvent vivre et se développer; mais si leurs lésions sont méconnues, ils deviennent un danger pour l'entourage. Ils peuvent infecter leurs nourrices en les tétant. Aussi est-il une règle absolue, c'est de ne jamais donner l'hérédo-syphilitique à une nourrice mercenaire ou mieux à un autre sein que celui de la mère.

Plus tard l'hérédo-syphilitique, dans le cas où il est procréé par des parents non soignés, pourra apporter et conserver toute sa vie des tares, qui le dégraderont physiquement ou intellectuellement.

Au point de vue thérapeutique, il faut chercher à mettre le fœtus à l'abri de la syphilis *in utero*, et pour cela appliquer à la mère un traitement énergique pendant tout le temps de sa grossesse. L'enfant venu au monde, il faut continuer à le soigner plus ou moins rigoureusement, suivant qu'il présentera ou non des accidents, et s'il est au lait maternel traiter en même temps que lui la mère, dont le lait contiendra ainsi des principes thérapeutiques.

Ce serait cependant une grave erreur si l'on croyait que, pour préserver le nourrisson, il suffise de soigner la mère. Il faut traiter l'un et l'autre.

Nous avons vu au paragraphe précédent la manière

d'utiliser les médications antisyphilitiques, nous n'y reviendrons point.

Nous ajouterons cependant que chez le nourrisson les signes d'intoxication mercurielle sont difficiles à préciser. Le nourrisson n'a pas de dents et dans ces conditions la stomatite mercurielle, signe avant-coureur de l'empoisonnement mercuriel, n'existe pas. On devra donc se baser sur les troubles digestifs pour suspendre le traitement.

Syphilis conceptionnelle.

La *syphilis conceptionnelle* est celle qui est donnée à la mère par un fœtus syphilisé du fait du père.

Elle présente les particularités suivantes : le chancre n'existe pas. Aussi a-t-on dit que manquant de son accident initial, la syphilis conceptionnelle était décapitée.

La femme infectée sans le savoir peut ne jamais présenter de symptômes de syphilis et cependant elle n'est pas capable d'acquérir la syphilis. Il n'y a donc aucun inconvénient à lui laisser la nourriture de son enfant, même si celui-ci présente des syphilides contagieuses. On a érigé en loi cette immunité de la mère, loi de *Baumès* et de *Colles : un enfant procréé syphilitique par un père syphilitique n'infecte jamais sa mère saine en apparence.*

D'autre part, une mère syphilisée avant sa grossesse ou le devenant dans les sept premiers mois de sa grossesse et présentant ou non à la naissance de son enfant des manifestations de syphilis, n'infecte jamais son enfant sain en apparence. Elle peut donc dans ce cas également le nourrir.

Au point de vue de la mère, la syphilis conceptionnelle a cela de particulier c'est que les accidents secondaires font le plus souvent défaut. On voit néanmoins souvent apparaître les accidents tertiaires et quaternaires. Ces faits ne doivent jamais être oubliés par les sages-femmes.

CHAPITRE V

KYSTES DE L'OVAIRE
FIBROMES. — CANCER DE L'UTÉRUS. — VAGINISME
CONSIDÉRATIONS SUR LA MENSTRUATION

Kyste de l'ovaire.

Aux dépens de certaines parties de l'ovaire, on peut voir se développer une tumeur liquide kystique, kyste de l'ovaire.

Cette tumeur s'accroît sans cesse et finit par prendre un développement si considérable que le ventre grossit démesurément. Un kyste de l'ovaire, même en dehors de la grossesse, finit donc par être dangereux et nécessite l'ablation.

On reconnaît la tumeur kystique de l'ovaire à sa forme arrondie, à la matité fournie par la percussion, au lieu de la sonorité que devrait donner normalement l'intestin ; à la fluctuation, qu'on différencie de l'ascite parce que le liquide contenu dans le kyste n'est pas mobile dans le ventre comme celui de l'ascite et ne se porte pas dans les flancs droits ou gauches lorsqu'on fait coucher la malade sur l'un ou l'autre côté (fig. 45).

Fibromes.

Fibromes ou fibromyomes sont deux termes synonymes.

Les fibromes sont constitués par du tissu musculaire de provenance utérine.

Ces tumeurs bénignes comme nature se développent de trois façons différentes Les fibromes dits *interstitiels* sont

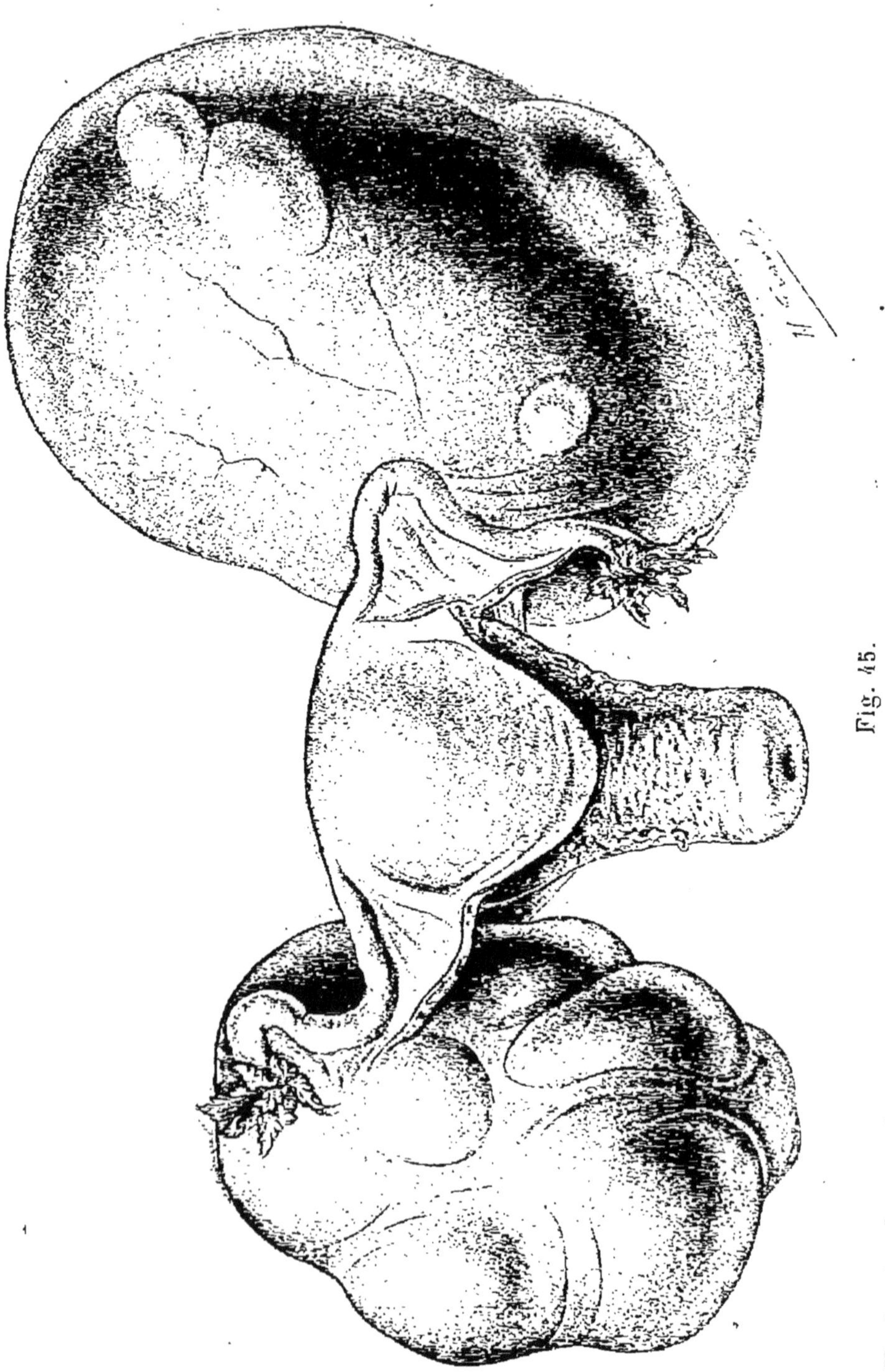

Fig. 45.

Kystes des deux ovaires : Au milieu l'utérus sain, sur les kystes sont représentées les trompes, avec leur pavillon.

ceux qui sont inclus dans l'épaisseur du muscle utérin; les fibromes *sous-péritonéaux* s'accroissent en dehors de l'utérus dans la cavité abdominale; les fibromes intra-utérins poussent dans la cavité utérine et la remplissent

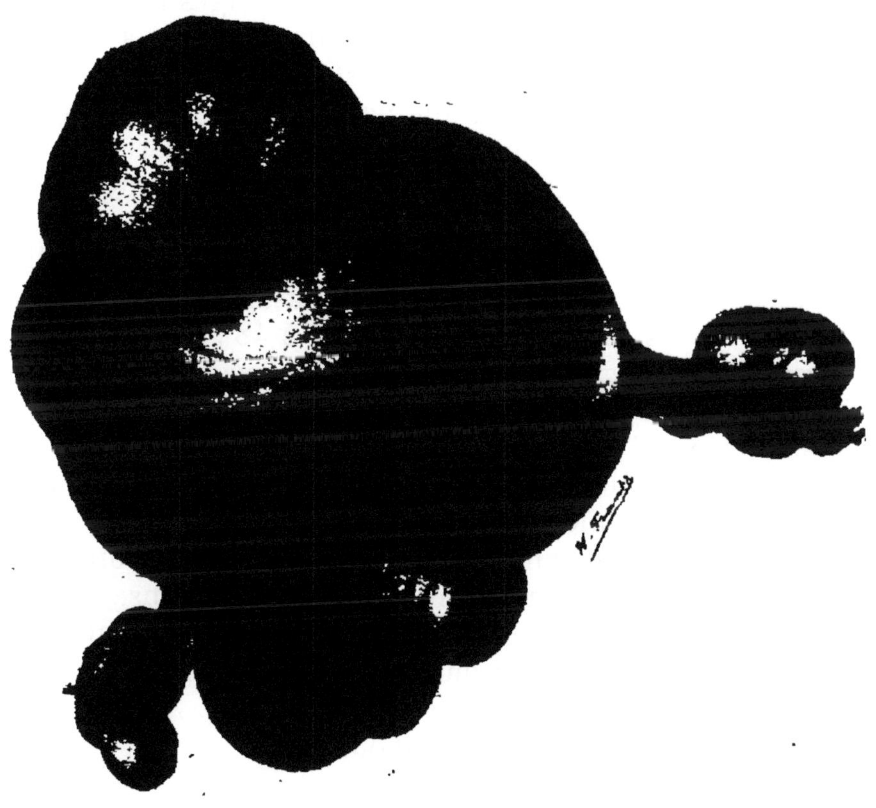

Fig. 46.

Gros fibrome du corps de l'utérus. En haut petit fibrome sous-péritonéal. Latéralement les ovaires. En bas, au milieu, le col de l'utérus.

Il faut dans ce dernier groupe réserver une place à part à la forme dite *polype muqueux de l'utérus* dont la tendance est de sortir par l'orifice utérin sous forme d'une masse molle, sanieuse, suppurant et quelquefois entretenant une sécrétion fétide (fig. 46).

Les fibromes par leur volume sont capables de provoquer des compressions des organes du bassin, suivant qu'ils se développent plus d'un côté que d'un autre.

Souvent, leur présence se traduit par des hémorragies abondantes, dont la répétition anémie les malades.

Ils sont cause de douleurs, de troubles digestifs variés ; en cas de grossesse ils deviennent quelquefois la source de désordres multiples d'ordre obstétrical.

Le médecin les diagnostique par le palper, qui perçoit des tumeurs mobiles ou non, adhérentes à l'utérus. L'introduction de l'hystéromètre dans la matrice indique un allongement très marqué de la cavité utérine.

Beaucoup de femmes ont des fibromes ; les soins médicaux à leur opposer consistent dans l'usage des injections vaginales aussi chaudes que possible à 48°, dans le repos en cas d'hémorragies, et, pour combattre ces dernières dans des injections sous-cutanées d'ergotine 1 à 2 centimètres cubes par jour d'ergotine Yvon.

Lorsque les fibromes font courir des dangers aux malades il faut les enlever. Ceux qui sont bien tolérés, peuvent être conservés sans inconvénient. Il faudra avoir bien présent à l'esprit qu'au moment de la ménopause, beaucoup de fibromes ont une tendance naturelle à s'arrêter dans leur développement ou même à entrer en régression.

Cancer de l'utérus.

Avec le sein, l'utérus est chez la femme l'organe le plus souvent atteint par le cancer. Le cancer s'y développe soit au niveau du col, soit au niveau du corps, pour envahir secondairement et le col et le corps. Les signes de début sont tellement peu caractéristiques qu'on se trompe souvent sur le diagnostic.

La femme atteinte de cancer de l'utérus perd un liquide roussâtre, souvent sanglant, auquel s'ajoutent par intervalles de véritables hémorragies. Dès que le cancer est installé et a commencé à donner des pertes, celles-ci continuent sans arrêt jusqu'au moment où l'on vient apporter un remède efficace.

En plus des pertes la femme souffre du ventre, car cette maladie extrêmement envahissante dépasse vite les limites de l'utérus. A sa période avancée, le cancer amène des compressions, en agissant soit sur l'intestin, soit sur la vessie, soit plus ordinairement sur les uretères. Enfin, en se généralisant, il peut envahir d'autres organes.

Le médecin constate objectivement le cancer par la vue et le toucher. Aidé du spéculum, si le cancer est au col, il verra une ulcération sanieuse, bourgeonnante quelquefois, qui aura plus ou moins mangé les bords du col. Au toucher, il sentira l'induration du col, l'augmentation du volume de l'utérus et la disparition de la mobilité de l'organe.

Opérations palliatives, opérations curatives (ablation de l'utérus) ne sont dans la presque unanimité des cas suivis d'aucun succès définitif, cette affection étant comme toutes celles de son espèce encore au dessus des ressources de la médecine et de la chirurgie.

Vaginisme.

On entend par ce terme un état douloureux de la vulve et du vagin, provoqué par l'introduction dans l'orifice vulvaire d'une canule ou de tout autre objet. Cette sensibilité réflexe de la muqueuse ne disparaît souvent qu'après une dilatation forcée du vagin, dilatation obtenue soit sous le chloroforme, soit au moment de l'accouchement par le passage du fœtus.

Considérations sur la menstruation.

La menstruation s'installe chez les jeunes filles à des âges variant de treize à quinze ans en général. Les règles se suppriment vers quarante-cinq ans, quelquefois plus tôt, ou plus tard. En général, la femme est réglée treize fois par an, c'est dire qu'elle avance de quelques jours tous les mois. La durée moyenne des règles est de cinq jours; dans les premiers jours, elles sont souvent plus abondantes et occasionnent parfois de vives douleurs (coliques utérines).

Il est des femmes qui ne sont jamais réglées et ne le seront jamais (AMÉNORRHÉE), il en est qui ne le sont que par intervalles. Avec une cessation absolue des règles, lorsqu'elles ont existé et bien que la femme soit encore jeune, il ne peut plus y avoir de fécondation. Une nourrice qui n'a pas de règles peut devenir grosse.

Chaque fois que les règles sont difficiles, douloureuses, on dit qu'il y a *dysménorrhée*.

Chez les femmes qui allaitent, la menstruation peut se rétablir sans provoquer de troubles chez le nourrisson; mais souvent au moment des règles le nourrisson perd du poids, a des troubles digestifs et devient nerveux.

Chez quelques femmes le lait se perd au moment des règles.

La conduite à tenir variera donc suivant les cas.

LIVRE X

MALADIES DE LA PEAU

CHAPITRE PREMIER

SCLÉRÈME ET ŒDÈME DES NOUVEAU-NÉS. — HERPÈS ZONA. — NŒVI. — LIPOMES. VERRUES. — POUX. — TEIGNE. — PELADE. — GALE. — LUPUS

Sclérème et œdème des nouveau-nés.

Le sclérème et l'œdème des nouveau-nés, lorsqu'ils ne sont pas sous la dépendance d'une malformation rénale ou cardiaque, reconnaissent pour cause le refroidissement de l'enfant.

Le sclérème est une induration des téguments souvent plus marquée au niveau des membres inférieurs, facile à constater par le palper. Souvent associé à l'œdème, ce dernier peut exister à l'état isolé. L'œdème se manifeste par une infiltration de sérosité dans le tissu cellulaire sous-cutané, par une bouffissure des membres, de la face.

En même temps l'enfant urine peu, s'alimente mal et surtout présente un abaissement de température, qui, si l'on n'y porte remède, peut atteindre 28°, 30°. Ces symptômes s'observent chez les débiles, les prématurés.

Le traitement consistera essentiellement dans le réchauffement des malades. La couveuse donne des résultats imparfaits parce qu'elle ne s'oppose pas suffisamment à la déperdition de chaleur du nouveau-né. Le meilleur procédé pour atteindre ce résultat est celui que j'ai préconisé, et qui consiste à envelopper l'enfant, placé dans de l'ouate ou dans ses langes, dans une feuille de taffetas gommé d'où seule la tête émergera.

En agissant ainsi, on verra disparaître l'œdème, remonter la température, qu'il faudra même surveiller, car elle peut atteindre les chiffres trop élevés de 39° à 40°.

Herpès.

L'herpès est caractérisé par une éruption de petites vésicules de la grosseur d'une tête d'épingle se touchant par leur bord, occupant en général une surface à peu près équivalente à celle d'une pièce de 50 centimes et reposant sur une base rouge et quelque peu œdématiée.

La poussée herpétique est légèrement douloureuse, quelquefois accompagnée de malaise général et d'un peu de fièvre ; d'où son nom de bouton de fièvre. Les vésicules herpétiques se crèvent, donnent naissance à une croûte résultant de la dessiccation de leur contenu.

L'herpès affectionne certaines régions, les lèvres, surtout la supérieure, et les organes génitaux. Quelques femmes sont fortement gênées par des poussées d'herpès vulvaire revenant avec périodicité.

En cas d'herpès vulvaire cuisant, et très confluent, on peut préconiser un attouchement léger avec une solution de nitrate d'argent à 1 p. 200 par exemple.

Zona.

Au point de vue éruptif, le zona est en tout semblable à l'herpès, à la condition d'ajouter que les plaques de zona sont beaucoup plus grandes que celles de l'herpès, et en plus grand nombre (planche X).

D'autre part, le zona ne dépasse jamais la ligne médiane du corps soit devant, soit derrière; il est tout entier du côté droit, ou tout entier du côté gauche. Les groupes vésiculaires sont distribués sur le trajet de certains filets

Zona du thorax.

Sur les plaques rouges se développent des vésicules d'herpès.

Planche X

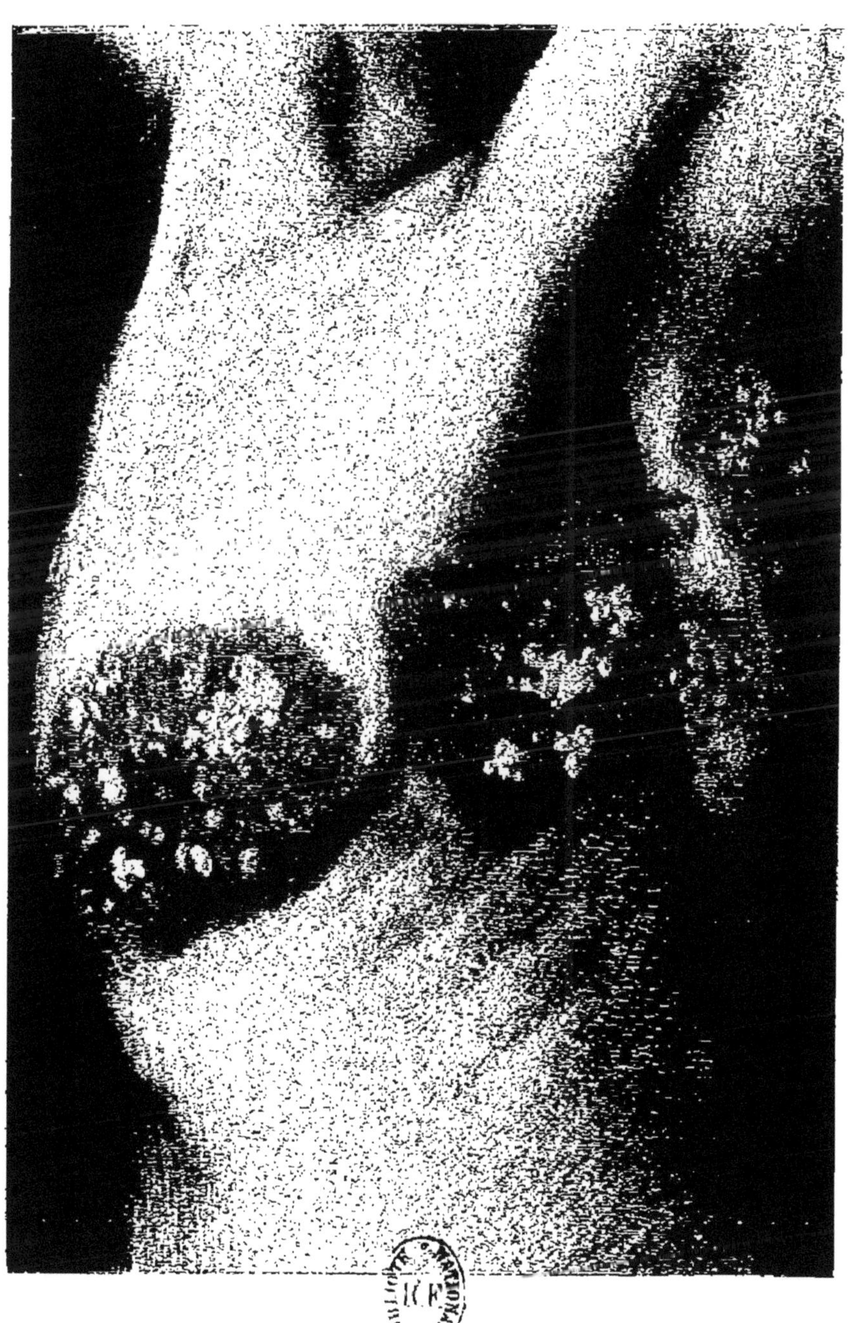

nerveux, nerfs intercostaux, par exemple au niveau du tronc.

Une preuve de la nature nerveuse du zona, nous est fournie par l'existence de névralgies souvent très pénibles, qui suivent, accompagnent ou précèdent l'éruption du zona.

L'origine infectieuse du zona explique l'ascension thermique qu'on note dans la majorité des cas et, fait assez particulier, le zona ne récidive pour ainsi dire jamais chez le même individu.

Traiter le zona, c'est traiter la plaie laissée par la rupture des vésicules et calmer les douleurs quelquefois intolérables de cette affection.

Nœvi.

Le *nœvus* (nœvi au pluriel) est une tache ou excroissance cutanée datant de la naissance et formée par des dilatations vasculaires portant sur des vaisseaux de très petit calibre (capillaires) ou de dimension plus considérable.

C'est dire qu'en général les nœvi sont rouges couleur sang, aussi les appelle-t-on vulgairement *taches de vin*. Lorsque les vaisseaux sont assez volumineux, ils forment une tumeur vasculaire mollasse rouge sombre, dénommée angiome. Si à la surface des nœvi s'est déposé du pigment brun, le nœvus prend une coloration foncée.

Le traitement du nœvus consiste à détruire les vaisseaux qui le constituent, soit par des agents électriques, soit par des radiations physiques (radium), soit par des cautérisations ignées.

Lipomes.

Le lipome est une tumeur plus ou moins grosse, susceptible de s'accroître mais non d'infecter l'organisme, constituée par du tissu graisseux.

Elle siège dans le tissu cellulaire sous-cutané, sous la peau et donne à la palpation la sensation d'une masse lobulée arrondie et molle. Si le lipome devient gênant par son volume, on l'extirpe chirurgicalement.

Verrues.

Sur les parties découvertes, face et surtout mains et doigts, apparaissent de préférence les verrues. La verrue n'est autre qu'une production du derme formé de papilles et relevant d'un agent parasitaire, car les verrues sont contagieuses et provoquent de nombreuses réinoculations chez l'individu qui en est porteur (planche XI).

Pour s'en débarrasser il faut les abraser et détruire leur base d'implantation par une cautérisation soit par le feu, soit par une substance caustique.

Poux.

Les poux sont de deux espèces, poux de la tête, poux du pubis.

Les poux de la tête sont facilement constatables, ils laissent des œufs ou lentes collés aux cheveux. Ils donnent lieu à des démangeaisons, à des eczémas phtiriasiques avec impetigo surtout manifestes à la nuque. Il faut couper les cheveux lorsqu'ils sont abondants, et lotionner la tête avec une solution de sublimé au 1/2000.

Les poux du pubis occupent les poils du pubis, des aisselles, les régions pileuses sauf les cheveux. C'est un parasite gris clair, ayant trois paires de pattes terminées en crochets ; il laisse des lentes attachées aux poils. Ils donnent lieu à des démangeaisons.

On s'en débarrasse avec de la propreté et par les soins mentionnés plus haut.

Teigne.

La teigne est avant tout une maladie du cuir chevelu sévissant sur les enfants jusqu'à l'âge de quinze ans. Elle dépend d'un parasite appelé *trichophyton* envahissant le

Verrue du doigt.

PLANCHE XI

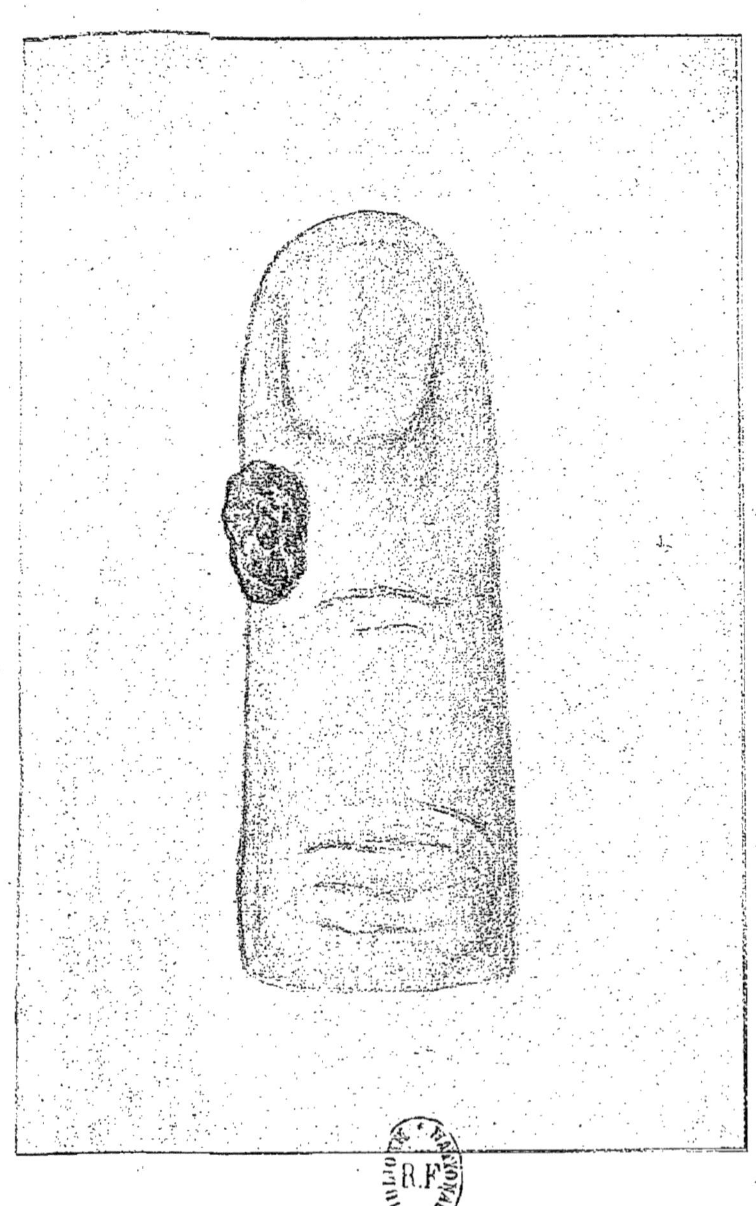

BIBLIOTHÈQUE NATIONALE R.F.

cheveu et le follicule pileux amenant son atrophie et sa chute. Les plaques sans cheveux sont le siège d'une légère démangeaison et couvertes d'une fine desquamation. Leur tendance est envahissante. Cette maladie éminemment contagieuse faisait autrefois le malheur des malades et des médecins. Elle guérissait spontanément vers l'âge de treize à quatorze ans, mais entravait l'existence des enfants, qui s'en trouvaient atteints. Actuellement nous possédons avec les rayons X un procédé permettant de venir à bout de la teigne en quelques semaines.

Pelade.

La *pelade* est une perte des cheveux ou de la barbe, laissant une peau absolument glabre, blanche et comme polie. Cette chute des cheveux ou *alopécie* se fait sous forme de plaques arrondies s'agrandissant par un ou plusieurs points de leur circonférence. La pelade, d'une durée quelquefois considérable, n'est plus considérée actuellement comme une maladie contagieuse, mais comme une affection dépendant d'un trouble du système nerveux. On traite les plaques de pelade en excitant la peau avec des lotions irritantes.

Gale.

La gale est due à la présence dans l'épaisseur de l'épiderme d'un parasite (*acare de la gale*), mâle et femelle.

Les femelles plus grosses et plus nombreuses que les mâles pénètrent dans l'épiderme et y creusent une galerie ou sillon dans lequel elles pondent leurs œufs (fig. 47 et 48).

Les démangeaisons très vives, avec la présence des sillons, sont une des caractéristiques de la gale. A la faveur des démangeaisons surtout le soir et la nuit, les malades se grattent et produisent au niveau de la peau des excoriations et des infections secondaires impetigineuses. Les sillons siègent de préférence en certaines régions, espaces interdigitaux, aisselles, seins, verge ; il n'en existe jamais à la face.

Maladie très contagieuse la gale disparaît rapidement par un traitement approprié, lequel consiste à ouvrir les

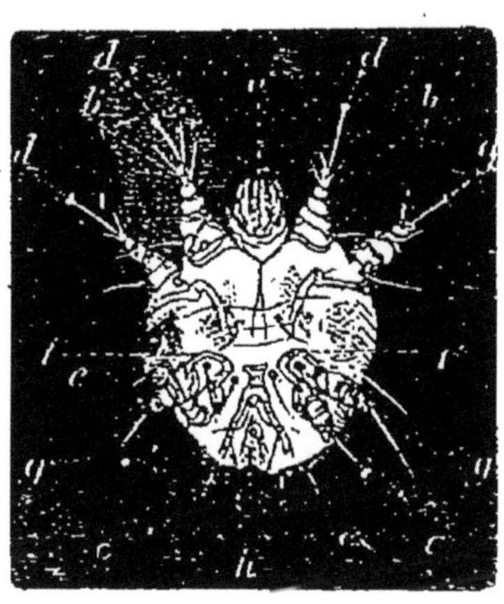

Fig. 47.
Acare de la gale (mâle).

Fig. 48.
Acare de la gale (femelle).

sillons par une frotte énergique et à enduire la peau d'une pommade à base de soufre.

Il est en même temps de toute nécessité de désinfecter les vêtements et le linge qui auront été en contact avec le malade. Chez l'enfant en bas âge, la pommade soufrée trop irritante est remplacée par le baume du Pérou.

Lupus.

On réserve le nom de *lupus* à la tuberculose cutanée. C'est surtout à la face qu'on observe le lupus. Suivant qu'il y a ou non des tubercules visibles, on le dit *érythémateux* ou *tuberculeux*.

Le lupus tuberculeux non traité devient une maladie envahissante, ulcéreuse et mutilante (planche XII).

Lupus tuberculeux ulcéreux de la face.

PLANCHE XII

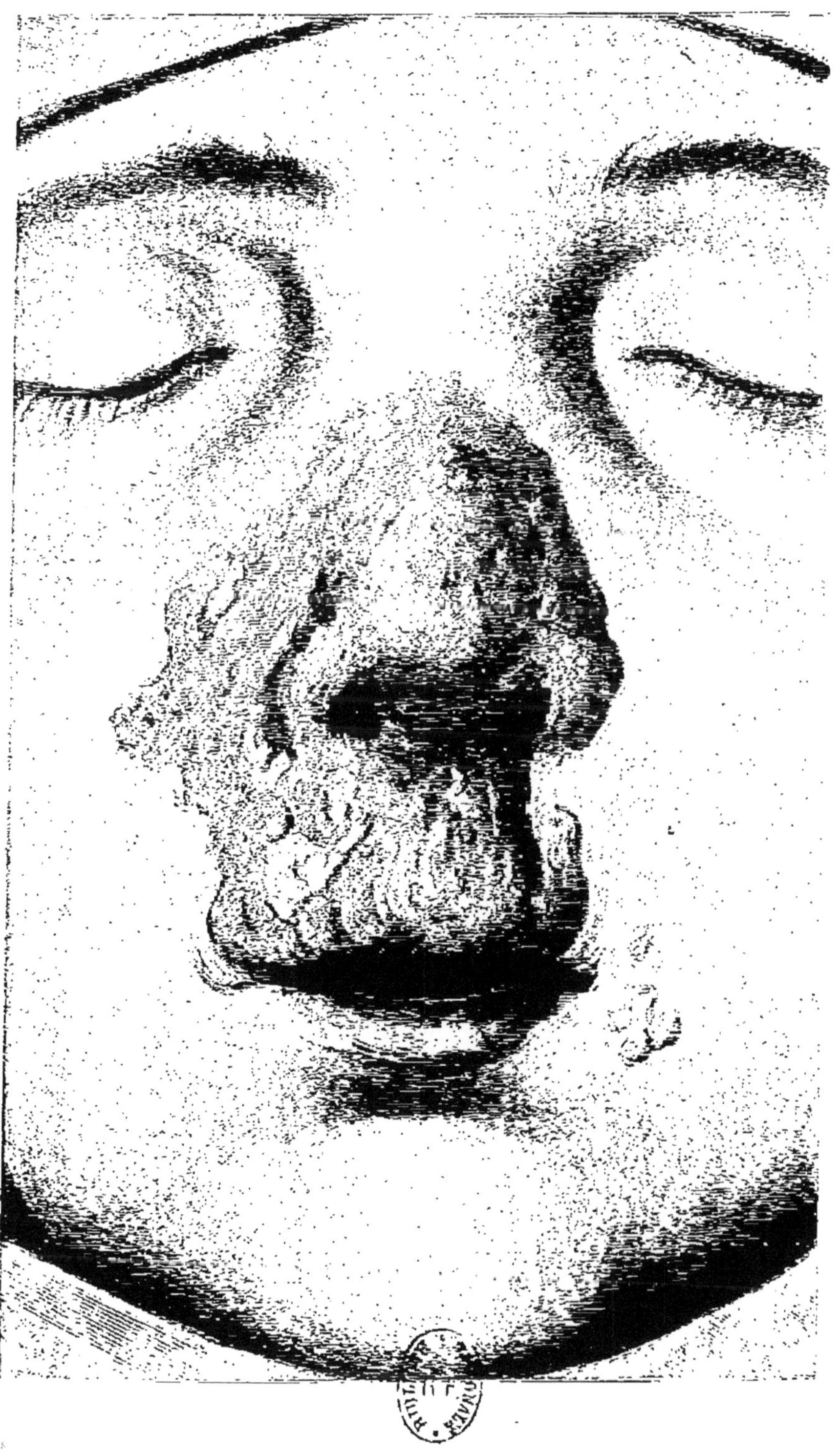

CHAPITRE II

ECZÉMA DES NOURRISSONS. — PRURIGO DE HEBRA. — URTICAIRE ÉRYTHÈMES DIGESTIFS. — IMPETIGO

Eczéma des nourrissons.

L'eczéma des nourrissons ne doit pas être confondu avec les différentes lésions qu'on rencontre communément sur la peau des enfants.

Il s'en distingue en particulier par les régions où il évolue de préférence et par sa persistance.

L'eczéma que nous avons en vue, est lié à un fonctionnement défectueux des glandes cutanées, sébacées et sudoripares, dont les produits de sécrétion sont modifiés comme qualité et quantité.

Mais, si le point de départ de l'eczéma est le plus souvent d'origine interne et résulte d'une mauvaise nutrition, il ne tarde pas à s'y surajouter l'irritation d'une infection locale, produite par les nombreux microbes qui végètent sur la peau à l'état normal.

Le traitement de l'eczéma des nourrissons découlera donc de ces deux propositions; il cherchera : 1° à remédier au vice de la nutrition ; 2° à supprimer l'infection locale.

Étiologie. — L'eczéma se rencontre chez des enfants nourris au sein ou au biberon. Il évolue surtout chez les nourrissons auxquels les tétées sont données trop copieuses ou en trop grande abondance. Il peut éclore à l'occasion de troubles digestifs, constipation ; de phénomènes physiologiques tels que la poussée dentaire. Il disparaît au cours de certains incidents pathologiques, fièvres éruptives, bronchites, etc., et reparaît au moment où ceux-ci guérissent. Dans certains cas, il semble y avoir un balancement entre l'eczéma et ces maladies. Mais il peut arriver aussi que l'arrêt brusque et la rétrocession d'une poussée d'eczéma chez le nourrisson soit du plus mauvais augure, car on a vu la mort arriver dans ces conditions. Aussi y a-t-il quelque part de vérité dans la croyance qu'ont certaines personnes, pour lesquelles l'eczéma qu'elles appellent encore gourme ou croûtes de lait, doit être respecté comme utile à la santé de l'enfant.

Il semble, en effet, que l'eczéma puisse être considéré jusqu'à un certain point comme le résultat d'une élimination de substances toxiques, lesquelles encombrent l'organisme et sont susceptibles de l'empoisonner dès que l'émonctoire cutané est supprimé.

Symptômes. — Lorsque dans l'eczéma des nourrissons, la sécrétion des glandes sébacées est considérable, l'aspect de la peau recouverte de cet enduit séborrhéique, gras, a fait donner à la maladie le nom d'*eczéma séborrhéique*. A la surface des téguments, le flux sébacé se dessèche assez rapidement et forme un revêtement croûteux, qui permet alors de dénommer *eczéma croûteux* cette autre modalité de l'affection.

La maladie débute à des périodes variables après la naissance, quelquefois elle se montre dès les premiers jours de l'existence. Les régions qu'elle affectionne sont le cuir chevelu, le front, les joues, le pourtour des oreilles, la nuque, le devant de la poitrine, les plis axillaires, inguinaux, les fesses et les cuisses.

Dans quelques cas, l'eczéma cause des démangeaisons qu'il faut empêcher sous peine de voir les enfants s'entamer la peau et créer des ulcérations de grattage. Sur le cuir chevelu, s'étalent des croûtes grasses jaunes, plus ou moins épaisses, écailleuses ; elles envahissent toute la tête et s'y trouvent retenues par leur adhérence aux cheveux.

Sous ces croûtes, la peau est rouge, légèrement enflammée et saignante par endroits (*dermite*). Les cheveux sont atrophiés et manquent par places.

Au pourtour des oreilles, la dermite est encore plus prononcée; elle se cantonne au fond des sillons rétro-auriculaires, débordant peu à l'extérieur et provoquant des ulcérations qui saignent et suintent, donnant naissance à des croûtes noirâtres de sang coagulé et causant des douleurs assez vives lorsqu'on vient à écarter un peu brusquement l'oreille du crâne.

A la face, l'eczéma siège surtout aux pommettes. Celles-ci sont rouge vif, couperosées, de la couleur écarlate et vernissée de certaines pommes d'api. La peau est fendillée, craquelée, suintante par éclatement de petites vésicules très fines. Au front, il en va de même et, pour peu que les paupières supérieures soient prises, l'œdème s'en mêle et l'enfant ouvre difficilement les yeux.

Le pourtour du nez et de la bouche est fissuré, recouvert de croûtelles humides, surtout au coin des lèvres; lésion qui pourrait en imposer pour des plaques muqueuses, si l'on n'était mis en garde par les manifestations avoisinantes.

Sur la poitrine, les fesses, les cuisses, la maladie est plutôt prurigineuse et sèche, aussi les bébés ne se font-ils pas faute de se gratter énergiquement. On doit alors leur attacher les mains. L'eczéma des plis axillaires et inguinaux ressemble beaucoup à celui des plis auriculaires.

Diagnostic. — L'eczéma des enfants du premier âge peut être confondu avec un certain nombre de dermatoses telles que : érythèmes, impetigo, gale, prurigo de Hebra que nous décrirons plus loin.

Lorsqu'il se montre au cuir chevelu, il faut éliminer la possibilité de la phtiriase, c'est-à-dire la présence des poux. Ces parasites occasionnent une dermite, et le grattage crée des croûtes. Dans ce cas, il suffit de bien regarder pour reconnaître les poux et les lentes attachées aux cheveux avec solidité alors que les simples pellicules s'en séparent facilement.

Pronostic. — Le pronostic de l'eczéma des nourrissons est peu grave, mais il est sérieux par la longue durée de la maladie, contre laquelle échouent les traitements les mieux conduits.

Traitement. — Il consiste :

1° Si l'enfant est au biberon ou au sein, à bien le régler ;

2° A modifier le lait, si celui utilisé n'a pas une composition se rapprochant du lait de femme ;

3° A faire analyser le lait de la nourrice pour apprécier sa teneur en ses trois éléments principaux : caséine, beurre, lactose. Après cette analyse, on modifiera le régime de la nourrice suivant les indications recueillies, en diminuant ou augmentant dans son alimentation le taux des substances qui sont en augmentation ou en diminution dans son lait ;

4° Mais cela ne suffit pas, il faut chercher plus loin, s'enquérir de la quantité d'alcool qui, sous forme de vin, de bière, etc., entre dans les boissons de la nourrice et dont l'analyse du lait ne rend pas compte.

Il faut également s'enquérir du degré d'épices, de condiments entrant dans la préparation des aliments.

Toutes ces substances passent dans le lait plus ou moins modifiées, et sont susceptibles de troubler le nourrisson dans sa nutrition ;

5° Si l'enfant a commencé à manger, il est nécessaire de contrôler la nature des aliments qui lui sont servis, savoir que nombre de farines chocolatées sont excitantes pour la peau par leur teneur en cacao, lequel renferme un alcaloïde, du nom de théobromine. De plus, la vanille, qui parfume les chocolats produit des éruptions cutanées.

Chez quelques bébés de la deuxième enfance, l'usage de la viande, du jus de viande, le beurre entretiennent les eczémas ;

6° Il faut enfin appliquer un traitement local.

Celui-ci consiste :

a. A faire tomber les croûtes par applications de cataplasmes de fécule de pommes de terre, d'amidon placés frais, ou plus simplement de compresses d'eau de guimauve tièdes.

b. Les croûtes tombées, toutes les surfaces irritées, suintantes, rouges, sont pansées encore pendant la journée avec des compresses de guimauve. La nuit, on lave d'abord avec un antiseptique faible (eau boriquée, ou eau bouillie dans laquelle on mettra pour cinq cuillerées à soupe d'eau, une cuillerée à café de coaltar saponiné, puis on sèche avec de l'ouate ou même de la gaze, et l'on recouvre les surfaces ainsi nettoyées d'huile bien propre stérilisée.

c. Lorsque l'inflammation est moins prononcée, on applique jour et nuit la pommade suivante :

Oxyde de zinc	3 gr.
Lanoline	aâ 30 —
Vaseline	

Saupoudrer légèrement par-dessus la pommade avec de la poudre de talc.

On enveloppe de gaze aseptique les parties malades.

d. Une fois par vingt-quatre heures, on renouvelle le pansement, en enlevant la pommade avec de l'huile et en lavant légèrement avec l'antiseptique faible marqué plus haut.

Prurigo de Hebra.

Un grand nombre d'enfants présentent à certaines saisons, printemps, automne de préférence, ou de façon intermittente, de petits boutons légèrement saillants disséminés sur tout le corps, peu abondants à la figure et donnant lieu à de violentes démangeaisons.

Cette dermatose liée, soit à des troubles du système nerveux, soit à des troubles digestifs, porte le nom de prurigo de Hebra.

Le premier soin à prendre sera d'améliorer les fonctions

digestives, de supprimer certains aliments tels que le poisson, la viande mal tolérée par beaucoup d'enfants, de donner quelques bains d'amidon et d'appliquer sur les boutons des pommades calmantes à l'oxyde de zinc ou à l'acide tartrique ainsi formulées :

Glycérolé d'amidon.	30 gr.
Acide tartrique.	0gr,15

Appliquer le soir avant le coucher.

Urticaire.

Cette dermatose est proche parente de la précédente, relevant d'un trouble de nutrition sous la dépendance d'une intoxication digestive ou d'une auto-intoxication. Elle est caractérisée par l'apparition d'éléments papuleux assez étendus en surface, formant une nodosité rouge pâle, au centre de laquelle est une zone plus pâle, presque décolorée. La démangeaison est très vive à leur niveau. Les papules d'urticaire sont disséminées sur toutes les parties du corps, sur la face comme sur le tronc et les membres.

De durée assez courte, dix jours au plus, les poussées urticariennes sont susceptibles de récidiver chez le même individu, ramenées par les mêmes causes qui les conditionnent, telles par exemple que l'absorption de certains aliments, poissons, fraises.

En face d'un cas d'urticaire, il faut porter toute son attention du côté de l'intestin, le débarrasser par un purgatif léger, conseiller une diète relative; donner du lait s'il est bien toléré et ajouter à ces prescriptions l'usage de quelques désinfectants intestinaux tels que le benzonaphtol, le salacétol, le bétol.

Érythèmes digestifs.

A l'occasion d'une alimentation trop abondante, ou insuffisante, ou inopportune, la peau de certains enfants se recouvre de rougeurs (érythèmes digestifs), plaques ou petits boutons évoluant sans laisser de traces en quelques jours, quelquefois accompagnés d'un peu de fièvre. Dès qu'on modifie l'alimentation en réglant l'enfant, en lui supprimant tel ou tel aliment, viande, œufs, par exemple, on combat avantageusement le trouble présent et on empêche le retour d'accidents semblables.

Impetigo.

On désigne sous ce nom une érosion pustuleuse superficielle de la peau siégeant de préférence aux parties découvertes visage et mains, et se recouvrant de croûtes jaune doré ou encore de la couleur du miel. L'impetigo affectionne le coin des lèvres, la lèvre supérieure, la rainure rétro-auriculaire. L'enfant atteint d'impetigo présente fréquemment de petites suppurations du bout des doigts, suppurations ou inflammations péri-unguéales. Elles résultent d'une infection primitive ou secondaire des doigts soit qu'ils aient porté les microbes au visage, soit au contraire qu'ils se soient infectés par attouchement des croûtes impetigineuses.

C'est par des soins de propreté minutieux qu'on arrive à débarrasser les enfants des pustules d'impetigo. Il faut faire tomber les croûtes avec des compresses d'eau boriquée chaudes, ouvrir les pustules dès qu'elles se produisent, laver les érosions avec un antiseptique faible : solution d'oxycyanure au 1/10000 ou solution aqueuse de coaltar saponiné Le Beuf (une cuillerée à café pour une tasse à café d'eau bouillie) ou une partie d'eau d'Alibour pour cinq parties d'eau.

Après ce lavage, on sèche et l'on poudre avec une poudre aseptique stérilisée : oxyde de zinc, sous-nitrate de bismuth, talc, ektogan. On renouvelle ces soins matin et soir.

CHAPITRE III

FURONCLE. — ANTHRAX. — PYODERMITE. PHLEGMON. — PANARIS. ONGLE INCARNÉ. — KYSTE SÉBACÉ. — LYMPHANGITE.

Furoncle.

Le *furoncle*, vulgaire clou, est l'inflammation allant jusqu'à la suppuration d'une des glandes de la peau. Il se manifeste par une rougeur douloureuse, dure, formant saillie sur la peau sous forme de clou et présentant une partie centrale acuminée très sensible à la pression. Cette pointe est entourée d'une auréole rouge, violacée.

Le furoncle lance douloureusement sous forme de battements rythmés par le pouls. A mesure qu'il croît, il s'étale à sa base, progresse en hauteur à la pointe. C'est par là qu'il éclatera, lorsque, étant devenu mûr, la peau se sera amincie jusqu'à crever en laissant échapper un pus épais sanguinolent. La suppuration persiste jusqu'à ce qu'ait été éliminée une masse compacte spongieuse appelée *bourbillon*.

Dès que le bourbillon est rejeté, le clou apparaît comme le cratère vide d'un volcan, au fond duquel on aperçoit une substance grisâtre striée de sang. A partir de ce moment, la réparation des tissus commence ; la rougeur disparaît, le cratère se referme et il ne reste plus qu'une cicatrice blanchissant avec le temps.

Le *traitement* du furoncle consiste dans la période d'augment à appliquer des compresses chaudes, du ouataplasme, à le badigeonner d'huile phéniquée à 1 p. 30, ou encore à appliquer une seule fois dans le but de le faire avorter, une à deux couches de teinture d'iode.

Dès qu'il n'y a plus d'espoir de le voir se résorber, il faut avant sa maturité l'inciser, et cueillir le bourbillon avec une pince. On nettoie le fond avec un antiseptique faible et l'on continue encore quelques jours les pansements humides.

Anthrax.

L'*anthrax* est formé de la conglomération de plusieurs clous. La peau sur une surface grande comme la largeur d'une à deux paumes de mains éclate de place en place, perforée par plusieurs cratères furonculeux.

Les incisions multiples, la destruction des tissus infectés au thermocautère deviennent nécessaires, et les délabrements peuvent être si considérables, qu'ils nécessitent pour la réparation des téguments une durée de plusieurs semaines ou de plusieurs mois.

Les furoncles à répétition, les anthrax indiquent un mauvais état général, aussi est-il du devoir de tout médecin de chercher de quel côté pèche la santé du sujet, et de porter son attention sur l'examen des urines, lesquelles révèlent dans un certain nombre de cas de l'albumine ou du sucre.

Contre ces suppurations cutanées, on préconise avec succès chez quelques malades l'emploi des levures de bière ou autres produits similaires (staphylase).

Pyodermite (acné).

La peau du nourrisson mal tenu s'infecte facilement; les microbes disséminés sur l'ensemble des téguments donnent naissance à de l'impétigo, à des furoncles, à des boutons d'acné, c'est-à-dire à des petits clous. A la faveur de ces suppurations multiples, le derme lui-même s'infecte (pyodermite). Les vaisseaux lymphatiques, les vaisseaux sanguins se chargent de germes, vont les répandre dans l'organisme et amènent trop souvent la mort du nourrisson par une septicémie torpide bien spéciale à cet âge.

Phlegmon.

Le *phlegmon* ou abcès chaud est la suppuration du tissu cellulaire sous-cutané. Au début, il s'annonce par du gonflement de la région atteinte, de l'œdème, puis les téguments deviennent rouges. Il y a de la fièvre, de la douleur spontanée et à la pression (planche XIII).

Dès que le pus est collecté c'est-à-dire amassé dans un espace restreint, où il se trouve bridé le plus souvent par des cloisons fibreuses aponévrotiques, on perçoit nettement la *fluctuation*. En appuyant doucement l'extrémité des doigts de chaque main, aux deux pôles opposés du gonflement, et en faisant alternativement des pressions digitales à chacun de ces pôles, on perçoit un flux et reflux de liquide soulevant la main du côté opposé à la pression.

Le traitement de cette affection est palliatif au début, il agit sur les douleurs en les atténuant par l'emploi de bains chauds pour les membres, ou de compresses humides chaudes appliquées en permanence sur le gonflement.

Mais dès qu'il y a collection purulente, il faut l'inciser, la drainer, et la panser en lavant journellement l'intérieur du phlegmon avec des solutions antiseptiques faibles.

Panaris.

Le panaris indique une inflammation de l'extrémité des doigts. On lui reconnaît trois formes bien distinctes. La plus légère est appelée *tourniole*. Elle a son point de départ sur une des parties latérales de l'ongle.

La suppuration s'étend en contournant la base de l'ongle, avant d'atteindre le côté opposé. C'est une lésion très superficielle produisant une simple phlyctène purulente périungéale, peu douloureuse ; on obtient la guérison en découpant la phlyctène et en la pansant avec des liquides antiseptiques.

Phlegmon ou abcès chaud de l'avant-bras.

PLANCHE XIV.

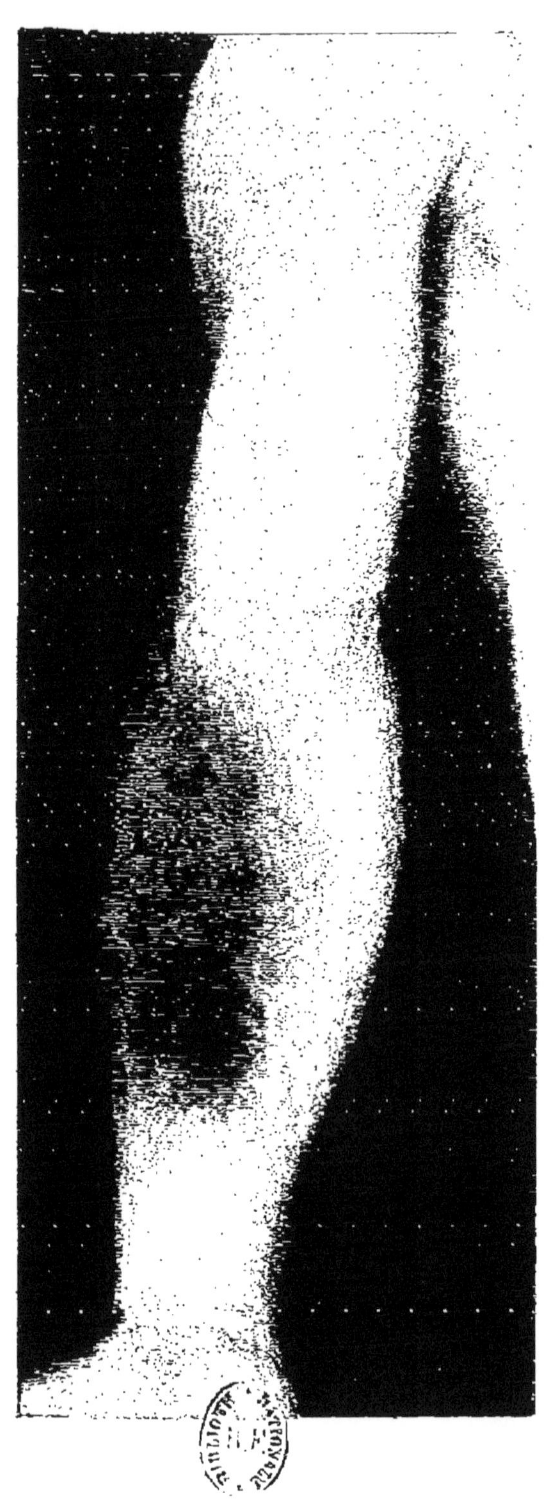

BIBLIOTHÈQUE NATIONALE

Le vrai panaris ou deuxième forme est un abcès de la pulpe du doigt, abcès qui siège dans la profondeur et a grande difficulté à se faire jour à la peau à cause de l'épaisseur et du feutrage serré du derme de la région. Aussi les douleurs sont-elles prolongées et vives, augmentées par l'exquise sensibilité de la région sur laquelle évolue l'inflammation.

Comme dans toute collection suppurée, il y a du gonflement des téguments, de la fièvre. Au début, les enveloppements chauds et humides soulagent un peu le malade, mais le médecin doit intervenir précocement par une incision profonde allant jusqu'à l'os. Ultérieurement, on complète le traitement à l'aide de pansements journaliers.

La troisième forme, la plus grave, du panaris est celle dans laquelle l'inflammation dépasse les tissus mous et envahit l'os ; le traitement est le même que plus haut mais la guérison est difficilement obtenue, souvent au prix d'une perte de la phalange, qui mortifiée doit être éliminée.

Ongle incarné.

Les gros orteils sont le siège d'une affection dénommée ongle incarné.

De l'un ou des deux côtés l'ongle pénètre profondément dans la peau, l'ulcère, et provoque une suppuration s'accompagnant de douleurs assez vives. La marche, le port de la chaussure sont difficiles. Pour remédier à cette mauvaise pousse de l'ongle, on a à sa disposition plusieurs procédés. Il faut avoir soin de réduire l'ongle en épaisseur au niveau de la partie incarnée. Moins épais, l'ongle devient moins dur et appuie moins sur l'ulcération. On nettoiera antiseptiquement la plaie suppurante et en soulevant légèrement le bord de l'ongle on glissera dessous un petit coton destiné à écarter de l'ulcération le bord unguéal coupant.

Si l'on ne réussit pas de cette façon, il faut, après anesthésie locale, arracher l'ongle.

Kyste sébacé.

Lorsqu'un des canaux excréteurs d'une des glandes sébacées vient à s'oblitérer, la glande continue à sécréter la matière sébacée. Celle-ci ne pouvant être évacuée au dehors dilatera la glande de plus en plus en formant une grosseur ou petite tumeur.

Cette tumeur bien limitée, arrondie, forme sous les téguments une masse invisible qu'on sent à la palpation. Si elle prend un volume considérable, elle saille au-dessous de la peau, en laissant toujours à celle-ci son aspect normal.

Les kystes sébacés sont fréquents au niveau du cuir chevelu, où ils ont quelquefois un volume considérable, on leur donne le nom de *loupes*.

Dans l'évolution de ces kystes trois cas peuvent se présenter. Le kyste reste en l'état ou augmente, on ne peut le vider par pression. Le kyste est susceptible d'être vidé par pression ; en un point de sa surface, on voit poindre une matière blanche, grasse, semblable à un fromage blanc. Souvent vidé, un pareil kyste disparaît quelquefois spontanément. Le kyste peut s'infecter, il rougit devient douloureux et suppure.

Les kystes sébacés disgracieux ou trop volumineux, ou suppurés seront enlevés chirurgicalement.

Lymphangite.

Le réseau des lymphatiques de la peau peut s'enflammer lorsqu'il est envahi par un agent microbien. Ordinairement les choses se passent ainsi. A l'extrémité d'un membre existe une plaie insignifiante par où ont pénétré les microbes. Ils ont été véhiculés le long des vaisseaux lymphatiques jusqu'aux ganglions correspondants, siégeant à la racine du membre. Le résultat est une lymphangite avec adénite.

La lymphangite se présente sous forme de traînées

rouges rosées remontant le long du membre ou encore d'une rougeur diffuse. Le membre est chaud, légèrement œdématié, douloureux spontanément et à la pression. La douleur est également ressentie au niveau des ganglions correspondants. Ils sont gros et sensibles à la pression.

Le *traitement* consiste dans l'enveloppement humide des régions atteintes : bains de bras, de jambes, grands bains, désinfection soignée de la plaie initiale, qui a été le point de départ de la lymphangite.

LIVRE XI

MALADIES CHIRURGICALES

CHAPITRE PREMIER

BRULURES. — FRACTURES. — HYDARTHROSE. OSTÉOMYÉLITE. — COXALGIE. — TUMEURS BLANCHES. MAL DE POTT. — ENTORSE. — LUXATIONS.

Brûlures.

Tout corps gazeux, liquide ou solide porté à une température trop élevée détruit les tissus par brûlure.

Les brûlures sont plus ou moins profondes, plus ou moins étendues. On les divise sans grand intérêt en 6 degrés. Au premier degré correspond une rougeur avec ou sans phlyctène, au sixième degré la carbonisation.

Les brûlures très étendues et profondes sont toujours mortelles. Les brûlures profondes, à partir du troisième degré, laissent après elles des cicatrices.

Toute brûlure doit être traitée comme une plaie quelconque. On doit nettoyer antiseptiquement la plaie et appliquer un pansement humide ou sec suivant les circonstances.

Fractures.

Il ne convient pas ici de donner même un aperçu de la symptomatologie des fractures, nous nous contenterons d'indiquer quelques conseils de bon sens, qui pourront toujours être utilisés par la sage-femme en cas de besoin.

Si le blessé atteint d'une fracture est placé dans son lit, le mieux est d'attendre sans rien faire la venue du médecin. Si l'on est obligé de transporter le blessé hors du lieu où il se trouve, quelques précautions sont à prendre.

La peau est-elle perforée au niveau de la fracture? couper les vêtements sans imprimer le moindre mouvement au blessé ; laisser la plaie béante sans y toucher et sans la recouvrir, à moins qu'on ait à sa disposition une pièce de pansement stérilisée.

Pour le transport, qu'il s'agisse d'une fracture avec plaie ou sans plaie, ne confier qu'à une seule personne le soin de tenir le membre au-dessus et au-dessous de la fracture, de façon à ce qu'il y ait harmonie entre les mouvements des bras chargés de soutenir le membre blessé, et en conséquence un minimum de secousses imprimées aux deux fragments de ce membre cassé.

Dès qu'on le pourra, et cela aussi promptement que possible pour la raison indiquée ci-dessus et spécialement lorsqu'il s'agit d'une fracture de la colonne vertébrale, transporter le blessé après l'avoir déposé sur un plan résistant brancard ou planches.

Empêcher qu'on ne touche avec les doigts à l'endroit fracturé, qu'il y ait plaie ou non, et, si le blessé est étendu sur le sol, ne jamais rien tenter pour le relever, l'asseoir ou changer sa position avant de s'être rendu compte de la partie du corps où siège la fracture.

Les femmes enceintes ont normalement une fragilité osseuse augmentée, et j'en ai vu quelques-unes à l'occasion de la toux se faire une fracture de côte. La douleur vive consécutive à cette fracture se fait sentir dans le côté intéressé, et s'accompagne d'une grande gêne respiratoire.

Le meilleur soulagement à apporter en pareil cas consistera dans l'application d'un bandage serré destiné à immobiliser la cage thoracique pendant les mouvements respiratoires.

Hydarthrose.

L'*hydarthrose* est l'épanchement de sérosité dans la synoviale articulaire. C'est au genou qu'on la constate le plus fréquemment. Le genou gonfle, devient douloureux, la marche est pénible.

Pour mettre en évidence l'hydarthrose du genou, on procède de la façon suivante. Enserrant le genou de la paume d'une main située au-dessus de la rotule, on comprime fortement la partie supérieure de la synoviale ; le liquide ainsi refoulé soulève la rotule ; avec les doigts de l'autre main on appuie d'un coup sec sur la rotule de haut en bas et l'on perçoit très nettement le choc de cet os sur l'extrémité inférieure du fémur ; on a après le choc la sensation du retour brusque de la rotule à sa position initiale. C'est en somme une manière un peu spéciale de percevoir la fluctuation.

L'hydarthrose est occasionnée par plusieurs affections au nombre desquelles il faut signaler en première ligne le rhumatisme subaigu chronique et la tuberculose.

Ostéomyélite.

L'inflammation avec suppuration des os porte le nom d'*ostéomyélite*. Elle relève soit d'une infection microbienne à marche aiguë, soit d'une infection à marche lente et chronique d'origine tuberculeuse.

Dans le premier cas, il s'agit d'un véritable phlegmon des os disséminé à toute l'étendue de l'os et a point de départ périostique, c'est-à-dire dépendant de la membrane enveloppant l'os. Aussi désigne-t-on souvent cette affection sous le nom de *périostite phlegmoneuse diffuse*.

Souvent l'os est malade primitivement au niveau de ses extrémités, points par lesquels les transformations sont plus actives, puisque c'est à leurs dépens que se fait l'accroissement de l'os en longueur.

Quel qu'en soit le début, l'ostéomyélite sévit de préférence chez le jeune enfant en voie de développement du système osseux. Elle se cantonne à un seul membre, et s'accompagne d'un état général grave, avec hyperthermie, septicémie et localement douleurs vives, gonflement de l'os atteint, formation de pus à la fois sous le périoste et dans l'intérieur de la cavité médullaire en pleine moelle osseuse.

Si rapidement le chirurgien n'intervient pas en ouvrant largement les foyers suppurants, la vie du malade se trouve en danger et la mort survient avec tous les signes d'un envahissement général de tous les organes par les micro-organismes (le plus souvent *staphylocoque*).

La forme lente de l'ostéomyélite rapportable à la tuberculose est sous la dépendance de l'infection des os par le bacille de Koch.

C'est une maladie désespérante par sa longueur, car elle provoque une série d'abcès, s'ouvrant à la peau, se fistulisant, et laissant à leur suite des séquestres osseux, qui agissent comme des corps étrangers septiques pour entretenir d'interminables suppurations jusqu'à leur élimination définitive.

Coxalgie.

La coxalgie est l'arthrite tuberculeuse de l'articulation de la hanche. Elle débute par des douleurs localisées à la hanche malade, par de la fatigue dans la marche et de la boiterie. Bientôt l'enfant, car il s'agit le plus souvent d'un enfant, souffre trop pour rester debout ; il est obligé de garder le lit et l'on constate des signes indiquant la lésion de la hanche et la réaction de la lésion sur les muscles.

La percussion du grand trochanter, du genou est ressentie douloureusement au niveau de la hanche. Si l'on immobilise le bassin, on ne peut obtenir que peu de mouvements dans l'articulation touchée en comparaison de l'articulation saine. On se heurte à la contracture des muscles, entrant en jeu pour lutter contre les mouvements qu'on voudrait imprimer à la hanche. Cette contracture se fait sentir avec une intensité particulière au niveau des muscles adducteurs.

Le pied du malade est tourné en dehors, et souvent la cuisse en demi-flexion sur le bassin. Nombre de fois on notera une élévation de température, et la formation d'abcès.

Deux indications principales sont à remplir dans le traitement de la coxalgie : immobiliser l'articulation dans une situation écartant l'une de l'autre les deux surfaces constituantes de l'article (fémur et os iliaque), et tonifier l'état général par une alimentation appropriée (huile de foie de morue). Prescrire un séjour dans un climat favorable (climat marin).

S'il y a des abcès, le chirurgien les traitera selon les cas par ponction simple, ou incision suivie du curage des lésions osseuses.

Tumeurs blanches.

La *tumeur blanche* est une affection tuberculeuse des articulations; il est plus fréquent de la rencontrer au genou; mais il existe des tumeurs blanches du cou-de-pied, de la hanche (coxalgie), du poignet, du coude, de l'épaule.

D'une façon générale, la tumeur blanche est douloureuse, amène le gonflement des surfaces articulaires, souvent la formation d'abcès, et toujours l'atrophie des muscles entourant l'articulation. Cet amaigrissement des membres au-dessus et au-dessous de l'articulation intéressée fait davantage apparaître l'augmentation de volume des articulations.

La tumeur blanche provoque une soudure entre les surfaces articulaires, et lorsque la guérison spontanée ou chirurgicale est obtenue, elle laisse à sa suite une ankylose complète de l'articulation, en bonne ou mauvaise position suivant les cas et suivant les précautions qui ont été prises au cours de la maladie.

Mal de Pott.

Lorsque la tuberculose atteint les os de la colonne vertébrale, elle produit des désordres primitifs ou secondaires, revêtant un caractère spécial. On désigne l'ensemble de ces lésions sous le nom de *Mal de Pott*.

Du côté des vertèbres, la tuberculose ronge et amollit les corps vertébraux, d'où leur peu de solidité et leur affaissement progressif, créant des déviations anormales de la colonne vertébrale connues sous le nom de *cyphose, lordose, scoliose*. C'est la cyphose qu'on observe le plus souvent, amenant la saillie proéminente en arrière des apophyses épineuses, créant une bosse ou encore une *gibbosité*.

Du côté des muscles insérés aux vertèbres, le mal de Pott va développer un état de contracture, d'où résulte de la raideur et des attitudes pathologiques telles que torticolis, lombago, démarche soudée, etc. Les muscles entrent souvent en contracture sans lésions propres, dans le seul but d'immobiliser la colonne vertébrale, les mouvements des vertèbres malades étant capables de réveiller des douleurs fort pénibles.

Le voisinage des vertèbres avec la moelle et ses enveloppes explique les troubles nerveux presque toujours observés dans cette affection, troubles nerveux de compression de la moelle et des racines nerveuses ou d'infiltration tuberculeuse de ces tissus.

De plus, la tuberculose vertébrale ne se cantonne pas toujours aux vertèbres. De celles-ci comme point d'origine, elle envahit les tissus prévertébraux et va former des poches de pus enkystées résultant d'une tuberculose infiltrant les parties molles. Le pus tuberculeux porte le nom *d'abcès froid* pour indiquer le peu de réaction fébrile qu'il fait subir à l'organisme, et dans l'affection que nous étudions, on donne encore à cet abcès le nom d'*abcès par congestion*.

Suivant les lois de la pesanteur, l'abcès par congestion

descend progressivement et lentement vers les parties situées à un niveau inférieur à celui où se trouvent les vertèbres malades.

L'abcès par congestion entre dans le bassin en poursuivant sa marche; il aboutit à la peau soit dans la fosse iliaque interne, soit au-dessous de l'arcade crurale dans le canal inguinal à la racine de la cuisse, soit au niveau de la fesse.

Tels sont les incidents produits par la tuberculose vertébrale, en voici maintenant les symptômes généraux.

Signes. — En percutant les apophyses épineuses vertébrales, on détermine sur deux ou trois d'entre elles une douleur. Les vertèbres douloureuses sont celles qu'atteint la lésion. En demandant au malade de mouvoir la colonne vertébrale, en se penchant en avant ou en se cambrant en arrière, on note une rigidité douloureuse des arcs vertébraux. En interrogeant le malade, il raconte en général qu'il souffre au niveau du tronc, des membres, par suite des compressions exercées sur le tissu nerveux.

Si les lésions nerveuses sont plus avancées, on assiste à des symptômes de paralysie dits *paraplégie* quand les deux jambes sont paralysées. En même temps la peau des régions paralysées peut être insensible. Fréquemment, la paraplégie s'accompagne de rétention de l'urine et des matières fécales.

Lorsque le mal de Pott a son siège d'élection sur la première vertèbre, l'atlas, il prend le nom de *mal de Pott sous-occipital*. Le danger est ici particulièrement grand au cas où les centres nerveux correspondant à cette vertèbre se trouveraient lésés. On assisterait en effet à une paralysie portant sur le cœur et les muscles respiratoires.

Le *traitement* du mal de Pott est tout entier dans le repos. Le malade sera allongé à plat sur le dos et placé sur un plan résistant, où il devra séjourner un à deux ans suivant l'évolution de la maladie. Si ultérieurement apparaît un abcès par congestion, il faudra le traiter par des ponctions sans recourir à l'ouverture large de cet abcès. Plus tard, on soutient la colonne vertébrale à l'aide de corsets plâtrés, ou en celluloïd ou en cuir. Le climat marin est tout à fait recommandable dans la cure de cette maladie.

Entorse.

L'entorse est un trouble articulaire résultant d'un traumatisme, qui n'a pas déplacé la situation respective des extrémités osseuses articulaires, mais a amené un arrachement des ligaments articulaires et un froissement des tissus intra et extra-articulaires.

L'entorse se traduit par une douleur très vive au niveau de l'article, par une impotence absolue, et par un gonflement plus ou moins durable. La radiographie montre sur l'épreuve qu'il n'existe pas de fracture des extrémités osseuses, diagnostic qu'il est souvent impossible de faire sans le secours des rayons X.

Les deux premiers jours après l'entorse, l'immobilisation de l'articulation et l'application de compresses alcoolisées, le premier jour surtout, calment bien la douleur. Plus tard, il faut masser et mobiliser l'articulation.

Luxation.

Contrairement à l'entorse, la luxation est caractérisée par un déplacement permanent dans les rapports anatomiques qui existent à l'état normal entre les surfaces articulaires. De ce déplacement résulte une déformation dans la morphologie des tissus périarticulaires (dépression où existe un relief à l'état sain et inversement).

Par le palper on sent les têtes osseuses dans une position où il n'est pas habituel de les rencontrer. De plus, les mouvements sont impossibles ou douloureux.

Les luxations se réduisent, et pour chacune d'elles les procédés de réduction sont différents. Une fois réduite, l'articulation doit être maintenue quelques jours pour consolider la réduction et éviter qu'un mouvement intempestif ne vienne la reproduire.

CHAPITRE II

PIED-BOT. — MAIN-BOTE. — BEC-DE-LIÈVRE.

Pied-bot.

Le pied-bot est une attitude vicieuse du pied. On le dit *équin* lorsque pour marcher l'appui ne peut se faire que sur la pointe du pied. Il est *talus* lorsque l'appui ne peut se faire que sur le talon.

Quand de plus, la plante du pied regarde en dedans on le dit *varus*, et *valgus* si elle regarde en dehors.

Un pied-bot sera donc défini par l'un seul de ces termes ou par deux, *pied-bot talus* par exemple, ou *pied-bot varus équin*.

Ces malformations datent de la naissance, relèvent comme thérapeutique ou de chaussures orthopédiques ou d'interventions chirurgicales portant sur les os du pied.

Main-bote.

De même que le pied peut se trouver en position anormale, la main, plus rarement il est vrai, peut également avoir une position vicieuse dès la naissance, être repliée sur les os de l'avant-bras par exemple. On dit alors qu'il s'agit de *main-bote*.

Bec-de-lièvre.

Le bec-de-lièvre ordinaire est une fente existant à la lèvre supérieure et située au-dessous d'une narine, c'est-à-dire à droite ou à gauche de la ligne médiane. Les deux bords de la fente sont recouverts d'une muqueuse normale. La fente peut être bilatérale, il en existe une à gauche et une à droite de la ligne médiane.

Le bec-de-lièvre peut atteindre les os de la voûte palatine et se prolonger loin en arrière de l'orifice buccal. Il y a alors communication anormale entre la cavité buccale et la cavité nasale. Le voile du palais peut être également divisé d'avant en arrière. Lorsque le bec-de-lièvre bilatéral entame la lèvre, la voûte et le voile du palais, on dit qu'il y a *gueule-de-loup*.

Les malformations trop considérables sont en général incompatibles avec l'existence. Les malformations moins grandes gênent le nourrisson pour prendre le sein et le biberon, aussi faut-il le nourrir à la cuiller. Un simple bec-de-lièvre de la lèvre est souvent compatible avec une alimentation normale. En plus des troubles de la déglutition, le bec-de-lièvre donne à la voix un timbre nasonné fort désagréable.

Le bec-de-lièvre est du ressort de la chirurgie. En général, il est préférable de ne rien tenter au point de vue opératoire avant le troisième mois de l'existence.

LIVRE XII

MALADIES DIVERSES

CHAPITRE PREMIER

TÉTANOS. — RHUMATISME ARTICULAIRE. — GOUTTE. PURPURAS. — PEMPHIGUS DU NOUVEAU-NÉ

Tétanos.

Le tétanos est cette redoutable complication des plaies les plus petites comme les plus grandes. Il est produit par un bacille, qui émet des spores ; ces derniers offrent une résistance prodigieuse aux agents de destruction.

Le tétanos à moins d'être apporté par le médecin, l'accoucheur ou la sage-femme, se développe de préférence sur les plaies, qui ont été en contact avec la terre. On cite les cas d'individus ayant pris le tétanos après avoir marché sur un clou.

Symptômes. — Quelques jours après la production de la plaie, et lorsque la suppuration s'est déjà installée, on voit apparaître les premiers symptômes du tétanos. Ils se manifestent loin du foyer d'infection par un léger trismus, c'est-à-dire par une difficulté éprouvée par le malade pour ouvrir la bouche. Puis la contraction se propage aux muscles de la nuque, des gouttières vertébrales, du pharynx. Il y a de la raideur de la tête et du tronc et de la difficulté pour avaler (dysphagie).

Tous les muscles de l'économie se contracturent spasmodiquement par crises ou par crampes plus ou moins rapprochées, très douloureuses. La température monte à 40 et 41°, l'intelligence reste intacte ; et la mort survient soit par syncope, soit par asphyxie (contracture de la glotte).

Certains cas de tétanos évoluent lentement en plusieurs semaines, ce sont les cas heureux, susceptibles de guérir par le traitement.

Le tétanos débute sur toutes les plaies : utérines, vulvo-vaginales à la suite de l'accouchement, plaie du cordon ombilical chez le nouveau-né.

Traitement. — On délivre un sérum antitétanique, dont l'heureux effet est surtout prouvé au point de vue préventif, mais dont l'action thérapeutique, la maladie une fois déclarée, est très douteuse. Aussi aujourd'hui procède t-on de la manière suivante.

A tout individu porteur d'une plaie, anfractueuse ou non mais ayant été en contact avec de la terre, ou avec des poussières du sol, on injecte 10 à 20 centimètres cubes de sérum antitétanique. Lorsque la maladie est en évolution, on a encore recours au sérum, mais surtout aux médicaments antispasmodiques et en particulier au chloral donné à doses considérables, 8 à 12 grammes ou plus par jour. Bien entendu, on fait subir à la plaie une désinfection en règle et si la chose est possible on excise complètement le mal.

Rhumatisme articulaire.

Le rhumatisme articulaire aigu est une maladie microbienne, dont nous ne connaissons pas encore l'agent infectieux, malgré qu'on en ait indiqué un grand nombre comme cause de cette affection.

Cliniquement, le rhumatisme articulaire aigu a une physionomie si spéciale qu'il est facile de le diagnostiquer.

Il débute souvent dans les premières années de la vie,

où avant vingt ans; il affectionne ceux qu'il a frappés, en ce sens, qu'il est rare de ne pas le voir récidiver à intervalles plus ou moins éloignés ; et il est dangereux par les lésions qu'il laisse au niveau du cœur.

Symptômes. — Température élevée, sueurs abondantes, sont avec les fluxions articulaires mobiles les principaux signes du rhumatisme articulaire aigu.

D'un jour à l'autre, le cou-de-pied, l'épaule, le poignet, le coude, le genou, etc., gonflent, rougissent et deviennent douloureux, au point qu'il est impossible de les toucher. Mais ce qui aggrave la situation ce sont les déterminations rhumatismales du côté du cœur. A l'auscultation, les bruits du cœur sont entendus assourdis, et il s'y ajoute des souffles c'est-à-dire la preuve que les orifices du cœur sont atteints.

Alors que du côté des articulations au bout de quinze jours, trois semaines, un mois, tout rentre dans l'ordre, sans laisser de traces, du côté du cœur au contraire le rhumatisme marque son passage de façon trop souvent indélibile, en créant une de ces insuffisances ou rétrécissements des orifices, dont nous donnons la description au chapitre des maladies du cœur.

Dans les cas graves, le rhumatisme frappe le système nerveux créant le rhumatisme cérébral, complication emportant assez souvent le malade au milieu d'un cortège de troubles ataxo-adynamiques.

Les poumons résistent assez victorieusement aux attaques rhumatismales, bien qu'ils puissent réagir à la maladie sous forme de poussées congestives avec ou sans pleurésie.

Au nombre des suites tardives du rhumatisme, il faut enregistrer la fréquence relative de la chorée ou danse de Saint-Guy.

Traitement. — Depuis l'emploi du salicylate de soude dans cette affection, nous possédons un médicament d'une efficacité non douteuse sinon souveraine. Il faut le donner à doses élevées 4, 6, 8 grammes en vingt-quatre heures, en ayant soin de ne pas suspendre trop tôt son usage, même si la maladie semblait avoir disparu.

Le *rhumatisme chronique* s'attaque peu au cœur, mais profondément aux articulations, qu'il déforme (ankylose), fixe en mauvaise position, rend douloureuses, laissant après lui un certain degré d'infirmité permanente.

Goutte. — L'accès de la goutte est lui aussi articulaire, mais à localisation spéciale, sur l'un des deux gros orteils, qu'il gonfle, rougit et rend douloureux au point d'arracher des cris au patient. Il s'installe la nuit, au petit jour, réveille le malade et dure quatre, cinq, six, huit jours ou plus, chaque nuit s'accompagnant d'exacerbation. La fièvre est la compagne habituelle de l'accès de goutte. Lorsque la goutte s'est montrée plusieurs fois, elle envahit d'autres articulations, d'autres tissus et il n'est quelquefois pas facile de savoir s'il s'agit de goutte chronique ou de rhumatisme chronique déformant.

Le danger de la goutte réside dans l'atteinte qu'elle porte à certains organes : rein, cœur, donnant lieu à une albuminurie permanente ou progressive et à des lésions de la musculature du cœur (myocardite).

Purpuras.

Il y a des purpuras, et non un purpura ; c'est-à-dire que tous les malades ayant du purpura ne l'ont pas pour la même raison [Planche XIV].

Mais ce qui rattache par un lien commun toutes ces modalités pathologiques c'est la tache purpurique. On entend sous ce nom une tache cutanée de dimensions très variables allant d'une tête d'épingle à celle d'une ou deux paumes de main, tache constituée par du sang extravasé c'est-à-dire prenant la couleur d'un ecchymose et passant par toutes les teintes de cette dernière.

Cette tache sanguine ne s'efface pas à la pression comme

Taches de purpura.

Fragment de peau.

PLANCHE XIV

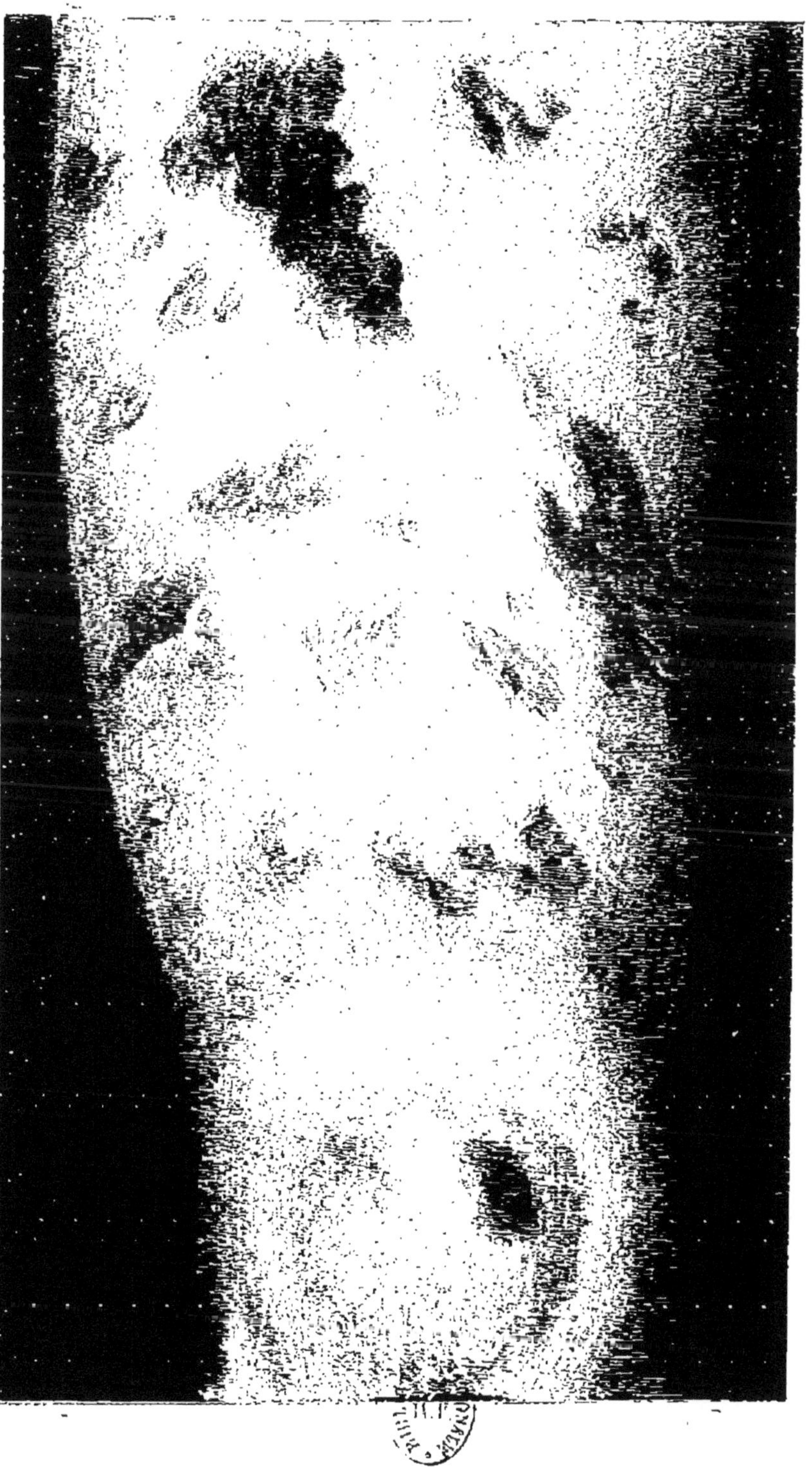

un simple érythème. Elle n'existe jamais à l'état isolé, contrairement à ce qui se passe pour certaines ecchymoses. Il y a plusieurs ou des quantités de taches purpuriques disséminées sur la peau avec un maximum au niveau des jambes et des bras.

Le purpura s'accompagne d'autres symptômes rapportables aux maladies auxquelles il ressortit. Il est rhumatoïde si les articulations sont douloureuses, il est infectieux si l'état général est mauvais avec température élevée ; il est myélopathique s'il y a concomitance de signes nerveux ; il est scorbutique s'il dépend d'une mauvaise alimentation ; il est aussi une complication des maladies éruptives dans leur forme hémorragique.

Tout purpurique ayant une facilité particulière à saigner peut perdre du sang par les muqueuses ou les organes (épistaxis, saignement des gencives, hématuries, etc.).

Certaines personnes font périodiquement des taches de purpura quand elles se retrouvent dans les mêmes conditions physiologiques ou pathologiques. Certaines femmes au moment de leurs règles ont une éruption plus ou moins discrète de taches purpuriques.

Pemphigus des nouveau-nés.

En dehors du pemphigus syphilitique des nouveau-nés, il existe une maladie sévissant sur les nourrissons et caractérisée par des bulles apparaissant successivement en différents points de la peau. Ces bulles se crèvent, ou se flétrissent dès leur naissance, mais elles gagnent toujours en largeur s'étendant régulièrement sur tous les points de leur circonférence.

Il semble bien qu'il existe deux espèces de pemphigus, l'un contagieux, l'autre non.

Le premier de beaucoup le plus grave entraîne assez souvent la mort du nourrisson par cachexie marastique. On ne s'aperçoit que trop de sa contagiosité dans les crèches où il atteint plusieurs enfants en commençant par ceux du voisinage du malade.

La précaution la plus utile à prendre est donc d'isoler tout enfant qui a du pemphigus.

CHAPITRE II

ANÉMIE DE LA PREMIÈRE ENFANCE. — CHLOROSE ANÉMIE PERNICIEUSE. — PALUDISME.

Anémie de la première enfance.

Sous l'influence de causes multiples, mauvaise aération, mauvaise alimentation, mauvaise hérédité, on voit des enfants du premier âge ou des nourrissons devenir pâles, décolorés, diaphanes.

Les muqueuses sont également pâles et cette pâleur s'observe au niveau des conjonctives, des lèvres ou des gencives. L'enfant est fatigué, quelquefois nerveux; il mange mal et dort peu. S'il marche déjà, il s'essoufle facilement et est sans entrain.

Cet état, qui correspond à une diminution de l'hémoglobine du sang, et des globules rouges, est, à moins d'exception, très favorablement influencé par une poudre ferrugineuse (protoxalate de fer) donnée à la dose de 0gr,04 à 0gr,10 suivant l'âge.

Chlorose.

C'est en général vers le moment de la puberté, treize à eize ans, que les jeunes filles deviennent chlorotiques. lles perdent leurs couleurs, pâlissent, s'essouflent facilement, se plaignent de manque d'appétit, de vertiges, de attements de cœur, de troubles nerveux, tristesse, émovité.

Le médecin entend au niveau des vaisseaux de la base u cou des souffles, dits anémiques.

Si les règles sont déjà installées, elles deviennent irrégulières, douloureuses et sont de sang pâle.

Le sang renferme moins de globules rouges, moins d'hémoglobine, tant qu'il n'a pas réparé ses lésions par l'emploi d'un traitement judicieux dans lequel entrent des prescriptions hygiéniques (repos, grand air, alimentation tonique) et un traitement ferrugineux.

Anémie pernicieuse.

Lorsque l'anémie prend une intensité croissante, en même temps que le sang subit des modifications, sur lesquelles nous ne pouvons nous étendre, la situation s'aggrave, et l'on dit que la malade est atteinte d'anémie pernicieuse progressive. Cette affection, presque toujours fatale, s'observe avec une certaine fréquence chez les femmes enceintes à la suite de grossesses répétées, chez celles qui sont dans de mauvaises conditions sociales.

La faiblesse, l'anémie, les troubles de la vue sont au nombre des symptômes principaux. On a cherché en pareil cas à arrêter la maladie en interrompant la grossesse. Malheureusement, même en agissant ainsi, on échoue le plus souvent.

En face d'un cas d'anémie pernicieuse, le médecin doit toujours s'enquérir de l'état des selles, car il existe des faits, où l'anémie pernicieuse n'est que le résultat d'une perte de sang lente et prolongée, souvent ignorée, provenant de petites hémorragies intestinales. Contre cette redoutable affection, on a tout mis en œuvre (arsenic, fer, moelle osseuse) sans résultat appréciable.

Paludisme.

Le paludisme doit être rangé dans le nombre des maladies anémiantes surtout lorsque ses accès se rapprochent.

Le paludisme ou *fièvre de marais* est produit par l'entrée dans le sang d'un parasite (*hématozoaire du palu disme*) découvert par Laveran. C'est par l'intermédiaire des moustiques que se fait l'inoculation des individus sains dans les pays à fièvre.

L'accès de paludisme se traduit pour une ascension considérable de la température pendant quelques heures. Il s'annonce par un violent frisson, que termine une sueur profuse et qu'accompagne toujours une hypertrophie de la rate.

Les accès se renouvellent tous les jours, tous les deux ou trois jours ou à intervalles plus éloignés.

Au lieu de procéder par accès de courte durée, le paludisme peut revêtir la forme d'une fièvre continue et donner lieu à des accidents nerveux ou autres d'une gravité exceptionnelle capables de tuer le malade.

Le seul traitement rationnel du paludisme réside dans l'emploi judicieux préventif et curatif du sulfate de quinine.

CHAPITRE III

RACHITISME. — OSTÉOMALACIE.

Rachitisme.

Le rachitisme est avant tout une affection du systèm[e] osseux, qui se constitue pendant les premières années du développement de ce tissu.

Le rachitisme est une maladie de tout l'organisme avec localisation sur les os. Il reconnaît des causes multiples.

Au nombre de celles-ci il faut citer : la syphilis héréditaire, la tuberculose des parents, les maladies infectieuses aiguës sévissant sur les nourrissons et *la gastro-entérite* des sujets débiles en état d'insuffisance biologique.

On décrit trois phases successives, par où passent les altérations osseuses.

A la première période, les os se ramollissent, le périoste s'enflamme. Les os sont décalcifiés, friables, il y a plus d'éléments de moelle osseuse que de travées osseuses; l'os desséché a l'aspect aréolaire.

Au niveau des os longs, le cartilage juxta-épiphysaire subit une transformation favorisant au plus haut point la disjonction de l'extrémité de l'os d'avec le corps de l'os.

A la période secondaire, les déformations de tous ces os ramollis se constituent. Elles sont conditionnées par les tractions musculaires agissant sur la courbure des os, pour l'exagérer. Si du côté du périoste il y a tendance légère à réagir contre le ramollissement de l'os, le tissu osseux épiphysaire reste spongoïde.

Les os plats sont comme les os longs décalcifiés et à leur niveau les lésions produisent des pertes de substance.

A la troisième période, le tissu osseux entre en réaction en produisant une induration ou éburnation, qui transforme en os dur l'os mou précédent et le fixe dans ses lésions.

Il se forme un véritable tissu osseux, qui suivant les cas est susceptible d'amener la disparition des altérations primitives du rachitisme ou qui au contraire les établit définitivement dans leur attitude pathologique.

Au point de vue chimique, la caractéristique du rachitisme est représentée par la décalcification des os.

Symptômes. — Le rachitisme se manifeste en général aux environs du douzième mois. Il est souvent précédé de troubles digestifs : diarrhée, constipation, ballonnement du ventre, vomissements, ou de bronchite tenace, ou d'une fièvre éruptive. Les déformations peuvent être généralisées ou localisées à un segment de membre.

Tête. — A *la tête*, on notera la saillie des bosses frontales, des bosses pariétales. La fontanelle antérieure est très large, non oblitérée quelquefois jusqu'à deux et quatre ans. Les os des régions postérieures et latérales occiput et pariétaux sont ramollis (*craniotabes*).

Par place, le doigt promené sur l'occiput perçoit des parties ramollies, fibreuses au lieu d'osseuses qu'elles devraient être.

La dentition est retardée, la voûte palatine, les mâchoires déformées.

Tronc. — Le tronc et l'abdomen présentent un développement exagéré du ventre et de l'extrémité inférieure de la cage thoracique, les côtes sont enfoncées latéralement; le sternum projeté en avant. Au niveau de l'union des côtes et des cartilages costaux existent de petites nodosités saillantes, disposées suivant une ligne descendante. On a donné à cet aspect le nom de *chapelet rachitique*.

Du côté de la colonne vertébrale, trois déviations sont susceptibles de se produire; saillie proéminente en arrière des apophyses épineuses (*cyphose*), enfoncement en avant

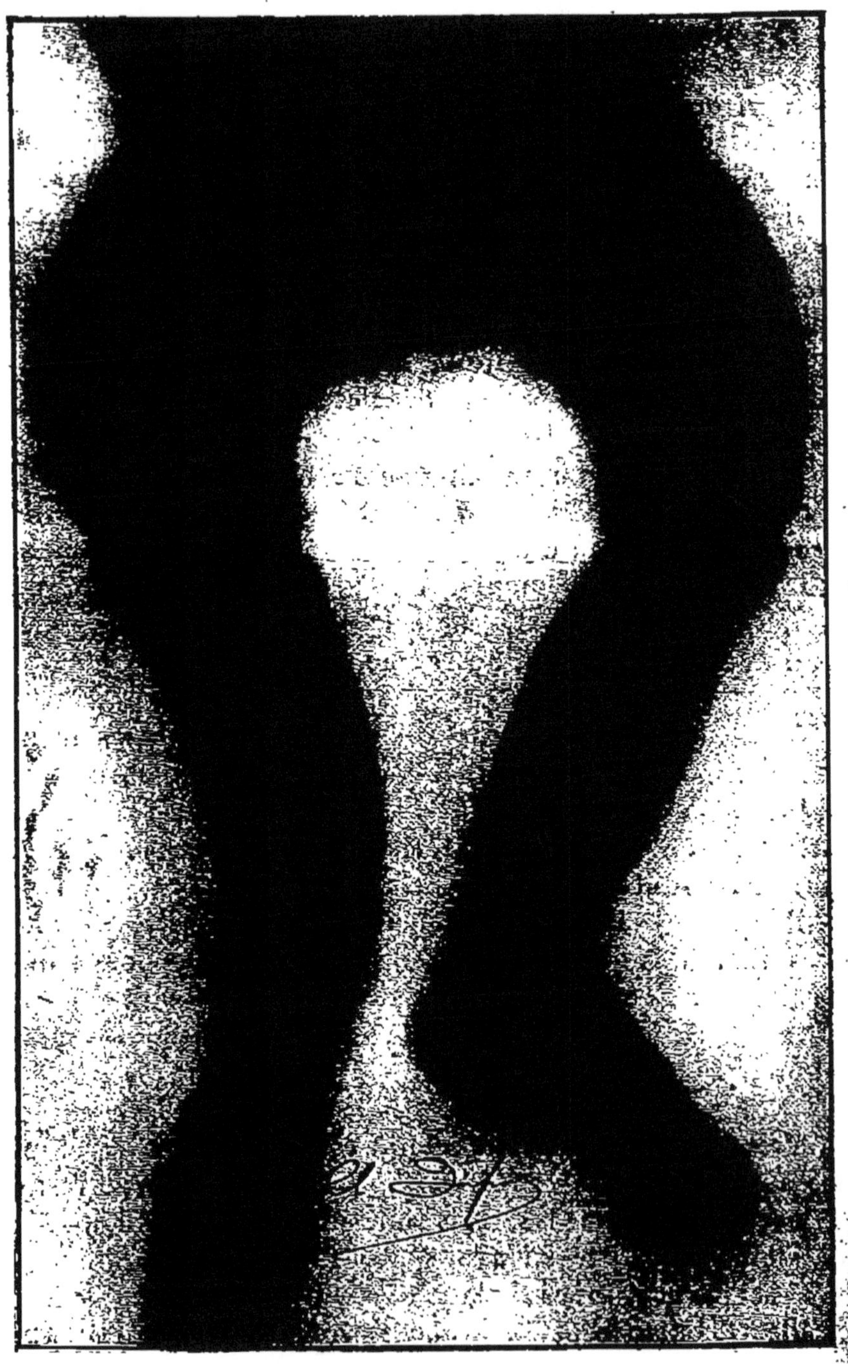

Fig. 49.

Épreuve radiographique montrant sur le vivant à travers les téguments les incurvations des fémurs et des os des jambes, chez un nourrisson rachitique. Le fémur du côté gauche de la figure présente même en son milieu une décalcification totale du tissu osseux simulant une fracture.

des vertèbres donnant lieu à un creux dans le dos (*lordose*), inflexion latérale (*scoliose*).

Le bassin est rétréci dans ses diamètres, d'où difficultés ultérieures pour l'accouchement; il est aplati de haut en bas, et le promontoire fait une saillie anormale.

Membres. — Dans leur longueur, les membres sont incurvés, avec des épaississements ou tumeurs au niveau de leurs extrémités ou épiphyses; en général, à l'avant-bras la concavité est du côté du sens de la flexion. Les jambes sont arquées, le tibia bombe en avant (fig. 49).

Le genou souvent rejeté en dedans donne naissance à cette déformation qui porte le nom de genu valgum.

Lorsque les deux genoux sont intéressés les membres inférieurs ont l'aspect d'un X (fig. 50).

La marche est retardée chez les rachitiques et elle ne peut qu'augmenter les incurvations des os des jambes.

Il y a des rachitiques qui guérissent vite, d'autres lentement, d'autres jamais. Quelques-uns peuvent mourir de leur maladie (rachitisme aigu).

Le rachitisme produit le gros ventre, des troubles digestifs, un gros foie, une grosse rate, des bronchites, de la fatigue du cœur si le tronc est très déformé ; de la difficulté pour l'accouchement. La peau est souvent le siège d'éruptions.

Traitement. — Les moyens à opposer au rachitisme sont hygiéniques; vie au grand air, à la lumière, au bord de la mer. On évitera les courbures des jambes en empêchant les enfants de marcher. On donnera des sels de chaux; de l'huile de foie de morue.

Ostéomalacie.

L'ostéomalacie est une affection du tissu osseux à peu près exclusivement observée chez les femmes adultes. Elle est surtout caractérisée par une décalcification des os sévissant sur les femmes en état de grossesse.

En plus de la décalcification, existe une atrophie du tissu osseux lequel est réduit de volume et d'épaisseur.

Les os altérés sont souples et mous, la taille diminue,

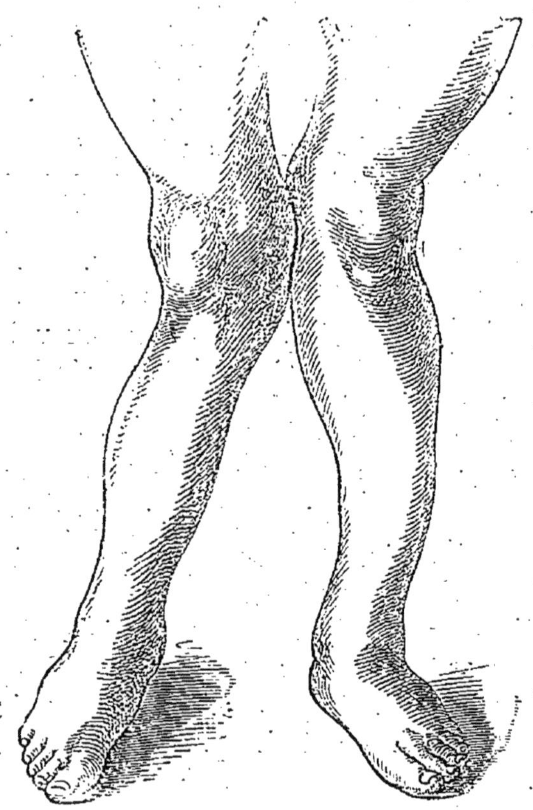

Fig. 50.
Rachitisme. Jambes en forme d'X.

la colonne vertébrale s'infléchit, le bassin prend une forme allongée en avant.

L'ostéomalacie s'accompagne de douleurs.

Cette décalcification existe à un moindre degré chez toutes les femmes enceintes dont les os sont plus fragiles qu'à l'état normal.

On a préconisé pour combattre cette affection la castration ovarienne et l'emploi de la médication surrénale (adrénaline).

CHAPITRE IV

VERS INTESTINAUX

L'esprit des mères est très porté à voir trop souvent l'intestin de leur enfant habité par des vers alors qu'il n'y en a pas trace. Souvent aussi, on ne soupçonne pas les vers alors qu'ils existent, ce n'est que par hasard qu'on en constate dans les selles. Les vers les plus habituellement observés, les seuls dont nous nous occuperons, sont de trois espèces.

Ce sont : *l'oxyure vermiculaire*, *l'ascaride lombricoïde*, *et le tænia inerme*.

Oxyure vermiculaire.

Les oxyures vermiculaires sont en général très nombreux. Ce sont de petits vers blancs de 3 millimètres à 1 centimètre de long ; le mâle est plus court que la femelle. Celle-ci émet des œufs. La largueur de ces vers étant minime, ils ressemblent à de petits morceaux de fil blanc, mais sont animés de mouvements (fig. 51).

Ils séjournent principalement dans le gros intestin (rectum) sortent par l'anus, grouillent à ce niveau, se propagent quelquefois à la vulve et donnent lieu à des démangeaisons intolérables.

On les retrouve dans les matières fécales. Les œufs, déposés au pourtour de l'anus, sont repris par les doigts de l'enfant, qui les porte à la bouche, et se réinfecte continuellement par ce mécanisme.

Ils peuvent être avalés une première fois avec des légumes, des fruits, ou se trouver dans des eaux impures.

En plus des démangeaisons au pourtour de l'anus, ils donnent naissance à un grand énervement, à des sensations de prurit au niveau du nez, à des éternuements, à des spasmes, à de la dilatation des pupilles, à des convulsions.

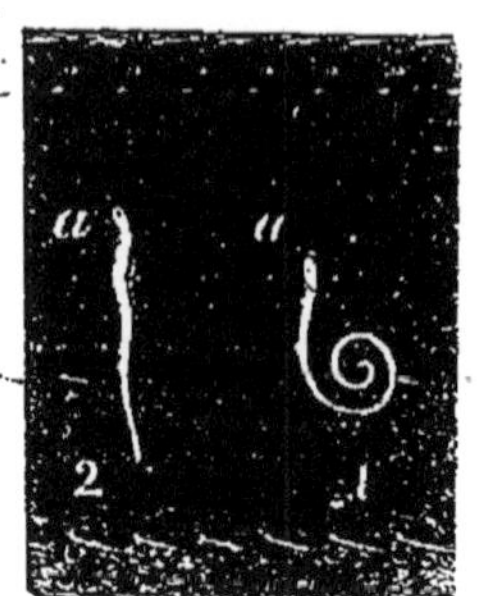

Fig. 51.
Oxyure vermiculaire (mâle et femelle).

Le *traitement* consiste dans l'emploi de la santonine 0gr,02 à 0gr,05 chaque jour ou plus, suivant l'âge, de lavements quotidiens avec de la glycérine, le tout suivi d'un purgatif léger, huile de ricin par exemple.

Mais pour obtenir un résultat cette médication doit être renouvelée 2 à 4 fois à plusieurs jours d'intervalle, de façon à détruire les oxyures dont l'éclosion a pu se faire après l'administration des médicaments.

Ascaride lombricoïde (Lombric)

C'est un ver beaucoup plus long que le précédent et se rencontrant en bien moins grande abondance.

On ne peut mieux le comparer qu'à un ver de terre. Son corps rouge ou rosé est cylindrique effilé à ses extrémités. Le mâle est long de 15 à 17 centimètres, la femelle de 20 à 25 centimètres. Les œufs pondus par la femelle ne se développent que tardivement après la ponte, par conséquent en dehors du corps du porteur de lombric (fig. 52).

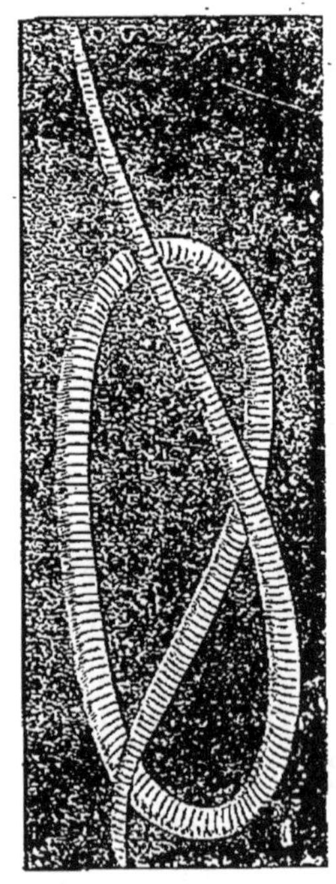

Fig. 52.
Lombric.

C'est en général par les eaux de boisson que l'œuf s'introduit dans l'intestin de l'homme. Ces vers séjournent de préférence dans l'intestin grêle, et lorsqu'ils le quittent, soit pour remonter vers l'estomac, soit pour descendre dans le gros intestin, ils sont rapidement expulsés par vomissement ou par défécation. Ils sont en nombre restreint, 1 à 8. On les a vus dans des cas exceptionnels perforer l'intestin pour sortir au niveau de la paroi abdominale en donnant naissance à un abcès, dit *abcès vermineux*.

Il est très fréquent que des lombrics ne donnent lieu à aucun symptôme. On est très étonné d'en trouver dans les selles.

Dans d'autres circonstances, ils sont capables de produire les phénomènes suivants : démangeaisons du bout du nez, coliques, nausées, pouls irrégulier, agitation, terreurs nocturnes, amaigrissement, convulsions.

Le *traitement*, comme plus haut pour les oxyures, consiste dans l'emploi de la santonine plusieurs jours de suite, et la prise d'un purgatif.

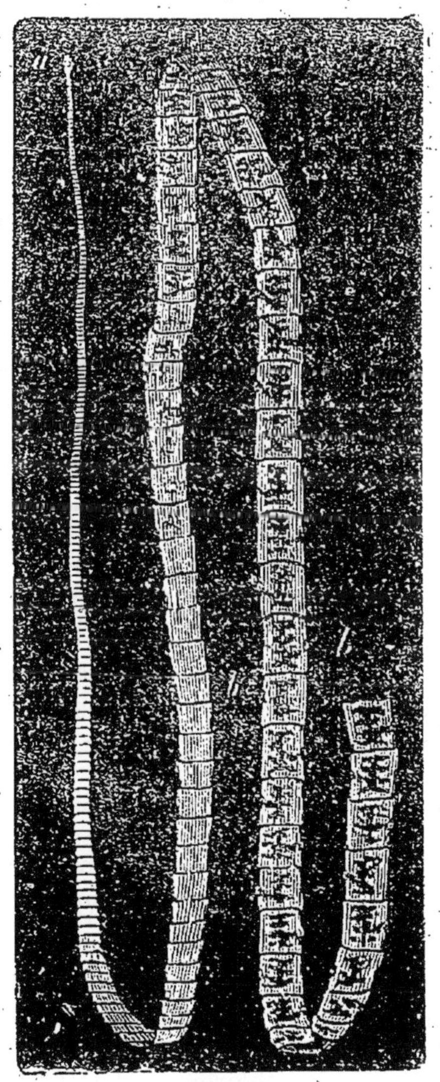

Fig. 53.
Ver solitaire, avec la tête à l'extrémité effilée.

Tænia inerme (ver solitaire).

Le tænia inerme se prend par l'usage de la viande crue de bœuf. Sa larve est un *cysticerque*, c'est-à-dire un petit kyste vivant dans le tissu conjonctif qui sépare les faisceaux musculaires du bœuf. Cette larve avalée par l'homme se développe dans l'intestin grêle et y acquiert des dimensions considérables 8 à 10 mètres.

Le ver est formé d'une tête carrée toute petite 2 millimètres de large, d'où partent des anneaux 1.200 à 1.500 formés au niveau de la tête, tout petits au moment de leur formation, et grandissant à mesure qu'ils s'éloignent de la tête pour laisser la place aux nouveaux venus (fig. 53).

L'anneau arrivé à maturité est long de 1 centimètre et demi à 2 centimètres et large de un demi-centimètre environ. Chaque anneau est muni d'un appareil reproducteur donnant naissance à des œufs.

Les œufs se transforment en larves ou cysticerques en dehors du corps de l'homme. C'est à l'ingestion de cette larve qu'est dû le développement du ver solitaire.

Les derniers anneaux c'est-à-dire ceux qui sont le plus éloignés de la tête du ver se détachent seuls et sont rejetés dans les matières fécales.

Etant animés de mouvements, ils sortent souvent de l'anus, et l'on en trouve des débris dans les draps, dans la culotte de ceux ou de celles qui hébergent le ver.

Le ver solitaire traduit sa présence d'une façon sûre lorsqu'on voit des anneaux, on lui attribue également des troubles variés, tels que gros appétit, crampes d'estomac, nervosisme, etc.

Traitement. — On emploiera le procédé suivant pour expulser la totalité du ver.

a. La veille au diner repas léger composé de laitage.

b. Dans la nuit boire une ou deux fois à deux heures d'intervalle une solution contenant :

Eau chloroformée saturée	50	grammes.
Eau de tilleul	50	—

le matin au réveil prendre en capsule et par 5 capsules à la fois laissant dix minutes entre chaque série de 5, 7 grammes d'extrait éthéré de fougère mâle en tout. C'est la dose pour un adulte.

Entre chaque prise de capsules on prend un paquet de 0gr,20 de calomel, 4 paquets en tout et l'on attend.

Dans le commerce, on trouve sous le nom de capsules de Créquy des capsules contenant à la fois extrait éthéré de fougères mâles et calomel.

Les doses sont tout autres chez les enfants.

Si trois heures après la prise du médicament, le malade n'est pas allé à la selle, il faudra lui administrer un purgatif salin 15 grammes de sulfate de soude par exemple. Dès que le besoin d'aller se fait sentir, on installe le ou la patiente sur un vase rempli d'eau tiède et garni de gaze à l'intérieur. L'anus doit tremper dans l'eau. Cette précaution a pour but, le ver tombant directement dans l'eau, de l'empêcher de se casser ; c'est là un point capital si l'on veut avoir la tête, c'est-à-dire rendre tout le ver sans espoir de retour. Il est également recommandé au malade de ne pas tirer le ver avec les doigts, pour éviter qu'il ne se casse.

Le ver étant rendu après un temps plus ou moins long, on lève la gaze, et l'on examine si vers le bout le plus fin on aperçoit la tête grosse comme une tête d'épingle et noire.

Celle-ci par sa ténuité peut échapper. Dans ce cas, on ne saura qu'on est débarrassé du tœnia qu'après plusieurs semaines s'il n'est pas rendu d'anneaux.

Lorsqu'une expulsion du tœnia n'a pas réussi, il faut attendre plusieurs mois pour tenter de poursuivre l'aventure. — Doit-on à cause des craintes d'avortement traiter une femme enceinte atteinte de tænia?

Si le tœnia ne provoque aucun trouble, mieux vaut attendre, dans le cas contraire il n'y a pas de raison pour surseoir. J'ai plusieurs fois débarrassé d'un tænia des femmes en état de grossesse.

J'ai procédé de la façon suivante, chaque jour pendant quatre jours j'ai donné une petite dose d'extrait éthéré de fougère mâle : 1 gramme seulement avec calomel et le quatrième jour, après le dernier gramme, un purgatif de 15 grammes de sulfate de soude. Dans ces conditions, j'ai obtenu le ver sans dommage pour la grossesse. Si l'on échouait, mieux vaudrait recommencer après l'accouchement.

CHAPITRE V

KYSTE HYDATIQUE. — PIQURE DE MOUSTIQUES, DE VIPÈRES. — INTOXICATIONS PAR LE PLOMB, L'ALCOOL L'OXYDE DE CARBONE. — L'ERGOT DE SEIGLE

Kyste hydatique.

Le kyste hydatique est produit par le développement, dans le foie le plus souvent, d'œufs provenant du *tænia echinococcus*, hôte habituel de l'intestin grêle du chien. Le kyste hydatique représente l'état larvé de ce parasite. On prend donc le kyste après absorption des déjections du chien déposés sur des aliments, légumes le plus souvent.

Dans l'organe où il s'est fixé, foie, poumon, rein, rate, système nerveux, l'œuf s'accroît sous forme d'une poche arrondie, ayant deux membranes enveloppantes, la membrane interne est appelée germinale ou fertile, elle produit de petites vésicules et donne naissance à de nombreuses têtes de tænias. A l'intérieur du kyste se trouve un liquide où domine le chlorure de sodium au taux de 7 p. 1.000 environ.

Le volume de la poche petit au début peut atteindre une dimension considérable. Elle arrive ainsi à refouler les tissus environnants et c'est par compression qu'elle provoque généralement les troubles, dont sont atteints les porteurs de kyste.

On reconnaît les kystes hydatiques au palper lorsqu'ils bombent dans l'abdomen ; au changement qu'ils apportent à la sonorité normale du poumon lorsqu'ils envahissent le thorax, et depuis peu de temps à des altérations très spéciales qu'ils font subir au sang.

Le kyste hydatique, une fois diagnostiqué, doit être opéré, c'est-à-dire ouvert, car, outre les dangers signalés plus haut, il lui arrive quelquefois de suppurer, ce qui est une complication très grave.

Piqûres de moustiques, de vipères.

Les piqûres de moustiques n'offrent dans notre pays qu'un léger désagrément. Elles sont suivies d'une vive démangeaison avec existence d'une papule rouge au point piqué. Dans les pays à paludisme, c'est par elles que l'agent paludéen pénètre dans le sang.

Dans nos contrées, lorsque les moustiques sont très abondants, la multiplicité des piqûres peut, surtout chez les enfants, donner de l'insomnie, et une légère élévation de la température.

Les meilleurs remèdes échouent contre les piqûres de moustiques, il en est cependant de plus recommandables que d'autres. Au nombre de ceux-ci sont la lotion à l'alcool camphré, à l'eau de Cologne mentholée à 4 p. 100 par exemple.

A la suite d'une morsure de vipère, on ressent localement une sensation de cuisson, de l'endolorissement vague.

Bientôt apparaissent des gonflements, de l'œdème qui envahit le membre ; la peau entourant les piqûres est plus ou moins violacée et il peut se faire des phlyctènes.

Il y a des adénites, des phénomènes nerveux, angoisse, accélération du pouls, vertiges, coma, mort, terminaison exceptionnelle mais possible. Il s'agit d'un empoisonnement.

A la suite d'une piqûre, on doit tout d'abord ligaturer fortement le membre entre sa racine et la morsure afin d'empêcher le poison d'entrer dans l'économie par la circulation.

Il faut aspirer le sang de la plaie, la cautériser et

injecter autour d'elle une solution de permanganate de potasse à 1 p. 60.

On possède actuellement un sérum antivenimeux, qu'il faut injecter à la dose de 10 centimètres cubes.

Intoxications par le plomb, l'alcool, l'oxyde de carbone.

Les substances contenant un composé du plomb produisent à la suite d'une absorption un peu prolongée une série de lésions, dont l'expression symptomatique est des plus variées.

Une des premières manifestations de l'intoxication par le plomb ou saturnisme est *la colique de plomb*, évoluant sous forme d'une douleur abdominale intense, arrachant des cris au malade et s'accompagnant de vomissements et de constipation opiniâtre. *Les paralysies* dues au plomb ne sont pas rares chez les individus, qui s'exposent longtemps à cette intoxication ; elles portent de préférence sur les muscles extenseurs de l'avant-bras ; aussi, les mains retombent-elles sans force et est-il impossible de les relever.

Plus tard, peuvent survenir des troubles cérébraux, un mal de Bright, cette dernière affection étant de beaucoup la plus incurable.

La profession du malade, la connaissance exacte des substances entrant dans la composition des objets qu'il manipule sont des aides indispensables pour permettre d'arriver au diagnostic exact de l'origine du mal ; mais il est une constatation qui en cas d'hésitation lève tous les doutes.

Très rapidement en effet et avant toute manifestation éclatante, l'individu imprégné de plomb, présente au niveau des gencives en bordure de la base des dents un *liseré bleuâtre, foncé,* dit liseré plombique ou encore *liseré de Burton*. C'est donc toujours au niveau des gencives qu'il faut aller chercher la signature de la maladie.

Traiter le saturnisme, c'est surtout l'empêcher de se produire par des précautions hygiéniques rigoureuses à édicter aux ouvriers exposés. Au nombre de ces précautions, il en est de capitales, telles que la lutte contre les poussières plombifères, telles que les soins rigoureux de propreté corporelle, mains, visage, bouche, etc.

Chacun des accidents variés du saturnisme nécessite une indication particulière.

Il n'est pas nécessaire de s'étendre beaucoup sur les méfaits *de l'alcoolisme*, ils sont connus de tous à l'heure actuelle. L'alcool frappe tous les organes, mais plus spécialement le foie et le système nerveux.

Il est cause d'avortement, de dégénérescence de la race, par suite des tares qu'il accumule sur les enfants des alcooliques. L'alcoolisme doit être combattu sous toutes ses formes, car il n'y a pas de bonne manière de prendre de l'alcool, que ce soit sous forme d'une boisson dite hygiénique ou sous celle d'une liqueur dite digestive. L'alcool ne peut être consommé impunément qu'à très faibles doses.

Dès qu'une combustion se fait sans que les gaz de cette combustion soient entraînés au dehors par un tirage de cheminée, de l'*oxyde de carbone* se répand dans la salle où se trouve le foyer de cette combustion.

Ce gaz éminemment toxique amène de l'assoupissement puis du coma, auquel succombent très souvent les sujets, qui volontairement ou involontairement se sont exposés à cette intoxication. Comme en pareil cas le sang reste rouge même dans les veines, c'est là un bon signe d'empoisonnement par l'oxyde de carbone. Mais à côté de ces intoxications brutales, il en existe quantité d'autres, résultant d'une absorption lente ou à doses minimes d'oxyde de carbone. On observe le fait en hiver, pendant les périodes de l'année où l'on se chauffe. Le sujet intoxiqué se plaint de maux de tête, de vertiges, de faiblesse. Il est pâle, anémié, neurasthénié.

La cause une fois décelée il est facile d'y porter remède. On supprimera l'intoxication et l'on instituera le traitement de l'anémie.

Intoxication par l'ergot de seigle.

L'ergot de seigle employé quelquefois comme médicament abortif peut être cause d'intoxication très grave.

Elle revêt deux formes principales : 1° une forme *convulsive;* 2° une forme *gangréneuse,* cette dernière pouvant amener des mutilations considérables (perte d'un doigt, d'un membre). La sage-femme ne devra donc jamais recommander l'usage de l'ergot de seigle.

TABLE DES MATIÈRES

BIBLIOTHÈQUE NATIONALE R.F. IMPRIMÉS

LIVRE PREMIER

LES MICROBES

CHAPITRE PREMIER

Les microbes, leur rôle dans les maladies.

CHAPITRE II

CHAPITRE III

LIVRE II

LES ALIMENTS. — LE LAIT DÉVELOPPEMENT DE L'ENFANT

CHAPITRE PREMIER

Les aliments. — Les différents laits. — Les calories. Alimentation rationnelle du nourrisson.

CHAPITRE II

Difficultés de l'allaitement provenant de la nourrice. Enfants débiles.

CHAPITRE III

A. Quelques réactions du lait. — B. Digestion du lait. — C. Premières indications thérapeutiques fournies par la mauvaise digestion du lait.

CHAPITRE IV

Le lait aliment vivant. — Scorbut infantile. — Laits modifiés. Intolérance absolue pour toute espèce de lait.

CHAPITRE V

Notions de physiologie du nourrisson. — Soins à donner aux nouveau-nés. — Vêtements. — Bains. — Sommeil. — Sorties. — Sevrage. — Précautions à prendre pour la nourrice au moment du sevrage. — Alimentation du nourrisson du 10e au 15e mois.

CHAPITRE VI

Alimentation des enfants du deuxième âge. — Dentition. Marche.

CHAPITRE VII

Poids. — Croissance. — Développement du thorax. Exercices destinés à augmenter le périmètre thoracique.

LIVRE III

MALADIES DU TUBE DIGESTIF ET DE SES ANNEXES

CHAPITRE PREMIER

Gastro-entérites des nourrissons et des enfants du premier âge. — Leurs traitements. — Lavages du tube digestif.

CHAPITRE II

Corps étrangers de l'œsophage et des voies aériennes. Constipation. — Vomissements. — Hématémèse. — Melæna

CHAPITRE III

CHAPITRE IV

Ictère des nouveau-nés et des femmes enceintes. Cirrhoses du foie.

CHAPITRE V

Appendicite. — Péritonites aiguës. — Hernies. — Invagination intestinale. — Prolapsus du rectum. — Fissure anale. — Malformations ano-rectales.

LIVRE IV

VACCINE. — FIÈVRES ÉRUPTIVES

CHAPITRE PREMIER

Vaccine. — Vaccination anti-variolique.

CHAPITRE II

CHAPITRE III

Rapports existant entre certaines fièvres éruptives (érysipèle, rougeole, scarlatine) et la grossesse avec les suites de couches. — Considérations sur l'allaitement au cours de ces affections.

LIVRE V

MALADIES PLUS SPÉCIALES AUX FEMMES ENCEINTES OU ACCOUCHÉES

CHAPITRE PREMIER

Seins douloureux. — Eczéma des seins. — Gerçures et crevasses des seins. — Lymphangite du sein. — Abcès des glandes sébacées du sein. — Galactophorite. — Abcès du sein.

CHAPITRE II

Infection puerpérale. — Phlébite des accouchées. — Varices. Hémorroïdes.

LIVRE VI

MALADIES INFECTIEUSES LES PLUS FRÉQUENTES

CHAPITRE PREMIER

Diphtérie. — Amygdalites. — Oreillons.

CHAPITRE II

Fièvre typhoïde. — Grippe.

LIVRE VII

MALADIES NERVEUSES

CHAPITRE PREMIER

Méningites. — Hydrocéphalie. — Idiotie. — Myxœdème. Spina-bifida.

CHAPITRE II

Convulsions. — Épilepsie. — Tétanie. — Paralysies obstétricales. — Paralysie infantile. — Apoplexie. — Hémiplégie. — Aphasie. — Névrites gravidiques et puerpérales. — Sciatique.

CHAPITRE III

Délires pendant et après la grossesse. — Folie ou psychose puerpérale. — Envies, impulsions, obsessions, phobies.

CHAPITRE IV

Chorée (danse de Saint-Guy). Chorée des femmes enceintes.

LIVRE VIII

MALADIES DE L'APPAREIL RESPIRATOIRE ET DU CŒUR

CHAPITRE PREMIER

De quelques affections spéciales au nouveau-né et aux enfants, capables de gêner la respiration et de produire une asphyxie temporaire ou permanente.

CHAPITRE II

Epistaxis. — Coryza. — Muguet. — Hypertrophie des amygdales. — Abcès rétro-pharyngien. — Ganglions du cou. — Adénopathie trachéo-bronchique.

CHAPITRE III

Coqueluche.

CHAPITRE IV

Maladies des bronches, des poumons, de la plèvre. Tuberculose pulmonaire.

CHAPITRE V

Maladies du cœur chez la femme enceinte. — Leur répercussion sur la grossesse et l'accouchement. — Malformations congénitales du cœur. — Leurs causes et leurs signes chez l'enfant.

LIVRE IX

MALADIES DES ORGANES GÉNITO-URINAIRES ET LEURS COMPLICATIONS. — DIABÈTE. — MALADIES VÉNÉRIENNES

CHAPITRE PREMIER

Phimosis. — Incontinence nocturne d'urine. — Hydrocèle.

CHAPITRE II

Albuminurie. — Pyurie. — Hématurie. — Pigments biliaires. — Glycosurie. — Néphrites. — Pyélite. — Cystite. — Cathétérisme de l'urèthre. — Coliques néphrétiques. — Calcul vésical. — Rein mobile. — Cancer du rein. — Tuberculose du rein. — Diabète.

CHAPITRE V

Blennorrhagie. — Conjonctivites du nouveau-né et enfants du premier âge.

CHAPITRE VI

Végétations vulvo-vaginales et anales. — Syphilis.

CHAPITRE VII

Kystes de l'ovaire. — Fibromes. — Cancer de l'utérus. Vaginisme. — Considérations sur la menstruation.

LIVRE X

MALADIES DE LA PEAU

CHAPITRE PREMIER

Sclérème et œdème des nouveau-nés. — Herpès. — Zona. — Nœvi. — Lipomes. — Verrues. — Poux. — Teigne. — Pelade. — Gale. — Lupus.

CHAPITRE II

Eczéma des nourrissons. — Prurigo de Hebra. — Urticaire. Erythèmes digestifs. — Impetigo.

CHAPITRE III

Furoncle. — Anthrax. — Pyodermite. — Phlegmon. Panaris. — Ongle incarné. — Kyste sébacé. — Lymphangite.

LIVRE XI

MALADIES CHIRURGICALES

CHAPITRE PREMIER

Brûlures. — Fractures. — Hydarthrose. — Ostéomyélite. — Coxalgie. — Tumeurs blanches. — Mal de Pott. — Entorse. — Luxations.

CHAPITRE II

Pied-bot. — Main-bote. — Bec-de-lièvre.

LIVRE XII

MALADIES DIVERSES

CHAPITRE PREMIER

Tétanos. — Rhumatisme articulaire. — Goutte. — Purpuras. Pemphigus du nouveau-né.

CHAPITRE II

Anémie de la première enfance. — Chlorose. — Anémie pernicieuse. — Paludisme.

CHAPITRE III

Rachitisme. — Ostéomalacie.

CHAPITRE IV

Vers intestinaux.

CHAPITRE V

Kyste hydatique. — Piqûre de moustiques, de vipères. — Intoxications par le plomb, l'alcool, l'oxyde de carbone. l'ergot de seigle.

BIBLIOTHÈQUE NATIONALE

ÉVREUX, IMPRIMERIE CH. HÉRISSEY, PAUL HÉRISSEY, SUCC^r.

NOVEMBRE 1908

FÉLIX ALCAN, ÉDITEUR

108, Boulevard Saint-Germain, PARIS, 6e.

COLLECTION MÉDICALE

Élégants volumes in-16, cartonnés à l'anglaise, à 4 et à 3 fr.

41 Volumes publiés

DERNIERS VOLUMES PARUS :

La mimique chez les aliénés, par le Dr G. DROMARD........ 4 fr.
L'amnésie, par les Drs G. DROMARD et J. LEVASSORT. (*Ouvrage couronné par l'Académie de médecine*).......... 4 fr.
Les embolies bronchiques tuberculeuses (*Études cliniques*), par le Dr CH. SABOURIN, directeur du sanatorium de Durtol. Avec gravures.......... 4 fr.
La responsabilité (*Étude de socio-biologie et de médecine légale*), par le Professeur G. MORACHE.......... 4 fr.
La mélancolie (*Étude médicale et psychologique*), par le Dr R. MASSELON. (*Ouvrage couronné par l'Académie de médecine*).......... 4 fr.
Essai sur la puberté chez la femme (*psychologie, physiologie, pathologie*), par le Dr MARTHE FRANCILLON.......... 4 fr.
Manuel de psychiatrie, par le Dr J. ROGUES DE FURSAC. 3e éd. 4 fr.
Manuel d'électrothérapie et d'électrodiagnostic, par le Dr E. ALBERT-WEIL. 2e édition revue.......... 4 fr.
Pratique de la chirurgie courante, par le Dr M. CORNET, préface de M. le *Professeur Ollier*, avec gravures.......... 4 fr.
Traité de l'intubation du larynx dans les sténoses laryngées aiguës et chroniques de l'enfant et de l'adulte, par le Dr A. BONAIN, avec gravures.......... 4 fr.

Les nouveaux traitements, par le Dr J. LAUMONIER. 2e édit... 4 fr.
Naissance et mort. *Étude de socio-biologie et de médecine légale*, par le Pr G. MORACHE, de la Faculté de médecine de Bordeaux.... 4 fr.
Grossesse et accouchement. *Étude de socio-biologie et de médecine légale*, par LE MÊME.......... 4 fr
L'hystérie et son traitement, par le Dr PAUL SOLLIER........ 4 fr.
L'instinct sexuel, *Évolution, dissolution*, par le Dr CH. FÉRÉ, médecin de Bicêtre, 2e édit.......... 4 fr.
Les maladies de l'urèthre et de la vessie chez la femme, par le Dr KOLISCHER, trad. de l'all. par le Dr *Beuttner*, de Genève, avec gr. 4 fr.
L'éducation rationnelle de la volonté; *son emploi thérapeutique*, par le Dr P.-E. LÉVY, préface de M. le *Professeur Bernheim*, 6e édit. 4 fr.

Envoi franco contre mandat-poste.

La mort réelle et la mort apparente, nouveaux procédés de diagnostic et traitement de la mort apparente, par le Dr S. Icard, avec gravures (*Ouvrage récompensé par l'Institut*)........ 4 fr.
La fatigue et l'entraînement physique, par le Dr Ph. Tissié, préface de M. le *Professeur Bouchard*, avec gravures, 3e édit. (*Ouvrage couronné par l'Académie de médecine*)........ 4 fr.
Morphinomanie et morphinisme, par le Dr P. Rodet (*Ouvrage couronné par l'Académie de médecine*)........ 4 fr.
Hygiène de l'alimentation dans l'état de santé et de maladie, par le Dr J. Laumonier, avec gravures, 3e édition revue........ 4 fr.
L'hygiène sexuelle et ses conséquences morales, par le Dr S. Ribbing, professeur à l'Université de Lund (Suède), 3e édition........ 4 fr.
Hygiène de l'exercice chez les enfants et les jeunes gens, par le Dr F. Lagrange, lauréat de l'Institut, 8e édition........ 4 fr.
De l'exercice chez les adultes, par *le même*, 6e édition........ 4 fr.
Hygiène des gens nerveux, par le Dr Levillain, 5e édition........ 4 fr.
L'idiotie. *Psychologie et éducation de l'idiot*, par le Dr J. Voisin, médecin de la Salpêtrière, avec gravures........ 4 fr.
La famille névropathique. *Hérédité, prédisposition morbide, dégénérescence*, par le Dr Ch. Féré, médecin de Bicêtre, avec gravures, 2e édition........ 4 fr.
Le traitement des aliénés dans les familles, par le même, 3e édition........ 4 fr.
L'éducation physique de la jeunesse, par A. Mosso, professeur à l'Université de Turin........ 4 fr.
Manuel de percussion et d'auscultation, par le Dr P. Simon, professeur à la Faculté de médecine de Nancy, avec gravures........ 4 fr.

DANS LA MÊME COLLECTION

Cours de Médecine opératoire

de la Faculté de Médecine de Paris

Par M. le professeur **Félix TERRIER**
Membre de l'Académie de médecine, Chirurgien de la Pitié

Chirurgie de la plèvre et du poumon, par les Drs Félix Terrier, membre de l'Ac. de méd., prof. à la Faculté de médecine de Paris, et E. Reymond, ancien interne des hôp. de Paris, avec 67 grav........ 4 fr.
Chirurgie de la face, par les Drs Félix Terrier, Guillemain, chirurgien des hôpitaux et Malherbe, avec 214 gravures........ 4 fr.
Chirurgie du cou, par les mêmes, avec 101 gravures........ 4 fr.
Chirurgie du cœur et du péricarde, par les Drs Félix Terrier et E. Reymond, avec 79 gravures........ 3 fr.
Petit manuel d'antisepsie et d'asepsie chirurgicales, par les Drs Félix Terrier et M. Péraire, ancien interne des hôpitaux de Paris, avec gravures........ 3 fr.
Petit manuel d'anesthésie chirurgicale, par les mêmes, avec 37 gravures........ 3 fr.
L'opération du trépan, par les mêmes, avec 222 gravures........ 4 fr.

Envoi franco contre mandat-poste.

NOTICES SUR LES VOLUMES DE CETTE COLLECTION

Les nouveaux Traitements

Par le Dr J. LAUMONIER

1 vol. in-16, 2e édit. revue et complétée, cartonné à l'anglaise...... 4 fr.

L'auteur s'est proposé de fournir aux médecins et à toutes les personnes qui s'intéressent à la thérapeutique, des indications précises, aussi complètes, mais aussi brèves et claires que possible, sur les nouveaux remèdes et les nouvelles méthodes de traitement qui ont une efficacité réelle et sont assez bien connus pour qu'on puisse les formuler d'une manière sûre et pratique. En tête de chaque chapitre, il a placé des considérations sommaires de physiologie pathologique et de pathogénie, dans le but de faire comprendre le mécanisme de l'action thérapeutique par la connaissance des troubles fonctionnels qui créent la maladie.

La Mimique chez les Aliénés

Par le Dr G. DROMARD
Médecin de l'asile de Clermont (Oise).

1 volume in-16, cartonné à l'anglaise. . . . . 4 fr.

M. Dromard envisage, au nom de la psychologie morbide, les relations qui unissent la mimique aux trois sphères *intellectuelle, affective et volitionnelle* et, à ce titre, il s'est heureusement éloigné du terrain purement objectif. Cette tentative répond à des besoins nouveaux, car elle permet de grouper des observations éparses en vue d'une Classification méthodique.

L'Amnésie

au point de vue séméiologique et médico-légal

Par les Drs G. DROMARD et J. LEVASSORT

(Ouvrage couronné par l'Académie de Médecine.)

1 volume in-16, cartonné à l'anglaise. . . . . 4 fr.

Les auteurs ont distingué les amnésies de nature fonctionnelle et les amnésies de nature organique consécutives aux lésions disséminées et aux lésions circonscrites du cerveau.

La seconde partie de travail intéresse la médecine légale. Les auteurs se sont efforcés de porter la lumière sur des points souvent très obscurs dans l'épilepsie, la paralysie générale au début et les traumatismes cérébraux. Une étude sur la simulation de l'amnésie, qui est bien l'une des difficultés les plus grandes que l'expert puisse avoir à résoudre, complète ce travail.

La Famille névropathique

Théorie tératologique de l'hérédité et de la prédisposition morbides et de la dégénérescence

Par le Dr Ch. FÉRÉ, médecin de Bicêtre.

1 vol. in-16, 2e édit., avec 25 gravures dans le texte, cart. à l'angl.. 4 fr.

M. Féré montre que les exceptions connues sous le nom d'hérédité dissemblable et d'hérédité collatérale se retrouvent dans les familles térato-

Envoi franco contre mandat-poste.

logiques qui, souvent, sont aussi des familles pathologiques. Ce qui est héréditaire, ce sont des troubles de la nutrition de la période embryonnaire, entraînant des effets différents suivant l'époque à laquelle ils se produisent. Les troubles du développement commandent la prédisposition morbide, de nombreux faits le prouvent. Ces troubles héréditaires ou accidentels de l'évolution réalisent une destruction progressive des caractères de la race ; la dégénérescence, quelle que soit sa cause, peut être définie une dissolution de l'hérédité qui aboutit en fin de compte à la stérilité.

Le Traitement des Aliénés
dans les familles

Par *le même.*

1 vol. in-16, 3e édition, revue et augmentée, cartonné à l'anglaise. 4 fr.

Le traitement des aliénés dans les familles fut signalé pour la première fois au public français par le Dr Féré en 1889. L'auteur donne des renseignements intéressants sur l'assistance familiale telle qu'elle est donnée dans divers pays. Depuis bientôt treize années que les mêmes procédés sont appliqués en France, les résultats obtenus ont été en s'améliorant, et le Dr Féré constate les progrès de cette bienfaisante institution. Une seconde partie est consacrée à la description des soins généraux qu'exige le traitement des aliénés dans les familles : avantages et inconvénients du traitement, quels malades peuvent en profiter, le choix de l'habitation, le garde-malade, surveillance de la santé générale des aliénés, soins moraux, soins particuliers à quelques catégories d'aliénés, soins particuliers dans certaines circonstances exceptionnelles, toutes questions de haute importance dont la connaissance est indispensable.

L'Instinct sexuel, Évolution et Dissolution

Par *le même.*

1 vol. in-16, 2e édition, cartonné à l'anglaise.......................... 4 fr.

L'instinct sexuel n'est pas un instinct incoercible auquel tous seraient réduits à obéir, si anormale que soit la forme sous laquelle celui-ci se manifeste. L'auteur s'est proposé de mettre en lumière la nécessité du contrôle et de la responsabilité dans l'activité sexuelle, tant au point de vue de l'hygiène qu'au point de vue de la morale.

M. Féré prouve qu'il n'y a aucune raison pour que les actes sexuels échappent à la responsabilité, et les faits montrent qu'ils n'y échappent pas ; la nature et la société éliminent les pervertis et favorisent les sobres.

L'Hystérie et son Traitement

Par le Dr **Paul SOLLIER**

1 vol. in-16, avec gravures dans le texte, cartonné à l'anglaise......... 4 fr.

L'auteur a eu pour but, en faisant d'abord l'examen critique des théories sur la nature de l'hystérie et le mécanisme de ses phénomènes, de montrer qu'ils sont d'ordre essentiellement physiologique, et que leur traitement est par conséquent du ressort des cliniciens. Établir la pathogénie générale des troubles hystériques et partir de là pour en déduire le traitement rationnel, telle est l'idée directrice de l'ouvrage.

Basé sur la longue expérience de l'auteur, cet ouvrage constitue pour les praticiens le guide le plus complet et le plus pratique du traitement de l'hystérie.

La Mélancolie

ÉTUDE MÉDICALE ET PSYCHOLOGIQUE

Par le Dr R. MASSELON

Médecin-adjoint de l'Asile de Clermont (Oise).

(*Ouvrage couronné par l'Académie de médecine.*)

1 vol. in-16, cartonné à l'anglaise . . . . 4 fr.

Cet ouvrage a pour but l'étude analytique du syndrome mélancolique. De quels éléments psychiques sont constituées la dépression et la douleur morales? comment ces deux symptômes sont reliés l'un à l'autre? comment ils s'influencent l'un l'autre? telles sont les questions que M. Masselon a posées et qu'il s'est efforcé de résoudre. Enfin, comme le délire des mélancoliques présente des caractères nets, fixes, bien tranchés, il a montré comment il dérivait directement du fond mental sur lequel il se développe.

Après cette analyse des phénomènes cliniques, l'auteur aborde l'étude différentielle des états mélancoliques dans les diverses affections mentales et insiste particulièrement sur les cas de mélancolie dite essentielle qu'il appelle mélancolie affective. M. Masselon a été conduit à cette dernière opinion par l'étude des faits : il n'existe pas une mélancolie, il n'existe que des états mélancoliques. La mélancolie n'est pas une entité morbide, elle est un état psychologique que l'on observe dans des formes nosographiques très différentes.

Hygiène des Gens nerveux

PRÉCÉDÉE DE NOTIONS ÉLÉMENTAIRES

Sur la Structure, les Fonctions et les Maladies du Système nerveux

Par le Dr F. LEVILLAIN

Ancien interne de la Salpêtrière,
Lauréat de la Faculté de médecine de Paris.

1 vol. in-16, avec gravures dans le texte, 5e édition, cart. à l'anglaise. . 4 fr.

Essai sur la Puberté

chez la Femme

PSYCHOLOGIE — PHYSIOLOGIE — PATHOLOGIE

Par Mme le Dr Marthe FRANCILLON

Ancien interne des hôpitaux de Paris.

1 vol. in-16, cartonné à l'anglaise . . . . 4 fr.

Chez la femme, la maturité sexuelle est la conséquence d'une longue évolution organogénique; elle est tellement complexe, que les fonctions les plus diverses unies entre elles par d'étroites corrélations, se modi de manière à converger toutes en vue de l'établissement de la vie g tale. Les conditions extrêmes elles-mêmes, en raison de leur utilité da concurrence vitale, n'échappent pas à cette discipline.

L'auteur s'est efforcé d'étudier, au double point de vue anatomiq physiologique, les modifications qui transforment l'adolescente en fe pubère. Mlle le Dr Francillon a dégagé de documents épars et fragr taires les éléments d'une esquisse des conditions de cette phase spé de la vie de la femme.

Morphinomanie et Morphinisme

Par le Dr Paul RODET

(*Ouvrage couronné par l'Académie de médecine, Prix Falret.*)

1 vol. in-16, cartonné à l'anglaise........................ 4

Cet ouvrage contient d'abord un historique complet du morphinisme faisant assister le lecteur aux différentes étapes que cette affection a versées avant d'être reconnue comme une véritable entité. Après a étudié les mœurs des morphinomanes, la morphinomanie à deux, sa pr gation rapide, M. Rodet aborde la symptomatologie et la théorie de l'a nence qui constituent deux chapitres importants de son ouvrage. Pu continue par l'examen des intoxications coexistant si communément a la morphinomanie, en particulier de l'alcoolisme et de la cocaïnoma l'étude médico-légale du morphinisme, et donne, pour terminer, une la place au *traitement*, exposant les diverses méthodes employées et ap ciant leur valeur thérapeutique.

L'Idiotie

Hérédité et dégénérescence mentales,
Psychologie et éducation mentale de l'idiot

Par le Dr Jules VOISIN, médecin de la Salpêtrière.

1 vol. in-16, avec gravures dans le texte, cartonné à l'anglaise........ 4

L'auteur, choisissant ses exemples parmi différents types d'idiots étud dans son service d'hôpital, examine leurs instincts, leurs sentiments, le lueurs d'intelligence et de volonté, ainsi que leurs caractères physiqu De là, il passe à l'éducation et au traitement qui doivent être appliqué ces déshérités, pour qu'ils cessent d'être à charge à tous, et qu'ils devi nent utiles à eux-mêmes et à la société.

Manuel de Percussion et d'Auscultation

Par le Dr Paul SIMON

Professeur à la Faculté de médecine de Nancy.

1 vol. in-16, avec gravures dans le texte, cartonné à l'anglaise,....... 4

Envoi franco contre mandat-poste.

Manuel de Psychiatrie

Par le Dr J. ROGUES DE FURSAC
Médecin en chef des asiles de la Seine.

1 vol. in-16, 3e édit., cartonné à l'anglaise........................ 4 fr.

L'auteur s'est efforcé de faire une œuvre pratiquement utile. C'est ainsi qu'il a donné une place relativement considérable à l'étude des troubles psychiques élémentaires. Il importait en effet de fixer la valeur de ces symptômes constituant, par leur groupement, les affections psychiques proprement dites, et de définir des termes dont le sens exact échappe quelquefois aux médecins insuffisamment familiarisés avec la psychiatrie. Bien que demeurant sur le terrain pratique, il n'a pas cru devoir passer sous silence les explications pathogéniques qui ont été données des troubles mentaux. La plupart des théories relatives à la génèse des hallucinations, des troubles de l'émotivité, etc., sont résumées d'une façon aussi claire que possible.

On trouvera décrites dans ce livre des affections peu connues en France jusque dans ces dernières années, telles que la *démence précoce* et la *folie maniaque dépressive*.

Hygiène de l'Alimentation

Dans l'état de santé et de maladie

Par le Dr J. LAUMONIER

1 vol. in-16, 3e édit., avec gravures dans le texte, cartonné à l'anglaise. 4 fr.

Grossesse et Accouchement

Étude de socio-biologie et de médecine légale.

Par le Dr G. MORACHE
Professeur de médecine légale à la Faculté de médecine de Bordeaux,
Membre associé de l'Académie de médecine.

1 vol. in-16, cartonné à l'anglaise........................ 4 fr.

De toutes les questions connexes à la biologie et aux sciences sociales, il en est peu qui mettent autant en relief leurs conditions communes que l'étude de la femme en voie de gestation, puis au moment et après la fin de la grossesse, à la période de l'accouchement. Nombre de questions peuvent se poser à cet égard : elles importent, au plus haut point, à la sécurité de la mère, à celle de l'enfant, et prennent une intensité plus poignante encore si l'on envisage la responsabilité des actions que peut accomplir la femme ainsi placée dans l'anormalité physiologique. Les sociétés humaines émancipées par l'idée scientifique ne peuvent rester indifférentes devant la situation de la femme, alors surtout qu'elle remplit sa mission naturelle au péril de sa santé et parfois de sa vie.

Envoi franco contre mandat-poste.

Naissance et Mort

Étude de socio-biologie et de médecine légale.

Par *le même.*

1 vol. in-16, cartonné à l'anglaise.. 4 fr.

L'auteur soulève, au cours de son ouvrage, bien des questions accessoires, en particulier celles qui ont trait aux rapports biologiques reliant les générations les unes aux autres, les filiations, les hérédités. Entre toutes, la recherche de la paternité l'arrête d'une façon particulière. — Il combat généreusement cette idée d'après laquelle le bâtard, véritable paria social, se voit reprocher sa « honte » et la « faute » de sa mère, tandis que son père inconnu, seul coupable, traverse l'existence entouré du respect de tous.

La Responsabilité

Étude de socio-biologie et de médecine légale

Par *le même.*

1 vol. in-16, cartonné à l'anglaise.. 4 fr.

Le but de cet ouvrage est d'apprécier les différents facteurs qui peuvent intervenir dans la question, les principaux d'entre eux surtout. Or les facteurs de responsabilité aboutissent à un même point : la déchéance physique de l'individu. La criminalité peut donc être regardée comme une maladie morale, elle tient à la pathologie sociale. Nous pouvons alors lui appliquer des procédés analogues à ceux que nous utilisons pour combattre la morbidité matérielle.

Si, comme tout tend à le démontrer, le facteur misère se trouve à l'origine des formes de criminalité, le terme étant pris dans sa plus large acception, c'est à combattre la misère dans toutes ses manifestations biologiques, que nous devons nous attacher ; peut-être parviendrons-nous ainsi à faire disparaître cette cause initiale, si longtemps poursuivie, de notre cruelle déchéance sociale : la criminalité.

Manuel d'Électrothérapie et d'Electrodiagnostic

Par le Dr E. ALBERT-WEIL

1 vol. in-16, 2e édit., avec 88 gravures dans le texte, cart. à l'angl.. 4 fr.

(*Récompensé par l'Académie de médecine*).

Le succès rapide de la 1re édition du *Manuel* du Dr Albert-Weil a montré que le plan du livre était heureusement conçu ; aussi a-t-il été rigoureusement suivi dans la 2e édition, mais de nombreux chapitres ont été ajoutés et d'autres entièrement modifiés pour être mis au courant des derniers progrès de l'électrothérapie.

Tous les chapitres ont été complétés ; ceux qui ont trait à la photothérapie et à la radiothérapie ont été les plus profondément modifiés, en particulier tout ce qui concerne la radiothérapie (méthode, modes d'application, procédés de protection, de mesure), a été très longuement et très complètement exposé.

Envoi franco contre mandat-poste.

De l'Exercice chez les Adultes

Par le Dr Fernand **LAGRANGE**
Lauréat de l'Institut.

1 vol. in-16, 6e édition, cartonné à l'anglaise........................ 4 fr.

Les livres de M. Lagrange ont toujours beaucoup de succès auprès du grand public, à qui nous n'avons pas craint de recommander le présent volume d'une façon spéciale. Comme il n'est personne qui ne soit, sinon arthritique, ou goutteux, ou obèse, ou dyspeptique, ou diabétique, ou essoufflé, ou quelque peu névrosé, du moins candidat à quelqu'une de ces petites infirmités avec lesquelles il faut passer une partie de l'existence, chacun voudra savoir comment il devra se comporter pour rendre cette partie la plus supportable et la plus longue possible. (*Revue Scientifique.*)

Hygiène de l'Exercice

Chez les Enfants et les Jeunes gens

Par *le même.*

1 vol. in-16, 7e édition, cartonné à l'anglaise........................ 4 fr.

Les jeunes gens doivent pratiquer des exercices physiques destinés à fortifier leur santé, des exercices hygiéniques et non pas athlétiques. M. le docteur Lagrange développe cette saine doctrine en un charmant petit volume que je viens de lire avec le plus grand plaisir, et je le recommande aux méditations de toutes les mères de famille et même des pères qui ont le temps de s'occuper de leurs enfants.

Dr G. Daremberg (*Les Débats*).

La Fatigue et l'Entraînement physique

Par le Dr **Philippe TISSIÉ**
Chargé de l'inspection des exercices physiques dans les lycées et collèges de l'Académie de Bordeaux.

Précédé d'une lettre-préface de M. le Professeur Ch. Bouchard, de l'Institut.

1 vol. in-16, 3e édit. avec gravures dans le texte, cartonné à l'anglaise. **4** fr.

(*Ouvrage couronné par l'Académie de médecine.*)

L'auteur traite successivement de l'entraînement physique, de l'entraînement intensif, de la fatigue chez les débiles nerveux (fatigue d'origine physique, fatigue d'origine psychique, hygiène du fatigué), des méthodes en gymnastique (méthode suédoise, méthode française, méthode psycho-dynamique qu'il a créée et qui repose sur les réactions nerveuses de chaque groupe d'individus), de l'entraînement physique à l'école, de l'hérédité.

Envoi franco contre mandat-poste.

L'Éducation physique de la Jeunesse

Par A. MOSSO, professeur à l'Université de Turin.

1 vol. in-16, cartonné à l'anglaise.. 4 fr.

L'auteur aborde les problèmes scientifiques et sociaux les plus variés, sans en excepter les problèmes physiologiques pour lesquels sa compétence est universellement reconnue et appréciée. La préface du commandant Legros, montrant l'importance de ces questions au point de vue militaire, complète utilement les chapitres consacrés par l'auteur à l'éducation et au développement des forces physiques du soldat.

L'Hygiène sexuelle

et ses conséquences morales

Par le Dr SEVED RIBBING, Professeur à l'Université de Lund (Suède).

1 vol. in-16, 3e édition, cartonné à l'anglaise........................ 4 fr.

Le livre du Dr Ribbing, qui effleure tous les sujets, qui prend et étudie l'homme et la femme depuis leur naissance à la vie sexuelle jusqu'au déclin de leur virilité et de leurs facultés, sera lu avec un vif intérêt aussi bien par les médecins que par les personnes qu'intéressent les problèmes sociaux.

Ce petit ouvrage contient des documents statistiques et littéraires très bien dressés, et possède une allure que la nationalité de son auteur rend particulièrement piquante.

La Mort réelle et la Mort apparente

Nouveaux procédés de diagnostic et traitement de la mort apparente

Par le Dr S. ICARD

1 vol. in-16, avec gravures dans le texte, cartonné à l'anglaise...... 4 fr.

(*Ouvrage récompensé par l'Institut.*)

M. Icard passe d'abord en revue tous les signes de la mort connus jusqu'ici; il en discute la valeur et l'importance. Puis il expose ses recherches personnelles et décrit une nouvelle méthode dont il est l'auteur; il en démontre la certitude par des preuves expérimentales et cliniques et en fait l'application au diagnostic des principaux états de mort apparente.

L'ouvrage se termine par l'étude de la mort apparente et par l'exposé des lois et des mesures administratives qui, chez les différents peuples et plus spécialement en France, président aux inhumations.

Envoi franco contre mandat-poste.

L'Éducation rationnelle de la Volonté

Son Emploi thérapeutique

Par le Dr Paul-Émile LÉVY, ancien interne des hôpitaux.

Préface de M. le Professeur BERNHEIM, de Nancy.

1 vol. in-16, 6e édition, cartonné à l'anglaise.......................... 4 fr.

L'auteur s'est proposé de montrer qu'il nous est possible de préserver de bien des atteintes notre être moral et physique et, s'il arrive quelque mal à l'un ou à l'autre, de tirer de notre propre fonds soulagement ou guérison.

Il s'agit en somme d'une éducation de la volonté, mais en spécifiant que celle-ci doit et peut agir sur les maux de notre corps comme sur ceux de notre esprit : la thérapeutique du corps par l'esprit ou thérapeutique psychique, appuyée sur l'auto-suggestion, peut rendre les plus grands services.

Les Embolies bronchiques tuberculeuses

Par le Dr Ch. SABOURIN,
Directeur du Sanatorium de Durtol (Puy-de-Dôme).

1 vol. in-16, avec gravures, cartonné à l'anglaise...................... 4 fr.

Les lésions tuberculeuses primitives du poumon sont nodulaires, disséminées par leur forme et leur évolution ; les lésions tuberculeuses secondaires du poumon sont au contraire d'apparence pneumonique. C'est ce type pneumonique secondaire que l'auteur met en relief et auquel il assigne une pathogénie spéciale.

La pneumonie tuberculeuse nécrosante paraît être une lésion de fatigue, de surmenage, car on peut dire en thèse presque absolue que le tuberculeux soumis à la cure hygiénique bien ordonnée n'en n'est jamais atteint.

Aussi, après une étude des pneumonies nécrosantes en général, basée sur des séries d'observations, l'auteur arrive-t-il à cette conclusion capitale que la forme pneumonique de la phtisie ne se montrerait que dans des cas tout exceptionnels, si la tuberculose du poumon était toujours soignée à temps et de façon rationnelle.

Dans un autre chapitre sont décrites en particulier les pneumonies nécrosantes de la région scissurale qui tiennent une si grande place dans l'histoire de la phtisie.

Envoi franco contre mandat-poste.

Pratique de la Chirurgie courante

Par le Dr **M. CORNET**

Préface de M. le Professeur OLLIER.

1 fort vol. in-16, avec 101 figures, cartonné à l'anglaise............ 4 fr.

Depuis vingt ans, la pratique chirurgicale a été renouvelée par l'introduction de l'antisepsie, qui a changé complètement les résultats de certaines opérations et étendu le champ de l'intervention du praticien; tout a été transformé dans la technique usuelle ; la forme et la matière des objets de pansement, la manière de les préparer et de s'en servir.

Ce sont les nouvelles méthodes qu'il importe aujourd'hui de répandre et de vulgariser en indiquant les différents moyens par lesquels on peut arriver au but, sans se perdre dans la description des nouvelles substances antiseptiques que l'on propose de toutes parts, et dans la discussion des nouveaux procédés que chaque jour voit éclore. L'idée de l'asepsie, qui n'est autre que la propreté absolue, vient simplifier la question et dispenser de l'emploi des antiseptiques dans les plaies simples, qui ne demandent qu'à se réunir. M. Cornet expose, dans un chapitre spécial, les moyens par lesquels on peut se passer des pansements coûteux, des appareils compliqués et embarrassants.

L'Intubation du Larynx

dans les sténoses laryngées aiguës et chroniques de l'enfant et de l'adulte

Par le Dr **A. BONAIN**

Chirurgien-adjoint de l'hôpital civil de Brest,
Chargé du service des maladies du nez, des oreilles et du larynx.

1 vol. in-16, avec 46 figures, cartonné à l'anglaise. . . . . 4 fr.

L'auteur ne s'est pas borné à étudier la question au point de vue du croup chez l'enfant; il s'occupe de toutes les sténoses où l'intubation peut être appliquée aussi bien chez l'adulte que chez l'enfant. Il étudie en particulier la physiologie du larynx dans ses rapports avec l'intubation. Il est impossible de bien comprendre et d'appliquer, en effet, avec fruit, la méthode de d'O'Dwyer, si l'on n'a pu se rendre un compte exact de la conformation du larynx présentant chez l'enfant des particularités dignes d'attention, des rapports de cet organe avec la forme du tube; enfin des perturbations physiologiques que celui-ci engendre dans son fonctionnement. C'est ainsi que la théorie de la fixation du tube dans le larynx a des conséquences pratiques de la plus haute importance.

Une des parties les plus intéressantes de l'ouvrage est certes celle qui a trait à la pratique de l'intubation dans la clientèle.

Envoi franco contre mandat-poste.

Les Maladies de l'Urèthre et de la Vessie chez la Femme

Par le Dr KOLISCHER

Traduit de l'allemand

Par le Dr BEUTTNER, privat-docent à l'Université de Genève.

1 vol. in-16, avec gravures dans le texte, cartonné à l'anglaise...... 4 fr.

Ce petit volume est la mise en lumière des théories de Schauta, qui voua dans sa clinique de Vienne une attention particulière aux maladies des organes urinaires de la femme. L'auteur débute par les règles générales de l'examen de l'urèthre et de la vessie, puis il étudie les diverses maladies de ces régions. Incontinence, énurésis, uréthrite, rétrécissement, calculs uréthraux, — catarrhe, œdème, inflammation, cystites gonorrhéique et tuberculeuse, calculs vésicaux, hémorroïdes, hernies, pneumaturies, ruptures, sont successivement examinés par le docteur Kolischer, qui expose des procédés de traitement encore peu connus.

Cours de Médecine opératoire

de la Faculté de Médecine de Paris

Par M. le professeur Félix TERRIER

Membre de l'Académie de médecine, Chirurgien de la Pitié.

Petit Manuel

d'Antisepsie et d'Asepsie chirurgicales

En collaboration avec M. PÉRAIRE, ancien interne des hôpitaux de Paris.

1 vol. in-12, avec gravures dans le texte, cartonné à l'anglaise....... 3 fr.

L'ouvrage est divisé en quatre parties : I. Méthode antiseptique telle que l'a formulée Lister, et modifications apportées à cette méthode. — II. Asepsie. — III. Méthode mixte. — IV. Application des principes antiseptiques et aseptiques à chaque région en particulier.

Petit Manuel d'Anesthésie chirurgicale

Par *les mêmes*.

1 vol. in-12, avec 37 gravures dans le texte, cartonné à l'anglaise.. 3 fr.

L'Opération du Trépan

Par *les mêmes*.

1 vol. in-12, avec 222 gravures dans le texte, cartonné à l'anglaise.. 4 fr.

Table des matières : I. Histoire de la trépanation depuis les temps préhistoriques. — II. Description des circonvolutions et des localisations cérébrales et étude de la topographie cranio-cérébrale. — III. Manuel opératoire et description des instruments actuellement employés; opérations nouvelles destinées à remplacer, jusqu'à un certain point, l'opération du trépan, ou à la compléter. — IV. Indications et contre-indications de l'opération du trépan.

Chirurgie de la Face

En collaboration avec MM. **GUILLEMAIN**, chirurgien des hôpitaux, et **MALHERBE**, ancien interne des hôpitaux de Paris.

1 vol. in-12, avec 214 gravures dans le texte, cartonné à l'anglaise... 4 fr.

Les différents chapitres traitent successivement de la chirurgie des maxillaires, des lèvres, des joues, de la bouche et du pharynx, du nez, des fosses nasales et de leurs annexes les sinus de la face.

Chirurgie du Cou

Par *les mêmes.*

1 vol. in-12, avec 101 gravures dans le texte, cartonné à l'anglaise... 4 fr.

Table des matières : I. *Chirurgie des voies aériennes* : laryngoscopie, cathétérisme et dilatation des voies aériennes, traitement endo-laryngé et extra-laryngé des polypes et tumeurs du larynx, laryngotomies, laryngectomies, trachéotomie. — II. *Chirurgie du corps thyroïde* : thyroïdectomie, exothyropexie, indications thérapeutiques du goitre. — III. *Chirurgie de l'œsophage*. — IV. *Chirurgie des vaisseaux, des ganglions lymphatiques, des muscles et nerfs du cou* : ligature des artères, anévrismes, torticolis, etc.

Chirurgie de la Plèvre et du Poumon

En collaboration avec **M. E. REYMOND**, ancien interne des hôpitaux de Paris.

1 vol. in-12, avec 67 gravures dans le texte, cartonné à l'anglaise... 4 fr.

Les auteurs ont reproduit les leçons professées par M. Terrier à la Faculté de médecine de Paris. Ces leçons intéressent à la fois les médecins et les chirurgiens, certaines opérations sur la plèvre étant restées dans le domaine de la médecine.

Les différents chapitres sont consacrés à *la thoracocentèse*, à *la pleurésie purulente* et à *la pleurotomie*, à *la thoracoplastie*, à *la chirurgie de la plèvre pulmonaire*, aux *interventions pour les plaies du poumon*, à *la pneumotomie*, à *la pneumectomie*.

Chirurgie du Cœur et du Péricarde

Par *les mêmes.*

1 vol. in-12, avec 79 gravures dans le texte, cartonné à l'anglaise... 3 fr.

Les auteurs débutent par les généralités relatives à la *chirurgie du péricarde*; puis ils donnent le manuel opératoire de la chirurgie du péricarde, les indications et les complications de la thoracocentèse; ils traitent ensuite de la péricardotomie avec ou sans résection des cartilages costaux, du manuel opératoire, des soins consécutifs et des indications.

Pour la *chirurgie du cœur*, ils étudient successivement le traitement des plaies, les plaies abandonnées à elles-mêmes, leur traitement sans opérations, les sutures du cœur, les interventions sur le cœur en dehors des plaies, etc.

Envoi franco contre mandat-poste.

E. BOUCHUT
Médecin de l'hôpital des Enfants-Malades,

Armand DESPRÉS
Chirurgien de l'hôpital de la Charité.

Professeurs agrégés à la Faculté de Médecine de Paris.

DICTIONNAIRE DE MÉDECINE

ET DE THÉRAPEUTIQUE

MÉDICALE ET CHIRURGICALE

Comprenant le résumé de toute la Médecine et de toute la Chirurgie, les indications thérapeutiques de chaque Maladie, la Médecine opératoire, les Accouchements, l'Oculistique, l'Odontotechnie, l'Électrisation, la Matière médicale, les Eaux minérales,

UN FORMULAIRE SPÉCIAL POUR CHAQUE MALADIE
ET UN APPENDICE SUR LA THÉRAPEUTIQUE AU XIXe SIÈCLE

Avec 1097 gravures d'anatomie pathologique, de bactériologie, de médecine opératoire, d'appareils chirurgicaux, d'obstétrique, de botanique, etc.

SEPTIÈME ÉDITION (1907)

Mise au courant de la Science

PAR LES DOCTEURS

G. MARION et FERNAND BOUCHUT
Professeur agrégé à la Faculté de médecine,
Chirurgien des hôpitaux de Paris.

Un magnifique volume in-4° de 1575 pages, imprimées sur deux colonnes, avec 1097 gravures dans le texte.

PRIX : BROCHÉ, 25 FRANCS; RELIÉ, 30 FRANCS.

Envoi franco contre mandat-poste.

MANUEL DE PETITE CHIRURGIE

8e Édition, illustrée de 572 gravures dans le texte.

PAR

F. TERRIER et **M. PÉRAIRE**

Professeur de clinique chirurgicale à la Faculté de médecine de Paris, Chirurgien des hôpitaux, Membre de l'Académie de médecine.

Ancien interne des hôpitaux de Paris, Ex-assistant de consultation chirurgicale

1 fort vol. in-12 de 1044 pages, cartonné à l'anglaise. **8 fr.**

PUBLICATIONS PÉRIODIQUES

Revue de Médecine

Directeurs : MM. les professeurs BOUCHARD, BRISSAUD, CHAUVEAU.
Rédacteurs en chef : MM. LANDOUZY et LÉPINE.
Secrétaire de la rédaction : Dr JEAN LÉPINE.

Revue de Chirurgie

Directeurs : MM. les professeurs BERGER, PONCET QUÉNU, LEJARS, PIERRE DELBET et PIERRE DUVAL.
Rédacteur en chef : M. QUÉNU.
Secrétaire de la rédaction : M. X. DELORE.

28e année, 1908.

ABONNEMENT :

Pour la Revue de Médecine.		Pour la Revue de Chirurgie.	
Un an, Paris.	20 fr.	Un an, Paris.	30 fr.
Un an, départements et étranger.	23 fr.	Un an, départements et étranger.	33 fr.

Les deux Revues réunies : un an, Paris, 45 fr. départ. et étranger, 50 fr.
Paraissent tous les mois.

Journal de l'Anatomie
et de la Physiologie normales et pathologiques

DE L'HOMME ET DES ANIMAUX

Publié par MM. les professeurs E. RETTERER et F. TOURNEUX.
Avec le concours de MM. les Professeurs. A. BRANCA et A. SOULIÉ et de M. le Dr G. LOISEL.

44e année, 1908.

ABONNEMENT : Un an : Paris, 30 fr. ; départements et étranger, 33 fr.
Paraît tous les deux mois avec gravures et planches hors texte.

Journal de Psychologie
normale et pathologique

DIRIGÉ PAR LES DOCTEURS

Pierre JANET et **G. DUMAS**

Professeur de psychologie au Collège de France. — Chargé de cours à la Sorbonne.

Paraît tous les deux mois, par fascicules de 100 pages.

5e année, 1908.

ABONNEMENT : Un an, 14 fr.

Envoi franco contre mandat-poste.

1376-08. — Coulommiers. Imp. PAUL BRODARD. — 10-08.

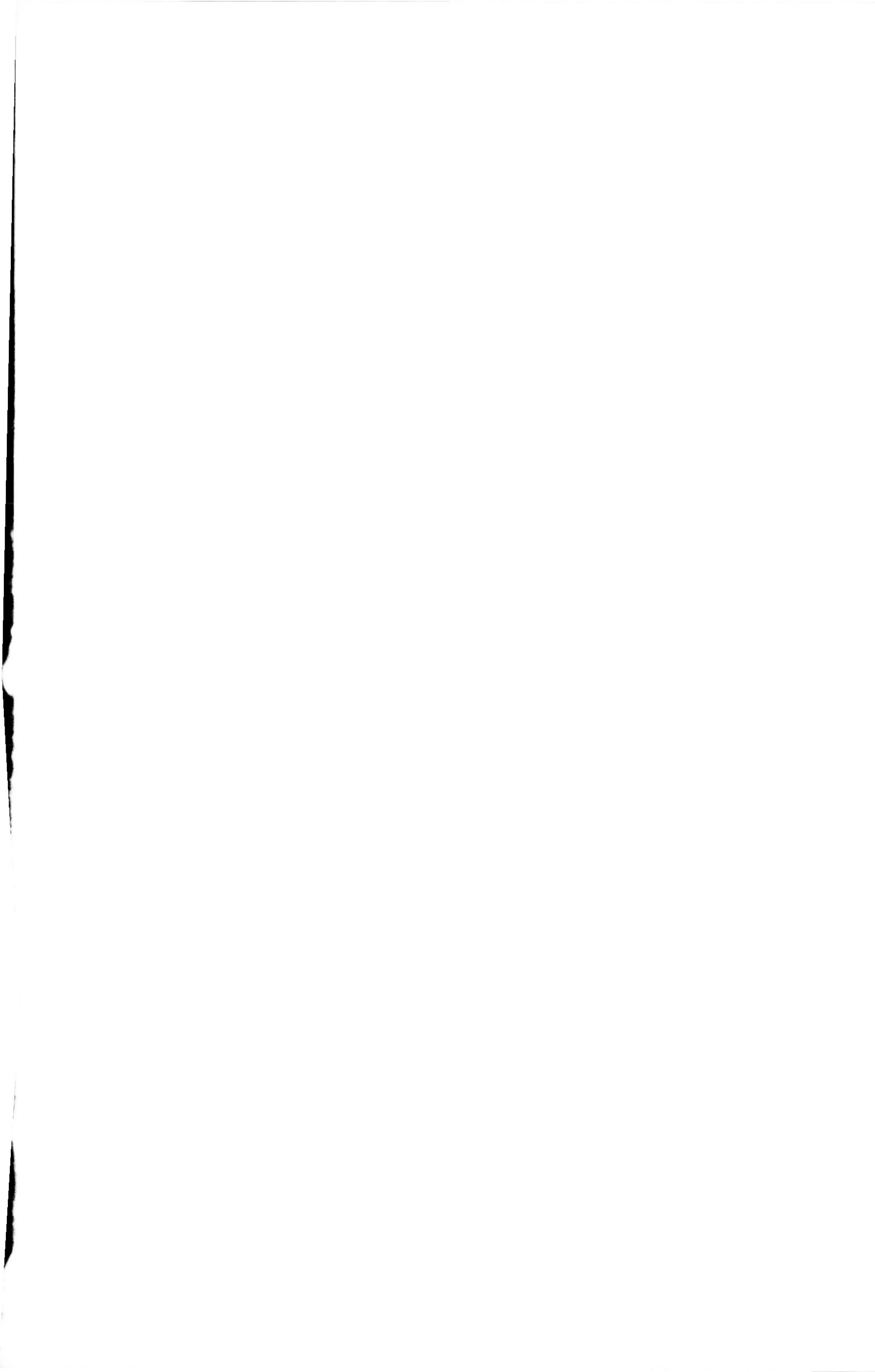

www.ingramcontent.com/pod-product-compliance
Ingram Content Group UK Ltd.
Pitfield, Milton Keynes, MK11 3LW, UK
UKHW020311200726
13857UKWH00001B/138